W0263915

Das neue System zur Infusionstherapie und Flüssigkeitssubstitution prä-, intra- und postoperativ

E K Elektrolyt Kohlenhydrat Lösung

zur prä- und postoperativen Flüssigkeitssubstitution

Zusammensetzung
1000 ml enthalten (mval/L) Na+ 100, K+ 18, Ca++ 4, Mg++ 6, Cl- 90, Acetat- 38, Xylit 25,0 g/L, Sorbit 25,0 g/L

Indikationen
EK-Lösung zur prä- und postoperativen Flüssigkeits- und Elektrolytsubstitution sowie zur Bereitstellung eines Kalorienminimums bei kleineren komplikationslosen operativen und diagnostischen Eingriffen, wenn absehbar eine Infusionstherapie bis zu 2 Tagen erforderlich ist.

Kontraindikationen
Hyperhydrationszustände, Hyperkaliämie, Störungen der Nierenfunktion

Dosierung
40 ml/kg KG und Tag
Tropfgeschwindigkeit 80–100 Tr./Min. entsprechend 250–300 ml/Std.

Handelsform:
Klinikpackung zu 10 x 500 ml
Apothekenverkaufspreis
incl. MwSt. DM 101,25

E K K Elektrolyt Kohlenhydrat Lösung Kaliumfrei

zur intraoperativen Flüssigkeitssubstitution

Zusammensetzung
1000 ml enthalten (mval/L) Na+ 100, Ca++ 4, Mg++ 6, Cl- 72, Acetat- 38, Xylit 25,0 g/L, Sorbit 25,0 g/L

Indikationen
EKK-Lösung zur intraoperativen Flüssigkeitssubstitution unter der Voraussetzung, daß der Bedarf an Vollblut und Plasmaersatzlösungen (z. B. Neo-Plasmagel®) nach klinischen Gesichtspunkten ausgeglichen wird.

Kontraindikationen
Hyperhydrationszustände

Dosierung
40 ml/kg KG bis zu 60 ml/kg KG/Tag
Tropfgeschwindigkeit 80–100 Tr./Min. entsprechend 250–300 ml/Std.

Handelsform:
Klinikpackung zu 10 x 500 ml
Apothekenverkaufspreis
incl. MwSt. DM 101,25

A E K Aminosäuren Elektrolyt Kohlenhydrat Lösung

zur postoperativen und posttraumatischen Infusionstherapie

Zusammensetzung
1000 ml enthalten: Kombination aus 19 L-Aminosäuren und Glycin 15,0 g/L, Xylit 50,0 g/L, Sorbit 50,0 g/L, Elektrolyte (mval/L): Na+ 80, K+ 27, Ca++ 4, Mg++ 6, Zn++ 0,15, Cl- 85, Acetat- 32,15

Indikationen
AEK-Lösung zur postoperativen und posttraumatischen Infusionstherapie (bei Patienten in gutem Allgemeinzustand bis zu 5 Tagen) zur Substitution von Flüssigkeit, Elektrolyten und Bereitstellung eines endogenen Stickstoff- und Kalorienminimums

Kontraindikationen
Hyperhydrationszustände, Hyperkaliämie, Störungen der Nierenfunktion

Dosierung
40 ml/kg KG und Tag
Tropfgeschwindigkeit 60–90 Tr./Min. entsprechend 200–250 ml/Std.

Handelsform:
Klinikpackung zu 10 x 500 ml
Apothekenverkaufspreis
incl. MwSt. DM 147,25

B. Braun Melsungen 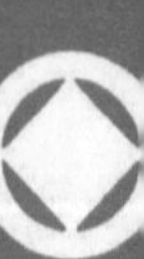

Aktiengesellschaft

Ahnefeld · Burri · Dick · Halmágyi
Infusionstherapie I

Klinische Anästhesiologie

Schriftenreihe Band 3

Infusionstherapie I

Der Elektrolyt-Wasser- und Säure-Basen-Haushalt

Workshop Timmendorfer Strand April 1973

Herausgegeben von

Prof. Dr. F. W. Ahnefeld, Department für Anästhesiologie der Universität Ulm,
Prof. Dr. C. Burri, Abteilung für Unfallchirurgie, Department für Chirurgie der
Universität Ulm,
Prof. Dr. W. Dick, Department für Anästhesiologie der Universität Ulm,
Prof. Dr. M. Halmágyi, Institut für Anästhesiologie der Universität Mainz

unter Mitarbeit von

F. W. Ahnefeld, Ulm; F. Brost, Mainz; C. Burri, Ulm; W. Dick, Ulm; R. Dölp, Ulm;
J. Eigler, München; H. Ewerbeck, Köln; M. Halmágyi, Mainz; H. Helwig, Freiburg
i. Br.; F. Krück, Homburg/Saar; B. May, Berlin; B. Pfarr, Ulm; H. J. Reulen, Mainz;
W. Siegenthaler, Zürich; B. Truniger, Luzern; D. Würsten, Zürich; E. Zweymüller,
Wien.

Mit Abbildungen

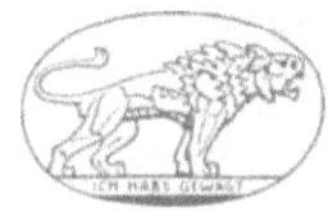

J. F. Lehmanns Verlag München

ISBN-13: 978-3-540-79775-3   e-ISBN-13: 978-3-642-45786-9
DOI: 10.1007/978-3-642-45786-9

Alle Rechte vorbehalten
© J. F. Lehmanns Verlag München 1973
Gesamtherstellung: Isar-Post Landshut

<table>
<tr><td></td><td>Inhalt</td><td>Seite</td></tr>
</table>

	Vorwort	7
B. Truniger	Physiologische Grundlagen der Anatomie und Dynamik der Körperflüssigkeiten	9
W. Siegenthaler D. Würsten	Pathophysiologische Grundlagen der Körperflüssigkeiten	22
F. Krück	Physiologie und Pathophysiologie des Säure-Basen-Haushaltes	35
F. W. Ahnefeld R. Dölp	Der Basisbedarf im Wasser- und Elektrolytstoffwechsel zur Erhaltung der Homöostase	58
	Zusammenfassung der Diskussion zum Thema: "Der Basisbedarf im Wasser- und Elektrolyt-Haushalt des Erwachsenen"	73
W. Siegenthaler B. Truniger	Einteilung, Nomenklatur und Diagnose von Störungen des Flüssigkeitshaushaltes	77
F. Brost	Diagnose und Korrektur der Störungen im Wasser-Elektrolyt-Haushalt	83
B. May	Diagnose und Korrektur der Störungen im Säure-Basen-Haushalt	lol
M. Halmágyi	Spezielle Gesichtspunkte der Korrektur bei Operierten und Traumatisierten Patienten	118
H. J. Reulen	Spezielle Gesichtspunkte der Korrektur bei Patienten mit normalem und geschädigtem Gehirn	128
J. Eigler	Spezielle Korrekturprobleme bei renalen Erkrankungen	143
B. Pfarr C. Burri	Der Elektrolythaushalt in der Verbrennungskrankheit	156
	Zusammenfassung der Diskussion zum Thema: "Korrekturbedarf im Wasser-, Elektrolyt- u. Säure-Basen-Haushalt"	164
E. Zweymüller	Physiologie des Wasser-, Elektrolyt- und Säure-Basen-Haushaltes beim Säugling und Kleinkind	181
W. Dick	Pathophysiologie des Wasser-, Elektrolyt- und Säure-Basen-Haushaltes	193

Inhalt   Seite

H. Helwig   Der Basisbedarf im Wasser- und
                   Elektrolyt-Stoffwechsel zur
                   Erhaltung der Homöostase bei
                   Säuglingen und Kleinkindern   2o9

H. Ewerbeck   Die Korrektur der Störungen im
                   Wasser-, Elektrolyt- und Säure-
                   Basen-Haushalt bei Säuglingen
                   und Kleinkindern   224

                   Zusammenfassung der Diskussion
                   zum Thema: "Basisbedarf und
                   Störungen im Wasser-Elektrolyt-
                   und Säure-Basen-Haushalt bei
                   Säuglingen und Kleinkindern"   244

V o r w o r t

Die Erhaltung der Homöostase, eine primäre Aufgabe in der postoperativen und posttraumatischen Therapie, setzt eine dem Bedarf adaptierte Substitution mit Wasser und Elektrolyten voraus.
Der uneingeschränkte Ablauf der vitalen Funktionen garantiert
die das Leben erhaltenden Stoffwechselvorgänge und das damit
eng verbundene Gleichgewicht im Säure-Basen-Haushalt.

Gerade die Infusionstherapie wurde in den letzten Jahren weitgehend schematisiert, um eine breite Anwendung zu ermöglichen.
Schlagworte, wie "Basis- oder Nierenstarter-Lösungen", "Blind-
pufferung mit alkalisierenden Substanzen" werden häufig gebraucht. Sind die in der Klinik gängigen Schemata richtig? Erfüllen konfektionierte Lösungen die aufzustellenden Forderungen?
Genügt die Zufuhr von Wasser und Salzen, um den Ablauf der nach
Traumen und Operationen notwendigen reparativen Leistungen zu
sichern? Welche Besonderheiten sind bei der Infusionstherapie
von Säuglingen und Kleinkindern zu beachten? Besteht eine Möglichkeit, die divergierende Nomenklatur zu vereinfachen, um
dadurch eine bessere Verständigung zu erreichen? Oder schließlich:
Welche Aspekte sind in der Notfalltherapie bei Störungen im
Wasser-Elektrolyt- und Säure-Basen-Haushalt zu beachten? Diese
und viele andere Fragen forderten eine Bestandsaufnahme mit dem
Ziel, durch Korrekturen unseres Wissens die Korrekturmöglich-
keiten der Infusionstherapie voll auszuschöpfen. Wir hoffen,
daß die in diesem Band zusammengefaßten Referate und die Ergebnisse der Diskussion die wichtigsten in der Praxis immer
wiederkehrenden Fragen beantworten können.

Wir danken der Firma B. Braun, Melsungen, die uns die Durch-
führung des Workshop ermöglichte, den Teilnehmern des Workshop
für ihre intensive Mitarbeit, dem Verlag für die Unterstützung
unserer Bemühungen um eine schnelle Publikation.

Ulm/Donau, im Juli 1973   Die Herausgeber:
Mainz/Rhein

F. W. Ahnefeld
C. Burri
W. Dick
M. Halmágyi

Aus der Medizinischen Klinik des Kantonspitals, Luzern

PHYSIOLOGISCHE GRUNDLAGEN DER ANATOMIE UND DYNAMIK DER KÖRPER-FLÜSSIGKEITEN

von

Bruno Truniger

Die folgende Darstellung versucht, all jene physiologischen
Grundlagen knapp zusammenzufassen, die für die tägliche Flüssigkeitstherapie von Belang sind. Nicht ohne Grund stehen
damit die physiologischen Aspekte am Anfang unseres Workshops:
in seinem Streben nach der Erhaltung des normalen und nach
der Korrektur des gestörten Flüssigkeitshaushaltes wird sich
der Kliniker und Therapeut mit Vorteil die Regulationsprin-
zipien des normal funktionierenden Organismus vor Augen halten
und sein therapeutisches Prozedere durch das Vorbild des normal
funktionierenden Organismus leiten lassen.

DYNAMIK DER KÖRPERFLÜSSIGKEITEN

Die Zelle selbst und der intrazelluläre Raum entziehen sich
weitgehend einer direkten therapeutischen Beeinflussung. Jede
Einflußnahme benützt als Bindeglied die extrazelluläre Flüssigkeit (EZF). Diese Tatsache rechtfertigt eine Betrachtungsweise, die zunächst die Regulationsmechanismen der EZF in den
Vordergrund stellt. Diese Regulationsmechanismen erstrecken
sich auf zwei Charakteristika - VOLUMEN und ZUSAMMENSETZUNG
der EZF. (Dem Organismus bleibt in der Tat keine andere Wahl:
die beiden Größen umschreiben unzweideutig jede Flüssigkeit).

Unter den verschiedenen Bestandteilen der EZF sind viele, die weder in die Regulation der Körperflüssigkeiten eingreifen noch molar in genügender Konzentration vorliegen, um über die molare bzw. osmolare Konzentration Volumen und Verteilung der Körperflüssigkeit signifikant zu beeinflussen. Ebensowenig wird umgekehrt ihre eigene extrazelluläre Konzentration durch die Dynamik der Körperflüssigkeiten entscheidend beeinflußt. Von diesen Bestandteilen der EZF, zu denen beispielsweise die Glukose, das Kalzium, irgendwelche Spurenelemente u.a.m. gehören, soll im folgenden nicht weiter die Rede sein. Weit entscheidender sind jene Substanzen und gelösten Teilchen, die aufgrund signifikanter molarer Konzentrationen Volumen und Verteilung der Körperflüssigkeiten entscheidend mitbeeinflussen. Als Ausdruck der gesamten molaren Konzentration aller gelösten Teilchen wird die Osmolarität der Körperflüssigkeit zu einer entscheidenden Größe in der Dyna<u>mik des Flüssigkeits</u><u>haushaltes</u>. Hinsichtlich der genaueren Definition muß an dieser Stelle der Hinweis genügen, daß die Unterscheidung zwischen Osmola<u>l</u>ität (mosm/kg Lösungswasser) und Osmola<u>r</u>ität (mosm/l Lösung) klinisch weitgehend bedeutungslos ist, da das spezifische Volumen der gelösten Substanzen in den klinisch interessierenden biologischen Flüssigkeiten relativ klein ist.

Die entscheidende Bedeutung der extrazellulären Osmolarität liegt in der direkten Beeinflussung und Regulation des Zellvolumens (IZV). Über einen kontinuierlichen Osmolaritätsausgleich zwischen extra- und intrazellulärem Raum bestimmen Schwankungen der extrazellulären Osmolarität die Flüssigkeitsverschiebungen zwischen den beiden Räumen. Die Vorgänge, die gemeinsam dieses Zellvolumen bestimmen, sind nach LEAF in Abb. 1 dargestellt. A^{n-} bezeichnet in dieser Darstellung den Gehalt der Zelle an nichtdiffusiblen Makromolekülen mit netto negativer Ladung. Die in Lösung befindlichen nichtdiffusiblen Moleküle erzeugen einen osmotischen Druck, der an sich extrazelluläre Flüssigkeit in die Zelle "saugt" und damit Zellschwellung erzeugte, wenn nicht das osmotische Druckgefälle durch einen umgekehrten Natrium-Konzentrationsgradienten korrigiert würde. Bekanntlich ist dieser Natriumgradient eine Folge der in der äußeren Plasmamembran gelegenen Natriumpumpe, die insofern eine "Sisyphusarbeit" leistet, als extrazelluläres Natrium andererseits entlang dem Konzentrationsgradienten laufend wieder in die Zelle hineindiffundiert. Als Folge dieser Verhältnisse stellt sich einerseits ein Membranpotential ein mit Elektronegativität des Zellinnern gegenüber dem Zelläußeren. Andererseits werden kleine Teilchen mit negativer Ladung (beispielsweise Cl^-) abgestoßen, während K^+ im Zellinnern angereichert wird. Die Verteilung des Kalium auf intra- und extrazellulären Raum folgt damit weitgehend einem elektrochemischen Gradienten, wobei allerdings zusätzlich in den meisten Zellen sich aktive Transportvorgänge an der intrazellulären Kaliumanreicherung beteiligen. Wasser verteilt sich nun so auf intra- und extrazellulären Raum, daß ein Osmolaritätsausgleich resultiert. Jede Veränderung der extrazellulären Osmolarität bzw. der extrazellulären Natriumkonzentration (da Na^+ einen recht konstanten und wesentlichen Anteil aller extrazellulären gelösten Teilchen ausmacht) wird sich demnach in Form entsprechender Wasserverschiebungen zwischen den beiden Kompartimenten bemerkbar machen.

Allein schon aus der Sicht der zellulären Volumenregulation ist der Organismus an einer genauen Kontrolle der extrazellulären Osmolarität interessiert. Wir wissen seit VERNEY, daß diese Osmolarität in den hypothalamischen Kernen, supraoptisch und paraventrikulär, zu lokalisieren ist; daß die Serumosmolarität sorgfältig auf 285 - 29o mosm/kg H_2O eingestellt ist und daß jede Abweichung mit einer entsprechenden Korrektur des Durstgefühls und der ADH-Ausschüttung beantwortet wird. Durst und ADH führen gleichzeitig, aber auf verschiedenen Wegen, zu einer Veränderung des freien (=osmotisch nicht gebundenen) Wasserbestandes. (Der tägliche Umgang mit Fragen der Osmolarität hat längst zu Umschreibungen geführt, die dem weniger Vertrauten Schwierigkeiten bereiten können. In dieser Aus-

12

drucksweise ist bei einer "normalen" Osmolarität von rund
29o mosm/l alles Wasser"osmotisch gebunden", während bei sub-
normaler Osmolarität "ein Überschuß an freiem Wasser", bei
Hyperosmolarität ein "Defizit an freiem Wasser" besteht. Diese
Ausdrucksweise hat den Vorteil, daß sie in Bezug auf die einzu-
schlagenden therapeutischen Maßnahmen bereits gewisse Hinweise
vermittelt).

Für die Praxis der Flüssigkeitstherapie von wesentlicher Bedeutung ist die Erkenntnis, daß der Organismus Abweichungen
der Osmolarität (und entsprechend Abweichungen der extrazellulären Natriumkonzentration) als Abweichungen des Wasserbestandes "interpretiert" und folgerichtigerweise durch entsprechende Korrektur des Wasserbestandes beantwortet. Unter
physiologischen Bedingungen erfolgt diese Korrektur gleichzeitig durch Veränderungen der Wasserzufuhr und der Wasserverluste.

Neben der extrazellulären Osmolarität reguliert der Organismus
das extrazelluläre Volumen (EZV) als zweite entscheidende Größe
im Flüssigkeitshaushalt. In etwas vereinfachter Weise sind die
Mechanismen und Schritte, die zur extrazellulären Volumenregulation beitragen, in Abb. 2 dargestellt. Aus diesem Schema wird
zunächst klar ersichtlich, daß der Organismus letztlich Schwankungen des intravaskulären Volumens (PV) perzipiert und korrigiert. Damit wird das gesamte EZV gewissermaßen über seinen
"unbedeutenderen Repräsentanten" gesteuert. Diese Tatsache erlaubt eine sinnvolle Regulation nur solange die Relation zwischen intravaskulärem und interstitiellem Volumen (ISV) durch
ein normales Verhältnis von Filtration und Reabsorption im
Kapillarbereich erhalten ist. An dieser Stelle der Regulationsmechanismen spielen Kreislaufgrößen (über den Verlauf der
hydrostatischen Druckkurve) und Serumeiweißspiegel (über den
onkotischen Druck) eine wesentliche Rolle und beeinflussen
Klinik, Beurteilung und Behandlung des extrazellulären Flüssig-
keitsbestandes (vgl. Abb. 3).

Änderungen des intravaskulären Volumens führen, wie aus dem
Schema der Abb. 2 hervorgeht, zu komplexen Reaktionen. Dabei
sind die "Notstandsreaktionen" von seiten des sympathoadre-
nalen Systems in dieser Darstellung nicht mitberücksichtigt,
d.h. jene Reaktionen, die vorwiegend über eine Drosselung der
Widerstandsgefäße der Haut, Muskulatur, der Nieren und des
Splanchnikusgebietes intravaskuläres Volumen verschieben und
zentralisieren. Zunächst bestehen keine Zweifel, daß die intra-
vaskuläre Volumenreduktion, entweder direkt über Druckrezep-
toren der renalen Strombahn (DAVOS) oder durch Vermittlung von
Chemorezeptoren im Bereiche der macula densa und des juxta-
glomerulären Apparates (THURAU) zu einer Steigerung der Renin-
abgabe und der Reninaktivität im zirkulierenden Blut, damit zu
einer erhöhten Aldosteronsekretion und zu einer vermehrten renalen Natriumretention führt. Zu einem ähnlichen Ergebnis tragen
die schematisch als "intrarenale Mechanismen" (Schritt 3) ein-
gezeichneten Vorgänge bei, unter denen möglicherweise eine Neu-
verteilung des renalen Blutstroms zwischen Nephronenpopulation
unterschiedlicher Natriumretentionskapazität, evtl. auch proximal peritubulär wirksame physikalisch-chemische Faktoren eine
Rolle spielen. Nicht zuletzt ist das noch immer umstrittene
"natriuretische Hormon" und seine renal-tubulären Effekte in
diesem Zusammenhang zu erwähnen.

Gleichzeitig mit diesen zunächst renal "beheimateten" Regulationsmechanismen werden auch die uns schon bekannten hypothalamischen Zentren in die Regulation des extrazellulären Volumens
eingeschaltet. Dies geschieht einerseits rein volumenregulato-
risch über Afferenzen aus dem vaskulären Niederdrucksystem
(GAUER), andererseits in ihrer eigentlichen Funktion als Osmo-
regulatoren, die auf die in kleinsten Schritten ansteigende
extrazelluläre Natriumkonzentration mit einer Steigerung des
Durstgefühls und vermehrten ADH-Sekretion antworten und damit
zu einer Korrektur des Wasserbestandes führen.

Für unsere klinische Flüssigkeitstherapie wegleitend ist die
Tatsache, daß Schwankungen des EZV durch Retention oder
Elimination von Natrium "in physiologischer Lösung" korrigiert
werden. Klinisch bedeutsam wird immer wieder auch die Tatsache,
daß der Organismus über einen sogenannten "Volumendurst" und
eine volumengesteuerte ADH - Sekretion auch ohne gleichzeitige
Natriumretention freies Wasser zu retinieren vermag - ein
Mechanismus, der als Notfallreaktion allerdings nicht mehr
in den Bereich der Physiologie gehört.

Wenn wir die Dynamik der Körperflüssigkeiten abschließend über-
blicken, so zeigt sich, daß der Organismus getrennt, aber
gleichzeitig laufend zwei entscheidende Größen reguliert:
Osmolarität und extrazelluläres Flüssigkeitsvolumen. Schwankungen
der Osmolarität (klinisch der Serum-Natriumkonzentration) werden
durch Korrektur des Bestandes an freiem Wasser, Schwankungen
des EZV durch Korrektur des Natriumbestandes ("in physiologischer Lösung") ausreguliert. Diese einfachen Regulationsprin-
zipien sind wegleitend für die praktische Flüssigkeitstherapie.

ANATOMIE DER KÖRPERFLÜSSIGKEITEN

So wesentlich die zahlenmäßige Erfassung der Körperflüssigkeiten erkenntnismäßig ist, so tritt sie doch für den Kliniker
und Flüssigkeitstherapeuten hinter den mehr qualitativen
Grundzügen der Flüssigkeits- und Elektrolytverteilung und
hinter der klinischen Beurteilung des tatsächlichen Zustandes
in seiner Abweichung vom Normalzustand zurück, solange nicht
labormäßig stark vereinfachte, verläßliche, rasch arbeitende
und beliebig wiederholbare Methoden die interessierenden Größen
quantitativ zu erfassen erlauben.

Das GESAMTKÖRPERWASSER als Anteil am Gesamtkörpergewicht
schwankt mit dem Alter, dem Geschlecht und der Konstitution
des Probanden. Es sinkt von der Geburt an stetig und erreicht
(dank dem relativ größten Fettgehalt) bei der alten Frau Min-
destwerte, die knapp unter 5o% des Körpergewichtes liegen.

Dieser Unterschied zwischen Beginn und Ende des Lebens erklärt nicht zuletzt eine Reihe wesentlicher Unterschiede zwischen pädiatrischer und erwachsen-medizinischer Flüssigkeitstherapie (Tab. 1). Dieses Gesamtkörperwasser verteilt sich, wie zu erwarten, auf intra- und extrazellulären Raum, wobei allerdings auf den extrazellulären Raum Anteile entfallen, die vom Kliniker im allgemeinen zurecht vernachlässigt werden: Knochenwasser, Wasser des dichten Bindegewebes und Knorpels und schließlich das sogenannte transzelluläre Wasser (vorwiegend Drüsensekrete). Diese Kompartimente beteiligen sich nicht oder nur in vermindertem Maß an der Dynamik des übrigen Körperwassers. Ihre Vernachlässigung rächt sich indessen immer dann, wenn namentlich der Anteil des transzellulären Wassers unter pathologischen Bedingungen zu bedrohlichen Flüssigkeitssequester wird. Aus der vereinfachenden Reduktion der Kompartimente auf einen intra- und extrazellulären Anteil, wobei dem letzteren nur interstitielles und intravaskuläres Wasser zugerechnet werden, ergibt sich die Faustregel, wonach das IZV etwa doppelt so groß ist, wie das EZV.

Das Körpernatrium, annähernd 6o mval/kg KG, liegt zum überwiegenden Teil, ja praktisch ausschließlich extrazellulär. Da die Natriumsalze überdies einen recht konstanten, großen Anteil aller extrazellulär gelösten Teilchen ausmachen, bestimmt der Bestand an Natrium bzw. Natriumsalzen bei funktionierender Osmoregulation, d.h. bei gleichbleibender Osmolarität, das extrazelluläre Flüssigkeitsvolumen. Dementsprechend gewinnt der Kliniker und Flüssigkeitstherapeut bei normaler Osmolarität direkte Hinweise auf den Natriumbestand, seine Abweichungen vom Sollbestand und damit auf den Natriumbedarf. Auch im Falle des Natriums finden sich (dieselben) Anteile, die sich wenig oder gar nicht an der Dynamik des Gesamtbestandes beteiligen und die unter pathologischen Bedingungen ("third space-Probleme") mitunter entscheidendes Ausmaß erreichen können (Tab. 2).

Das <u>Kalium</u> verdient einerseits als intrazelluläres Pendant zum
Natrium Erwähnung, andererseits allein schon aufgrund der Tatsache, daß das Kaliumion von allen Elektrolyten wohl immer noch
am meisten Schwierigkeiten und Zwischenfälle verursacht. Die
dem Natrium geradezu komplementäre Verteilung wird aus Tab. 3
ersichtlich. Der größte Teil des gesamten Kaliumbestandes ist
recht kurzfristig austauschbar und beteiligt sich damit laufend
an den Schwankungen der Kaliumbilanz. Schwierigkeiten bereitet
die Tatsache, daß dem Kliniker zur Beurteilung des Kaliumbestandes ein verschwindend kleiner Anteil (o,4% des austausch-
baren Kaliums), das Plasmakalium zur Verfügung steht. Immerhin ist aufgrund der in Abb. 1 dargestellten Verhältnisse anzunehmen, daß eine geregelte Beziehung zwischen Zellkalium und
extrazellulärem Kalium bestehen muß. Tatsächlich existiert
diese Beziehung, die in vereinfachter Form nach BURNELL und
SCRIBNER in Abb. 4 dargestellt ist: Schwankungen des Serum-
bzw. Plasmakaliums widerspiegeln Abweichungen des tatsächlichen
Kaliumbestandes vom Sollbestand des Patienten. Diese Aussage
wird indessen limitiert durch zusätzliche Einflüsse aus dem
Gebiete des Säure-Basen-Haushaltes und des Zellmetabolismus,
Einflüsse, die die Verteilung von Kalium zwischen intra- und
extrazellulärem Raum stören und von Fall zu Fall zu berücksichtigen sind.

Literaturverzeichnis

1.   Boylan, J.W., P. Deetjen und K. Kramer. ..iere und Wasser-
     haushalt. Urban & Schwarzenberg, München-Berlin-Wien, 1970.

2.   Davis, J.O.: What signals the kidney to release renin?
     Circulation Res. 28 (1971) 3o1-3o7.

3.   Edelman, I.S. and J. Leibman: Anatomy of body water and
     electrolytes. Amer. J. Med. 27 (1959) 256-277.

4.   Gauer, O.H. and J.B. Henry: Circulatory Basis of Fluid
     Volume Control. Physiol. Rev. 43 (1963) 423-481.

5.	Leaf, A.: Regulation of intracellular fluid volume and disease. Amer. J. Med. 49 (197o) 291-295.

6.	Scribner, B.H. and J.M. Burnell: Interpretation of serum potassium concentration. Metabolism 5 (1956) 468-474.

7.	Thurau, K., H. Dahlheim, J. Mason and A. Grüner: The dependency of the renin activity of the single juxtaglomerular **apparatus** upon tubular fluid composition in the macula densa segment of the rat kidney. In: Wirz/Spinelli, Recent Advances in Renal Physiology. Karger, Basel, 1972.

8.	Truniger, B.: Wasser- und Elektrolythaushalt. Diagnostik und Therapie. 3. Aufl., Thieme, Stuttgart, 1971.

9.	Verney, E.B.: Croonian lecture: antidiuretic hormone and factors which determine its release. Proc. roy. Soc., London 135 (1947) 27-1o6.

Kompartiment	ml/kg Körpergewicht	% des Gesamt-körperwassers
Plasma	45	7,5
Interstit.Flüssigk.;Lymphe	12o	2o,o
Festes Bindegewebe u.Knorpel	45	7,5
Knochen (nicht austauschbar)	45	7,5
Transzelluläres Wasser	15	2,5
Gesamtes extrazellul.Wasser	27o	45,o
Gesamtes intrazellul.Wasser	33o	55,o
Gesamtes Körperwasser (D_2O)	6oo	1oo,o

Tabelle 1: Verteilung des Gesamtkörperwassers bei einem jungen Mann (nach EDELMAN und LEIBMAN)

Kompartiment	mEq/kg Körpergew.	%des aus-tauschbaren Na	%des Ge-samtkör-per - Na
Plasma	6,5	15,9	11,2
Interstit.Flüssigkeit;Lymphe	16,8	41,o	29,o
Festes Bindegewebe u.Knorpel	6,8	16,5	11,7
Knochen (austauschbar)	8,o	19,5	13,8
Knochen (gesamt)	25,o	-	43,1
Transzelluläre Flüssigkeit	1,5	3,7	2,6
Gesamtes austauschbares extrazellul. Na	39,6	96,6	68,3
Gesamtes extrazellul.Na	56,6	-	97,6
Gesamtes Körper-Na	58,o	142,9	1oo,o
Gesamtes intrazellul.Na	1,4	3,4	2,4

Tabelle 2: Verteilung des Körpernatriums bei einem jungen Mann (nach EDELMAN und LEIBMAN)

Kompartiment	mEq/kg Körpergew.	%des aus- tauschbaren K	%des Ge- samtkör- per - K
Plasma	o,2	o,4	o,4
Interstit.Flüssigkeit;Lymphe	o,5	1,o	1,o
Festes Bindegewebe u.Knorpel	o,2	o,4	o,4
Knochen (gesamt)	4,1	-	7,6
Transzelluläre Flüssigkeit	o,5	1,o	1,o
Gesamtes extrazelluläres K	5,5	-	lo,2
Gesamtes Körper-K[1]	53,8	11o,o	1oo,o
Gesamtes intrazelluläres K	48,3	98,8	89,6

[1]Berechnung basiert auf der Annahme, daß die Menge austausch-
baren Kaliums bei einem jungen Mann (48,4 mEq/kg Körpergewicht)
90% des gesamten Körper-Kaliums ausmacht.

Tabelle 3: Verteilung des Körperkaliums bei einem jungen Mann
           (nach EDELMAN und LEIBMAN)

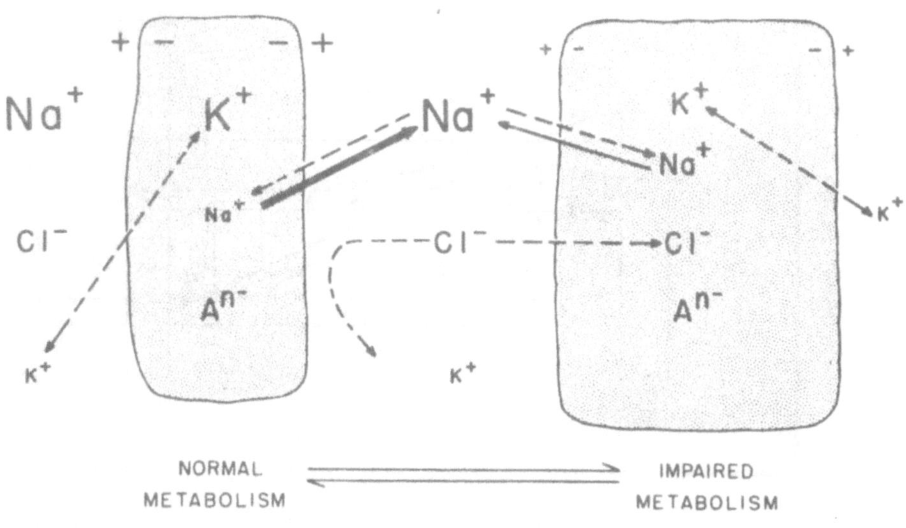

Abbildung 1: Regulation des Zellvolumens (aus LEAF)

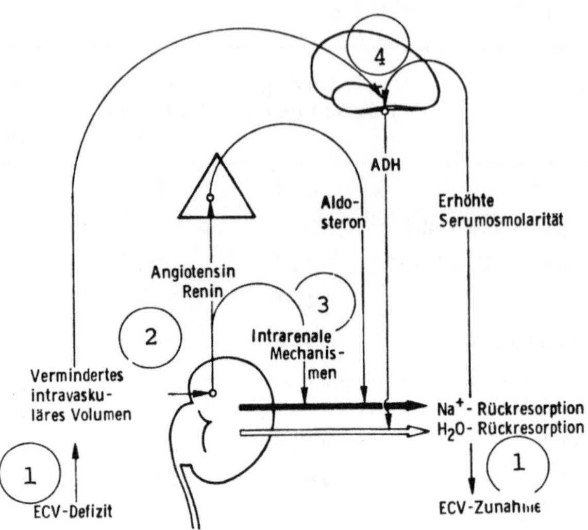

Abbildung 2: Schematische Darstellung der extrazellulären
Volumenregulation (nach TRUNIGER)

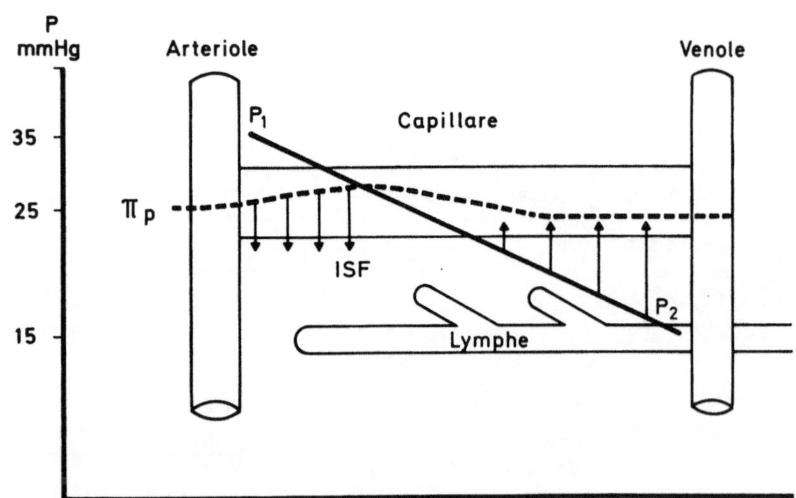

Abbildung 3: Verhalten des intrakapillären Drucks während der
Passage des Kapillarblutes von einer Arteriole
zu einer Venole (aus BOYLAN/DEETJEN/KRAMER)

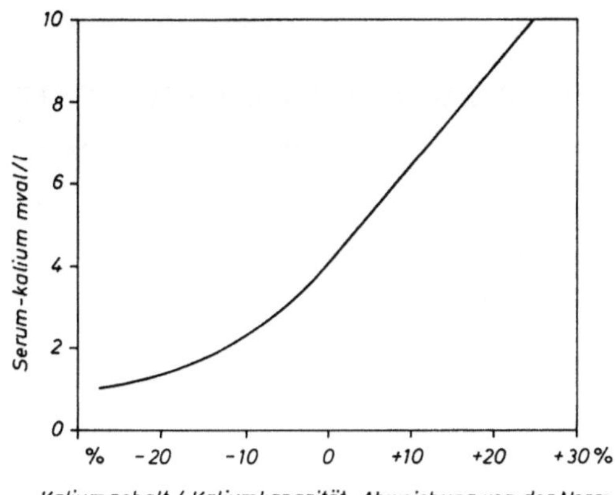

Abbildung 4: Beziehung zwischen Serumkalium und Kaliumbestand (nach SCRIBNER und BURNELL)

Department für Innere Medizin der Universität, Kantonsspital Zürich

PATHOPHYSIOLOGISCHE GRUNDLAGEN DER KÖRPERFLÜSSIGKEITEN

von

W. Siegenthaler und D. Würsten

Homöostase und ihre Störungen

Die Kenntnisse über die Regulation der Körperflüssigkeiten zeigen, daß der Organismus streng darauf bedacht ist, die Homöostase über den vorwiegend natriumgesteuerten Adiuretinmechanis-
mus und über den vorwiegend volumengesteuerten Aldosteronmecha-
nismus durch Gewährleistung von Isotonie und Isovolämie aufrechtzuerhalten (Abb. 1).

Störungen der Körperflüssigkeiten beziehen sich denn auch in
erster Linie auf den Wasser- und Natriumhaushalt, wobei diese
eng miteinander gekoppelt sind. Theoretisch ergeben sich dabei
neben dem Normalzustand von Isotonie und Isovolämie sechs Kombi-
nationsmöglichkeiten, die sich in ihrer Definition zunächst alle
auf den extrazellulären Raum beziehen, während sich der Intrazellulärraum unterschiedlich verhält (Abb. 2).

Die eine Hälfte der Störungen geht mit einer Herabsetzung des
extrazellulären Volumens (Dehydration), die andere Hälfte mit
einer Erhöhung des extrazellulären Volumens (Hyperhydration)
einher. Jede dieser beiden Gruppen kann zudem mit einer normalen, erhöhten oder verminderten Natriumkonzentration im Extrazellulärraum, die für die osmotische Konzentration entscheidend
ist, einhergehen. Je nachdem spricht man von isotoner, hypertoner oder hypotoner Dehydration bzw. Hyperhydration (1).

Diagnostische Parameter der Störungen des Wasser- und Natriumhaushaltes.

Extrazellulärraum

Als diagnostische Möglichkeiten zum Nachweis von Störungen der
Körperflüssigkeiten im Extrazellulärraum werden neben klinischen
Symptomen nichtklinische Meßgrößen des Blutes herangezogen.

Die klinischen Symptome beziehen sich auf Durst, Trockenheit von
Haut und Schleimhäuten, Oligurie, Gewichtsveränderung, Füllung
der Jugularvenen, Ödeme, pulmonale Stauung, Kreislaufsymptome
wie Hypotonie, Schwindel, Ohnmacht und anderes mehr (Tab. 1).

Die nichtklinischen Symptome umfassen neben der direkten Volumenbestimmung und der Bestimmung des zentralen Venendrucks die Bestimmung von Erythrozytenzahl, Hämoglobin- und Eiweißgehalt,
Hämatokrit, Serumosmolarität und Serum-Natrium sowie Urinnatrium
und Urinvolumen (Tab. 2).

Bei Abnahme des extrazellulären bzw. intravasalen Volumens ergibt sich ein Anstieg von Erythrozytenzahl, Hämoglobin- und
Eiweißgehalt, bei Zunahme dagegen ein Abfall dieser Größen.
Dasselbe gilt für den Hämatokrit nur in beschränktem Maße, da
er einerseits von der Zahl und andererseits vom Volumen der
Erythrozyten beeinflußt wird. Bei gleichzeitiger Ab- oder Zunahme von Zahl und Volumen der Erythrozyten nimmt der Hämatokrit entsprechend gleichsinnig ab oder zu. Verändern sich die
beiden Größen Zellzahl und Zellvolumen dagegen gegensinnig
(hypertone Dehydration und hypotone Hyperhydration), so stellt
der Hämatokritwert eine Resultante der extra- und intrazellulär
entgegengesetzt veränderten Größen dar (Tab. 3).

Schließlich wird die extrazelluläre Flüssigkeitssituation mit
Hilfe von Natrium noch weiter charakterisiert. Wenn Natrium und
Wasser nicht im gleichen Verhältnis, in dem sie im Plasma

vorliegen, verlorengehen bzw. zugeführt oder retiniert werden,
müssen sich entsprechende Abweichungen ergeben. So gehen die
hypertone Dehydration und Hyperhydration mit einer Erhöhung,
die hypotone Dehydration und Hyperhydration mit einer Erniedrigung des Natriums im Serum einher (Tab. 3, Abb. 2).

Wenn Störungen des Wasser- und Natriumhaushaltes rasche diagnostische und therapeutische Maßnahmen erfordern, ermöglichen
die direkte Volumenbestimmung bzw. die Messung des zentralen
Venendrucks (ZVD) sowie die Osmometrie des Serums bzw. Bestimmung des Serum-Natriums eine optimale Beurteilung der sich im
Extrazellulärraum abspielenden Situation. Selbstverständlich
ist auch die Kenntnis der übrigen klinischen und nichtklinischen Parameter wertvoll.

Intrazellulärraum

Weit schwieriger als die Beurteilung der Körperflüssigkeit im
Extrazellulärraum ist diejenige im Intrazellulärraum. Klinische
Hinweise veränderter intrazellulärer Verhältnisse sind insbesondere zerebrale Symptome wie Kopfschmerzen, Somnolenz und
Verwirrungszustände. Der Nachweis einer gestörten intrazellulären Funktion erfolgt in der Klinik bezüglich Volumen neben
indirekten Berechnungen anhand des Erythrozytenmodells. Dies
geschieht mit Hilfe der Bestimmung des mittleren Erythrozytenvolumens einerseits und der mittleren Hämoglobinkonzentration
der Erythrozyten andererseits, wobei sich die beiden Größen
außer bei isotonen Situationen gegensinnig verhalten (Tab. 3).

Klinische Zustände von Störungen des Wasser- und Natrium-Haushaltes

Dehydrationszustände (Hypovolämie)

Isotone Dehydration (extrazellulärer Flüssigkeits-, Blut- oder
Plasmamangel)

Der Verlust von Wasser und Salz in einer dem Aufbau der extrazellulären Flüssigkeit isotonen Weise führt zu einer Ver-

kleinerung des extrazellulären Raumes bei gleichbleibender Osmolarität. Der Intrazellulärraum verändert sich nicht (Tab.3,
Abb. 2).

Hypertone Dehydration (Wassermangel, sogenannte Durstexsikkose,
sogenannte Konzentrationshypernatriämie)

Die auch als Durstexsikkose bezeichnete hypertone Dehydration
geht mit einer Abnahme von extra- und intrazellulärer Flüssigkeit und entsprechendem Anstieg der Osmolarität in diesen Räumen
einher. Bemerkenswert ist dabei, daß das intrazelluläre Volumen
stärker vermindert ist als das extrazelluläre Volumen. Man spricht
auch von einer globalen Dehydration (Tab. 3, Abb. 2).

Hypotone Dehydration (Natriummangel, sogenannte Kochsalzexsikkose,
sogenannte Mangelhyponatriämie)

Die hypotone Dehydration ist durch eine ausgesprochene Verminderung der extrazellulären Flüssigkeit und eine noch ausgesproch-
enere Verminderung des Natriums bei gleichzeitiger Zunahme des
intrazellulären Flüssigkeitsraumes gekennzeichnet (Tab. 3,
Abb. 2).

Hyperhydrationszustände (Hypervolämie)

Isotone Hyperhydration (Flüssigkeitsüberschuß)
Die Ansammlung isotonischer Flüssigkeit führt zu einer Ausweitung
des extrazellulären Raumes ohne Änderung der Osmolarität, so daß
die intrazelluläre Flüssigkeit unverändert bleibt (Tab. 3,
Abb. 2).

Hypotone Hyperhydration (Wasserüberschuß, sogenannte Wasservergiftung, sogenannte Verdünnungshyponatriämie)

Der vorwiegende Wasserüberschuß geht mit einer Vergrößerung sowohl des extrazellulären als auch des intrazellulären Flüssigkeitsraumes und entsprechender Herabsetzung der Osmolarität

einher. Man spricht auch von Wasservergiftung oder Wasserintoxikation (Tab. 3, Abb. 2).

Hypertone Hyperhydration (Natriumüberschuß, sogenannte Über-
flußhypernatriämie)

Die Zufuhr oder Retention von mehr Natrium als Wasser führt zu
einer Erhöhung des osmotischen Drucks im extrazellulären Raum.
Infolgedessen kommt es zu einem Einstrom von Zellflüssigkeit,
bis die Osmolaritäten im extra- und intrazellulären Raum ausgeglichen sind. Die hypertone Hyperhydration ist also durch
eine Vergrößerung des extrazellulären und eine Verkleinerung
des intrazellulären Flüssigkeitsvolumens gekennzeichnet. Man
spricht auch von zellulärer Exsikkose (Tab. 3, Abb. 2).

Diese Einteilung in isotone, hypotone und hypertone Dehydration
bzw. Hyperhydration ist heute weitgehend gebräuchlich. Sie geht
in erster Linie von pathophysiologischen bzw. diagnostischen
Überlegungen zur Erklärung von Störungen des Wasser- und Elektrolythaushaltes aus. Selbstverständlich lassen sich daraus auch
entsprechende therapeutische Schlüsse ziehen und Hinweise auf die
Verhältnisse im Intrazellulärraum ableiten.

Um die therapeutischen Folgerungen in der täglichen Praxis jedoch besser ziehen zu können, empfiehlt TRUNIGER (2) eine
Betrachtungsweise,die ebenfalls das Volumen und die Osmolarität
in den Mittelpunkt stellt, die beiden Größen aber voneinander
weitgehend unabhängig beurteilt und sich auch einer anderen
Nomenklatur bedient. Dabei wird das Volumen durch den gesamten
Natriumbestand (sogenannter Natriumstatus) und die Serumosmolarität durch den Bestand an freiem Wasser (sogenanntem Wasserstatus) repräsentiert. Bei diesem System der getrennten Beschreibung von Natrium- und Wasserbestand werden Volumenschwankungen demzufolge als Verlust oder Überschuß von Natrium in
isotoner Lösung aufgefaßt, d.h. als Schwankungen des gesamten
Natriumbestandes. Bei der üblichen Einteilung sagen die gemessen

Volumenparameter nur aus, daß das Plasmavolumen normal, vermehrt oder vermindert ist. Die Aussage ist also rein quantitativ, während bei der Einteilung von TRUNIGER (2) Volumenschwankungen mit Schwankungen des gesamten Natriumbestandes gleichgesetzt werden und damit nicht nur eine quantitative, sondern auch eine qualitative Aussage beinhalten. Daraus ergeben sich auch die entsprechenden therapeutischen Konsequenzen. Schwankungen des Serum-Natriums und damit der Osmolarität sind bei diesem Einteilungsprinzip Ausdruck eines Zuviel oder Zuwenig an freiem Wasser. Entsprechend sind auch die therapeutischen Maßnahmen (Abb. 3).

Es zeigt sich, daß die beiden Einteilungsprinzipien durchaus miteinander in Übereinstimmung gebracht werden können, wenn auch die Nomenklatur eine etwas unterschiedliche ist. Gemeinsam sind beiden Einteilungsprinzipien die verwendeten Parameter zur Beurteilung von Volumen (Klinik, zentraler Venendruck, Hämoglobin- und Eiweißgehalt sowie Hämatokrit) und Osmolarität (Serum-Natrium). Demgegenüber werden die gewonnenen Größen in den beiden Systemen verschieden gewertet. Durch die Gleichsetzung von Volumenstörungen mit Störungen des gesamten Natriumbestandes und von Osmolaritätsstörungen mit Störungen des Bestandes an freiem Wasser ergeben sich einfache therapeutische Konsequenzen, die sich in der Zufuhr oder Restriktion von isotoner Kochsalzlösung oder elektrolytfreien Lösungen äußern.

Aufgrund klinischer Erfahrungen unterscheidet TRUNIGER noch zwei weitere Störungen, die in der üblichen Einteilung untergehen, dann nämlich, wenn der Natriumbestand normal ist, das freie Wasser bzw. die Osmolarität jedoch erhöht oder vermindert sind. Derartige Störungen können durch Zufuhr oder Restriktion von freiem Wasser behoben werden. Unter Berücksichtigung dieser Störungen ergibt sich denn auch, daß die Begriffe hypertone Dehydration und hypotone Hyperhydration in Bezug auf den Gesamtnatriumbestand offensichtlich nicht eindeutig sind (Abb. 3). Der Zustand der hypertonen Dehydration, also des verminderten

Plasmavolumens mit erhöhter Osmolarität, kann im System der getrennten Beschreibung von Natrium- und Wasserbestand sowohl der Form 2 a (Natriummangel und Wasserdefizit) als auch der Form 8 a (reines Wasserdefizit) zugeordnet werden, da über den gesamten Natriumbestand nichts ausgesagt wird. In ähnlicher Weise trifft die Bezeichnung hypotone Hyperhydration sowohl auf Form 6 a mit Natriumüberschuß und Wasserüberschuß als auch auf die Form 9 a mit reinem Wasserüberschuß zu. Diese Unterscheidung kann therapeutisch von einem gewissen Interesse sein. Eindeutige Begriffe im Hinblick auf den Natriumbestand wären demnach nur isotone und hypotone Dehydration sowie isotone und hypertone Hyperhydration.

Aufgrund dieser Überlegungen sind wir zur Ansicht gelangt, daß die beiden Systeme miteinander recht gut in Übereinklang zu bringen sind. Dem theoretischen Vorteil des gebräuchlichen Systems bezüglich pathophysiologischem Verständnis steht der Nachteil des weniger eindeutigen therapeutischen Vorgehens gegenüber. Eine Adaptation der beiden Einteilungsprinzipien sollte vor allem möglich sein, wenn aus der Einteilung von TRUNIGER (2) noch eindeutiger hervorgeht, daß der sogenannte Natriumstatus die Volumenverhältnisse und der sogenannte Wasserstatus die Osmolarität betreffen.

Zusammenfassung

Es werden die pathophysiologischen Grundlagen der Körperflüssigkeiten dargestellt. Dabei wird versucht, die heute zur Verfügung stehenden Einteilungsprinzipien miteinander in Einklang zu bringen, um so die mehr auf die Diagnostik oder Therapie ausgerichteten Kriterien zu korrelieren.

Literaturverzeichnis

1. Siegenthaler, W.: In: Klinische Pathophysiologie.
    2. Auflage, S. 189 ff., Thieme-Verlag, Stuttgart, 1973.

2. Truniger, B.: Wasser- und Elektrolyt-Haushalt. 3. Auflage,
    Thieme-Verlag, Stuttgart, 1971.

Klinische Parameter der Störungen
des Wasser- und Natriumhaushaltes

Durst
Trockenheit von Haut und Schleimhäuten
Oligurie
Gewichtsveränderung
Füllung der Jugularvenen
Ödeme
pulmonale Stauung
Hypotonie, Schwindel, Ohnmacht

Tabelle 1

Nichtklinische Parameter der Störungen
des Wasser- und Natriumhaushaltes

Direkte Volumenbestimmung
Zentraler Venendruck
Erythrozytenzahl
Hämoglobingehalt
Eiweißgehalt
Hämatokrit
Serumnatrium
Urinnatrium
Urinvolumen

Tabelle 2

		Extrazellularraum				Intrazellulärraum	
Meßgrößen		Erythrozytenzahl, Hb-Gehalt	Eiweißgehalt im Plasma	Hämatokrit	Natrium im Plasma	Mittleres Erythrozytenvolumen	Mittlere Hb-Konzentration des Erythrozyten
Normwerte		♂ 4,2– 5,6 Mio/mm³ ♀ 4,0– 5,0 Mio/mm³ ♂ 14,0–17,0 g % ♀ 12,7–16,3 g%	6,5–7,9 g %	♂ 41–52% ♀ 40–52%	137–142 mval/l	$\dfrac{\text{Hk (\%)}}{\text{Ez (mm}^3)} \times 10$ $\dfrac{\text{Hb (g\%)}}{\text{Hk}} \times 100$ DV_E 84-95μm³ HbK_E 32-38%	
Isotone Dehydration	Flüssigkeitsmangel	Erhöht	Erhöht	Erhöht	Normal	Normal	Normal
	Blutmangel	Normal (–erniedrigt)	Erhöht	Normal (–erniedrigt)	Normal	Normal	Normal
	Plasmamangel	Erhöht	Normal (–erniedrigt)	Erhöht	Normal	Normal	Normal
Hypertone Dehydration	Wassermangel	Erhöht	Erhöht	Mäßig erhöht	Mäßig erhöht	Erniedrigt	Erhöht
Hypotone Dehydration	Natriummangel	Erhöht	Erhoht	Stark erhöht	Erniedrigt	Erhöht	Erniedrigt
Isotone Hydration	Flüssigkeitsüberschuß	Erniedrigt	Erniedrigt	Erniedrigt	Normal	Normal	Normal
Hypotone Hydration	Wasserüberschuß	Erniedrigt	Erniedrigt	Mäßig erniedrigt	Mäßig erniedrigt	Erhöht	Erniedrigt
Hypertone Hydration	Natriumüberschuß	Erniedrigt	Erniedrigt	Stark erniedrigt	Erhöht	Erniedrigt	Erhöht

Tabelle 3: Verschiedene Meßgrößen bei Störungen des Wasser- und Natriumhaushaltes (aus Siegenthaler, W.: Klinische Pathophysiologie, 2. Auflage, S. 189 ff. Georg Thieme, Stuttgart 1973)

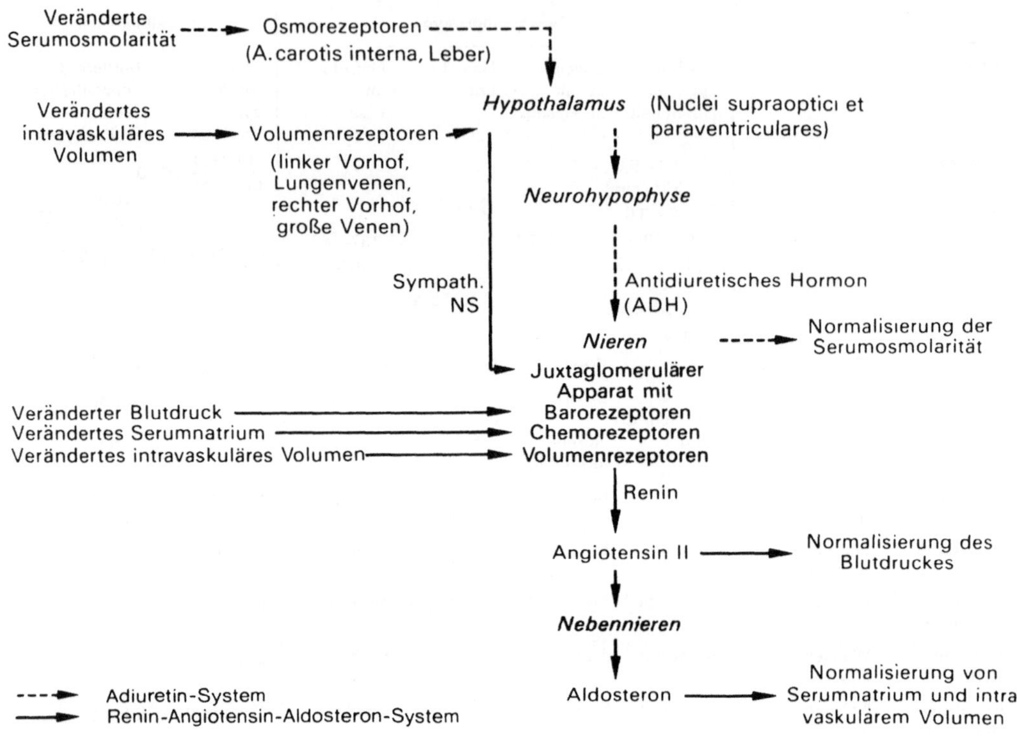

Abbildung 1: Zur Regulation der Körperflüssigkeiten über das Adiuretin-System und das Renin-Angiotensin-Aldosteron-System (aus Siegenthaler, W.: Klinische Pathophysiologie, 2. Auflage, S. 189 ff. Georg Thieme, Stuttgart 1973)

Zustand des Wasser- und Natriumhaushaltes

1. **Isotone Dehydration** (extrazellulärer Flüssigkeits-, Blut- oder Plasma-
mangel)
Isotone Flüssigkeitsverluste durch
— Erbrechen, Durchfälle, Fisteln
— diuretische Behandlung, Aszitespunktionen
Blutverluste
Plasmaverluste
— lokalisierte bei Pankreatitis, Peritonitis
— diffuse bei Verbrennungen
— Schlafmittel- und CO-Intoxikation
— Hitzschlag

2. **Hypertone Dehydration** (Wassermangel, sog. Durstexsikkose bzw.
Konzentrationshypernaträmie)
Mangelhafte Wasserzufuhr vor allem bei Schwerkranken, übermäßiger
Wasserverlust durch Haut, Lunge, Niere, Darm, z. B:
— Schwitzen, Hyperventilation
— chronische Nephropathien, polyurische Phase des akuten Nierenversagens
— osmot. Diurese, Diabetes mellitus, Diabetes insipidus
— enteraler Wasserverlust
— generalisierte Krampfanfälle

3. **Hypotone Dehydration** (Natriummangel, sog. Kochsalzexsikkose bzw
Mangelhyponaträmie)
Ungenügende Natriumzufuhr bzw. alleinige Wasserzufuhr nach
— Erbrechen, Durchfällen, Schwitzen
Erhöhter Natriumverlust bei
— Nebenniereninsuffizienz, Adrenalektomie
— chronische Verabreichung von Diuretika
— chronische Niereninsuffizienz mit Salzverlust
— zerebrales Salzverlustsyndrom
— Durchfallerkrankungen und Fisteldrainagen
— Kaliummangel
— verminderte Wirksamkeit der Natriumpumpe bei schweren Krank-
heiten
— Pseudohyponaträmie

4 **Normaler Wasser- und Natriumhaushalt**

5. **Isotone Hydration** (extrazellularer Flüssigkeitsüberschuß)
Große, isotone Infusionen bei Oligurie, Anurie
Generalisierte Ödeme bei
— Herzinsuffizienz
— nephrotischem Syndrom
— eiweißverlierender Enteropathie
— dekompensierter Leberzirrhose
— akuter Glomerulonephritis
— chronischer Urämie
— Zufuhr bestimmter Medikamente

6. **Hypotone Hydration** (Wasserüberschuß, sog. Wasservergiftung bzw
Verdünnungshyponaträmie)
Übermäßige perorale Wasserzufuhr
Intensive Magenspülung mit Wasser
Infusion salzfreier Lösungen bei Oligurie
Erhöhte Adiuretinaktivität

7. **Hypertone Hydration** (Natriumüberschuß, sog. *Überflußhypernaträmie*)
Große, hypertonische Kochsalzinfusionen
Kochsalzinfusionen bei Nierenkrankheiten
Überfunktion der Nebennierenrinde bei
— *Conn*-Syndrom, *Cushing*-Syndrom,
Exogene Steroidzufuhr
Trinken von Meerwasser durch Schiffbruchige
Zerebrales Salzspeichersyndrom

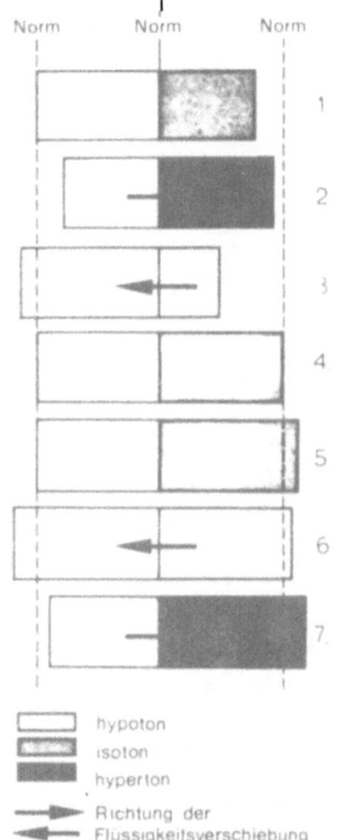

Abbildung 2: Klinische Störungen des Wasser- und Natriumhaushaltes (aus Siegenthaler, W.: Klinische Pathophysiologie, 2. Auflage, S. 189 ff. Georg Thieme,
Stuttgart 1973)

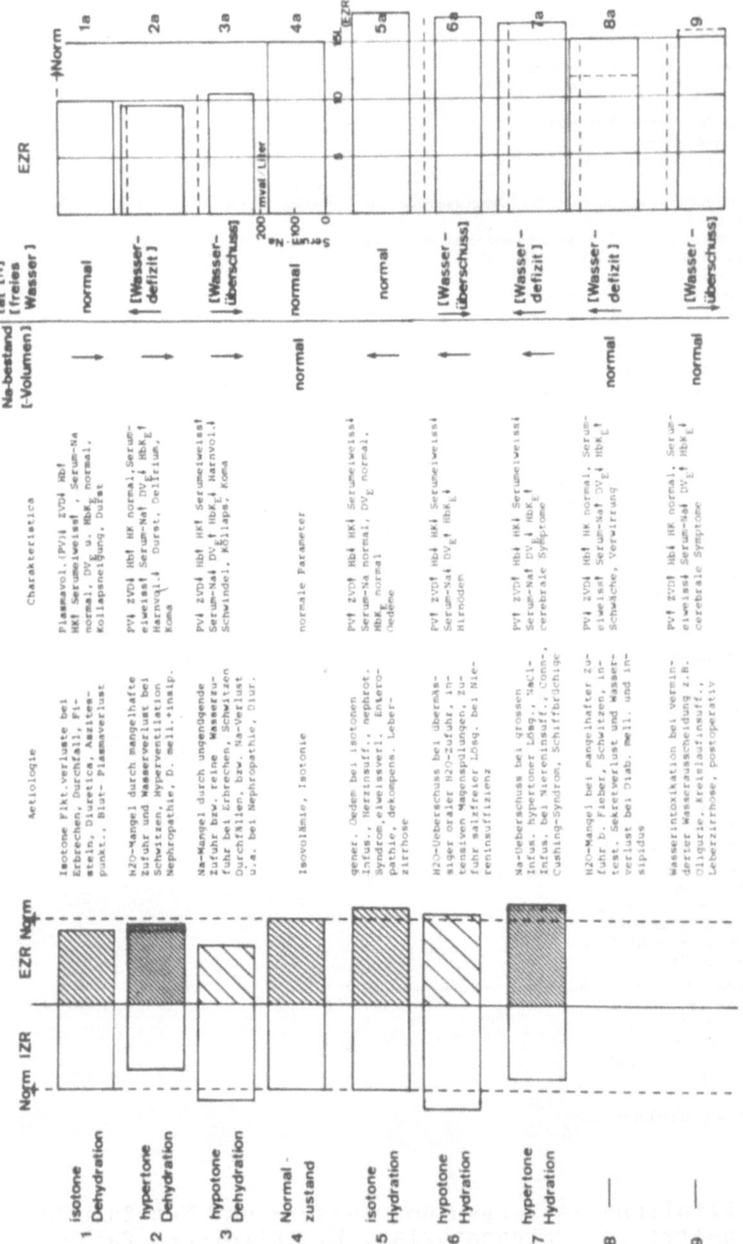

Abbildung 3: Gegenüberstellung von zwei Einteilungsprinzipien zur Erfassung von Störungen des Wasser- und Natrium-haushaltes.

Aus der Medizinischen Universitätsklinik und Poliklinik
Innere Medizin II (Direktor: Prof. Dr. F. Krück) der
Universität des Saarlandes, Homburg (Saar)

PHYSIOLOGIE UND PATHOPHYSIOLOGIE DES SÄURE-BASEN-HAUSHALTES

von

F. Krück

Physiologie:

Vitale Reaktionen sind an einen engen Bereich der extrazellulären Wasserstoffionenkonzentration von 36-44 nano-Äq/l gebunden. Verschiebungen nach der einen oder der anderen Seite
können biologische Funktionen entscheidend beeinträchtigen. Die
gemischte Ernährung führt zu einer Produktion sogenannter metabolischer (nichtflüchtiger) H^+-Ionen in der Größenordnung von
4o-8o mÄq/24 Stunden, die zur Erhaltung des Säure-Basen-Gleichgewichtes im gleichen Zeitraum aus dem Körper entfernt werden
müssen. Diese nichtflüchtigen H^+-Ionen entstammen den Sulfo-
proteinen (S-haltige Aminosäuren) und den Phosphorproteinen,
also vorwiegend den Eiweißbestandteilen der Nahrung. Auch bestimmte organische Säuren, vorwiegend Urate, die nicht weiter
metabolisiert werden, tragen zu dieser positiven H-Ionen-Bilanz
bei.

Säuren (HA) sind Moleküle oder Ionen, die Protonen (H^+) abgeben,
Basen (A^-) dagegen können H-Ionen aufnehmen. Durch Aufnahme von
H-Ionen entsteht aus einer Base A^-, eine Säure HA,

$$A^- + H^+ \rightleftharpoons HA$$

die in wässriger Lösung wieder in H^+ und A^- dissoziieren kann.
Durch den Grad dieser Dissoziation ist die Stärke der Säure gekennzeichnet. Dissoziation bzw. Säurebildung sind für die einzelnen Verbindungen charakteristisch und durch entsprechende
Konstanten festgelegt:

$$k_1 \left[HA\right] = k_2 \left[H^+\right] \left[A^-\right] \; ; \; \frac{k_1}{k_2} = k'$$

k' gibt somit die Stärke der Säure an. Die H^+-Konzentration ist
demnach durch die Formel

$$\left[H^+\right] = k' \cdot \frac{\left[HA\right]}{\left[A^-\right]}$$

gegeben.

Da in biologischen Flüssigkeiten die Salze vollständig, die
Säuren nur geringgradig dissoziiert sind, läßt sich annehmen,
daß alle Anionen den Salzen, alle H^+-Ionen den Säuren entstammen.

$$\left[H^+\right] = k' \cdot \frac{\left[HA\right]}{\left[BA\right]} \quad \text{(HENDERSON-Gleichung)}$$

Von HASSELBALCH wurde diese Gleichung in ihre negativ logarith-
mische Form umgewandelt (HENDERSON-HASSELBALCH-Gleichung):

$$pH = pk' + \log\frac{\left[BA\right]}{\left[HA\right]} \; ; \; pH = \log\frac{1}{\left[H^+\right]} \; ; \; pk' = \log\frac{1}{\left[pk'\right]}$$

Auf das HCO_3^- /H_2CO_3-System (pk' = 6,1) bezogen, bedeutet dies:

$$pH = pk' + \log \frac{HCO_3^-}{H_2CO_3}$$

$$= 6,1 + \log \frac{25}{1.25}$$

$$= 6,1 + \log 2o$$

$$= 7,4o1$$

(pCO$_2$ ist der Druck in mm Hg, der von H_2CO_3 ausgeübt wird. Umrechnungsfaktor von pCO$_2$ auf H_2CO_3: o,o3o7).

<u>Pufferung:</u>

Nach der HENDERSON-HASSELBALCH-Gleichung ist ein System aus schwacher Säure und starker Base bei Zugabe freier Wasserstoffionen in der Lage, die numerische Relation zwischen beiden Reaktionspartnern und somit die H$^+$-Konzentration aufrechtzuerhalten. Als solche Puffersubstanzen sind HCO_3^-, HPO_4^{2-}, Protein$^-$ und Hb$^-$ mit ihren entsprechenden Säuren wirksam.

$$H^+ + HCO_3^- \rightleftharpoons H_2CO_3$$

Bei Zugabe von Säure wird die Reaktion nach rechts getrieben, HCO_3^- nimmt ab, H_2CO_3 nimmt zu, pH bleibt konstant.

Darüber hinaus hat das HCO_3^-/H_2CO_3-Puffersystem den Vorteil, daß es nach der Gleichung

$$H^+ + HCO_3^- \rightleftharpoons H_2CO_3 \rightleftharpoons H_2O + CO_2\uparrow$$

durch Dehydration der Kohlensäure in H_2O und CO_2 Kohlendioxyd durch die Lunge augenblicklich abatmen und somit (flüchtige) Wasserstoffionen abgeben kann.

Die nichtflüchtigen Wasserstoffionen, zunächst durch das Puffersystem neutralisiert, werden durch die Niere ausgeschieden. Dabei muß gleichzeitig die verbrauchte Pufferkomponente HCO_3^- wieder
regeneriert werden (Abb. 1).

Bevor eine Azidifikation des Urins stattfinden kann, müssen
HCO_3^--Ionen aus dem Filtrat reabsorbiert werden. Dies geschieht
normalerweise nahezu quantitativ, d.h. von den 4ooo mÄq/24 Stunden HCO_3^- erscheinen praktisch keine im Urin. 9o% sind bereits
am Ende des proximalen Tubulus aus der Tubulusflüssigkeit ver-
schwunden. Die Bikarbonatresorption selbst wird durch Karboanhydrase beschleunigt, die HCO_3^- intrazellulär zur Verfügung
stellt. H$^+$-Ion wird in die Tubulusflüssigkeit sezerniert, dort
entsteht H_2O und CO_2, die ihrerseits wieder in die Zelle zurück
diffundiert. Ein Anstieg von pCO_2 steigert die Rate der H_2CO_3-
Bildung in der Zelle und somit die Verfügbarkeit von Wasserstoffionen zur Sekretion. Chloridmangel ohne Natriummangel steigert die
HCO_3^--Reabsorption (z.B. bei metabolischer Alkalose oder respiratorischer Azidose), während es bei Volumenexpansion möglicherweise durch den dritten Faktor zur Hemmung der Reabsorption und
Mehrausscheidung von HCO_3^- kommt.

Nach einem neueren Konzept von RECTOR wird im proximalen Tubulus
auch die Dehydration von H_2CO_3 im Lumen durch Karboanhydrase kata-
lysiert. Im distalen Tubulus ist jedoch die unkatalysierte Reaktion (PITTS) am wahrscheinlichsten. Deshalb besteht Berechtigung,
zwei verschiedene Bikarbonatreabsorptionsmechanismen anzunehmen.

Auch die Kaliumbilanz nimmt auf die proximale Bikarbonatreab-
sorption Einfluß. Bei Kaliummangel wird die proximale Bikarbonat-
reabsorption verstärkt, insbesondere wenn gleichzeitig ein Chloridmangel vorliegt. Eine durch vermehrte HCO_3^--Reabsorption bei
Kaliummangel entstandene metabolische Alkalose bleibt jedoch bestehen, auch wenn Chlorid allein substituiert wird. Umgekehrt
führt eine KCl-Infusion zu hoher Bikarbonatausscheidung.

Wenn Wasserstoffionen in das Lumen sezerniert werden, werden
sie von Anionen schwacher Puffersäuren nach der Gleichung

$$H^+ + A^- \rightleftharpoons HA$$

aufgenommen. Mit einem pk' von 6,8 spielt das Phosphatpuffer-
system dabei die Hauptrolle (bei pH 5,5 = 96%). Bei tieferem
Urin-pH wirken auch Kreatinin (pk' = 5,o) und Urat (pk' = 5,8)
als Puffer (Abb. 2). Die auf diese Weise sezernierte H-Ionen-
menge kann durch Rücktitration zum extrazellulären pH (7,4) gemessen werden (titrierbare Azidität, TA). Jedes sezernierte
Wasserstoffion bewerkstelligt eine Regeneration je eines HCO_3-
Moleküls.

Anionen starker Säuren können dagegen im Tubuluslumen keine
H^+-Ionen aufnehmen, da infolge des hohen Dissoziationsgrades
ungewöhnlich hohe Wasserstoffionenkonzentrationen aufträten.
Zur Elimination werden die H^+-Ionen mit dem in der Zelle gebildeten NH_3 zum Kation NH_4^+ synthetisiert, das nun bei gleichzeitiger H^+-Elimination nach Austausch von Natrium zur Neutra-
lisation der Anionen dient. Die NH_3-Diffusion aus der Zelle
wird durch Anstieg der H-Konzentration im Lumen stimuliert.
Bei metabolischer Azidose wird die Glutaminutilisation und
somit die NH_3-Bildung in der kortikalen Tubuluszelle gesteigert.

Wenn H^+-Ionen in das Tubuluslumen sezerniert werden, muß die
Elektroneutralität in der Zelle entweder durch gleichzeitige
Sekretion eines Anions oder durch Resorption eines Kations
aufrechterhalten werden. Dazu wurde im proximalen Tubulus die
Reabsorption von Natrium, im distalen zusätzlich die Kompeti-
tion zwischen Kalium und H-Ionen postuliert. Wenn auch nicht
in allen Situationen exakte Beweise für diese Theorie vorliegen,
so gibt es doch klinische Beobachtungen dafür, daß dies tatsächlich der Fall ist (hohe H-Ionen-Sekretion im Stadium starker Natriumretention, Auswirkung von Aldosteron auf Kalium).

40

Eine Diskrepanz in der Größenordnung der Reabsorption von Natrium
und Anionen (Chlorid), d.h. das Vorliegen nicht resorbierbarer
Anionen, vergrößert den negativen Potentialgradienten, der die
H^+-Ionensekretion stimuliert. Auf diese beschriebene Weise wird
durch Bildung von NH_4^+ und TA bei normal funktionierender Niere
die Wasserstoffionenbilanz aufrechterhalten (Abb. 3).

Pathophysiologie des Säure-Basen-Haushaltes:
Unter krankhaften Bedingungen kann jedoch das Säure-Basen-
Gleichgewicht an verschiedenen Stellen Störungen erfahren.

Azidose bedeutet Zunahme der H^+-Konzentration über 44 nanoÄq/l
bzw. pH-Abfall unter 7,36, Alkalose hingegen Abnahme der H-Konzentration unter 36 nanoÄq/l bzw. pH-Anstieg über 7,44.
Bei vermehrtem Wasserstoffionenanfall durch stoffwechselbedingte
und renale Prozesse (metabolische Azidose) kann die Lunge durch
verstärkte Abatmung von CO_2 das Puffersystem der erniedrigten
HCO_3^--Konzentration anpassen und somit die Relation Pufferbase:
Puffersäure im Normbereich halten. Das pH bleibt ebenfalls im
Normbereich (kompensierte metabolische Azidose mit erniedrig-
ter HCO_3^--Konzentration). Umgekehrt kann die Niere bei primärer
Unfähigkeit, CO_2 regelrecht zu eliminieren, (respiratorische
Azidose) mit einer gesteigerten HCO_3^--Ausscheidung reagieren
(kompensierte respiratorische Azidose). Ähnliche Verhältnisse
gelten auch für die metabolischen und respiratorischen Alkalosen.

Spezielle Pathophysiologie

Metabolische Azidose:
Eine gesteigerte Konzentration von Protonen kann durch
a) vermehrten endogenen oder exogenen Anfall von H-Ionen
   (Additionsazidose),
b) mangelhafte renale H^+-Ausscheidung bei Nierenfunktions-
   störungen (renale Azidose),
c) durch Basenverlust (Subtratktionsazidose)

Sie ist durch

- Abfall von HCO_3^- unter 2o mÄq/l
- Abfall des pH unter 7,36 und
- bei Kompensation durch Abfall von pCO_2

gekennzeichnet.

Additionsazidose:
Die Additionsazidose läßt sich am besten anhand der induzier-
ten NH_4-Cl-Azidose erläutern (Abb. 4). Sie entspricht einer gesteigerten exogenen Säurebelastung, da bei NH_4-Cl-Gabe das
Ammoniumion in der Leber in Glutamin und Harnstoff umgewandelt
wird und H^+-Ionen freigesetzt werden. Es folgt ein Abfall der
HCO_3^--Konzentration im Serum, kombiniert mit einem scharfen
Rückgang des Urin-pH unter 5,o. Zur Kompensation steigt die
NH_4^+-Ausscheidung auf das Fünffache an, während die TA leicht
zunimmt. Nach etwa lo Tagen ist ein stabiler Zustand der Azidose
erreicht, bei dem nahezu die gleiche Anzahl von H^+-Ionen renal
eliminiert wird, wie sie der Belastung entspricht (Abb. 5).

Gleichartige Zustände sind bei metabolisch bedingtem gesteiger-
tem Protonenanfall (Fieber, Hyperthyreose, Hungerzustand, Verlust von Nährsubstanzen sowie bei diabetischer Ketoazidose) anzutreffen. Im Mittelpunkt steht eine nicht ausreichende intrazelluläre Glukosekonzentration, die zur Zunahme des Fettum-
satzes führt. Die starken Säuren ß-Hydroxy-Buttersäure (pk' =
4,8) und Azetessigsäure (pk' = 3,9) geben H^+-Ionen ab, die
durch HCO_3^- neutralisiert werden müssen. Gleichartige Vorgänge
treten bei Hypoxie ein, bei der die Mehrproduktion von Laktat
und H^+ im Mittelpunkt stehen. Laktatexzessazidosen treten auch
nach Leberschädigung, kardialer Stauungsinsuffizienz, Diabetes
mellitus und Biguanidbehandlung ein.

Renale Azidose bei Niereninsuffizienz:
Bei chronischer Niereninsuffizienz rührt die metabolische Azidose
von einer Minderung der renalen H^+-Elimination, die weniger das
Urin-pH und die TA-Bildung, sehr stark jedoch die NH_4^+-Ausschei-

dung betrifft (Abb. 6). TA wird aus den auch bei Niereninsuffizienz ausreichend vorhandenen Phosphatpuffern gebildet, für die NH_3-Synthese müssen die Präkursoren aber erst auf dem Blutweg herbeigeschafft werden. Daß das noch verbliebene Nephron noch ausreichend NH_3 zu synthetisieren vermag, geht aus der Beobachtung hervor, daß zwischen glomerulärer Filtrationsrate und NH_4^+-Ausscheidung eine direkte Korrelation besteht (Abb. 7). Mit der globalen Verringerung der NH_4^+-Ausscheidung geht auch die tubuläre HCO_3^--Regeneration zurück. Der metabolischen Azidose des akuten Nierenversagens liegen die gleichen Vorgänge zugrunde.

Renal-tubuläre Azidose (RTA):
Eine metabolische Azidose tritt auch bei isolierten Defekten der renalen H^+-Elimination auf. Je nach typischen Charakteristika unterscheidet man eine distale und eine proximale RTA. Das Hauptmerkmal einer distalen RTA besteht in der Unfähigkeit der Sammelrohre, einen normalen H-Ionengradienten aufzubauen (statt > 1ooo:1 nur 15:1). Das Urin-pH bleibt selbst unter Säurebelastung bei 6,o. Daraus resultiert ein Rückgang der NH_4^+-Ausscheidung mit mangelhafter H^+-Ionenelimination und HCO_3^--Regeneration, die zur metabolischen Azidose führen. Auch die TA ist vermindert. Die proximale RTA ist durch Abnahme der Fähigkeit zur HCO_3^--Reabsorption charakterisiert, so daß die sezernierten H-Ionen weitgehend neutralisiert werden und nur wenige zur Azidifikation des Urins, zur Bildung von TA und NH_4 übrigbleiben. Beide Formen sind von erheblichen Kalium-Verlusten begleitet, die die Sonderform der hypokaliämischen Azidose bilden.

Subtraktionsazidose:
Nach der HENDERSON-HASSELBALCH-Gleichung $pH = pk' + \log \frac{HCO_3^-}{H_2CO_3}$ muß auch eine Azidose eintreten, wenn Basen primär verlorengehen (chronische Diarrhoen, Gallen-Pankreas-Fisteln, Ureterosigmoidostomie, exogener Chlorid-Überschuß). Diese Form wird als Subtraktionsazidose bezeichnet.

Bei jeder metabolischen Azidose kann bis zu einem gewissen Grad die Lunge kompensatorisch mit einer Zunahme der CO_2-Abgabe reagieren (große oder schnelle Atmung), die $H_2CO_3^-$-Konzentration senken und somit das Verhältnis zwischen Pufferbase und Puffersäure der Norm angepaßt und das pH im normalen Grenzbereich halten.

Respiratorische Azidose:
Wenn umgekehrt die Lunge nicht mehr in der Lage ist, CO_2 regelrecht abzuatmen, steigt H_2CO_3 an, und es entwickelt sich ebenfalls eine Azidose, die nun respiratorischen Ursprungs ist.
Sie ist durch
- Anstieg von pCO_2 über 45 mm Hg (H_2CO_3 über 1,38 mÄq/l)
- Abfall des pH unter 7,36 und
- bei Kompensation durch, allerdings limitierten, Anstieg der
  HCO_3^--Konzentration
gekennzeichnet.

Die respiratorische Azidose tritt bei allen Zuständen ein, die die Lungenfunktion akut (Fremdkörper, Kreislaufversagen) oder chronisch (siehe Tabelle 1) beeinträchtigen. Die Zunahme von pCO_2, die zur Einschränkung der alveolären Atmung direkt korreliert ist, vermittelt einen Anstieg der tubulären HCO_3^--Reabsorption und somit zur Kompensation eine Konzentrationssteigerung von HCO_3^-. Diese Möglichkeit ist allerdings begrenzt.

Auswirkung der Azidose auf Organfunktionen:
Schwere Azidosen bewirken eine Abnahme der Kontraktionsfähigkeit des Myokards, einen Rückgang des Schlagvolumens und eine Abnahme des Gefäßwiderstandes im großen Kreislauf mit Minderung der Reaktion auf Vasopressoren. Daraus kann sich ein Kreislaufschock entwickeln. Die Atmung ist vertieft (diabetische Ketoazidose) oder flach und beschleunigt (renal bedingte Azidose).

Mit Abnahme des pH um je o,1 Einheit kommt es zum Anstieg der extrazellulären Kaliumkonzentration um je o,4 - 1,2 mÄq/l. Diese Hyperkaliämie führt zur Depolarisation der Herzmuskelfaser und

des Reizleitungssystems, aus der schwere kardiale Reizbildungs-
und-leitungs- sowie Erregungsstörungen folgen können, die nicht
selten Kammerflimmern und Herztod bewirken. Länger bestehende
Azidosen (z.B. RTA) gefährden das Skelettsystem in Form von
Osteoporose und Osteomalazie.

In der Zelle werden Glykolyse und Glukoneogenese durch die
Änderung der H^+-Ionenkonzentration gestört, so daß sich Hyperglykämie und relative Insulinresistenz entwickeln können. Wenn
gleichzeitig eine Gewebsanoxie eintritt, wird die Laktatproduktion verstärkt und die Azidose somit intensiviert. Auch
weitere zelluläre Stoffwechselprozesse sind von der Wasser-
stoffionen-Konzentration abhängig.

Durch den pCO_2-Anstieg (Hyperkapnie) treten bei respiratorischer
Azidose noch zusätzliche Folgen auf: Bis zu 5o mm Hg pCO_2 entwickeln sich Tachykardie und Blutdruckanstieg, später geht die
Gefäßreaktion auf Pressorsubstanzen allerdings stärker zurück.
Bei pCO_2 von 6o mm Hg kommt es zu Reflexminderung, Muskelzuk-
kungen, Reizbarkeit und Schwäche. Die zerebralen Symptome
(Papillenödem, Kopfschmerz, Koma) lassen sich auf die durch
den pCO_2-Anstieg ausgelöste Dilatation der Hirngefäße zurück-
führen. Sie entwickeln sich bei der respiratorischen Azidose
bereits während eines geringeren Azidïtätsgrades der extrazellulären Flüssigkeit als bei der metabolischen Azidose.

Metabolische Alkalose:
Metabolische Alkalosen sind etwa viermal weniger häufig als
metabolische Azidosen, da die Fähigkeit der Niere zur Bikarbo-
natelimination etwa 3-4mal größer ist als zur Ausscheidung von
Wasserstoffionen. Sie ist durch
a) ein Überangebot von Basen (Additionsalkalose) oder
b) durch Verlust von H^+-Ionen (Subtraktionsalkalose)
bedingt.
Jede Alkalose führt über intra-extrazelluläre und tubuläre Ionen-
Austauschvorgänge zu Kaliumverlusten.

Entsprechend der HENDERSON-HASSELBALCH-Gleichung ist die metabolische Alkalose durch
- Anstieg der HCO_3^--Konzentration über 28 mÄq/l
- Anstieg des pH über 7,44 und
- bei Kompensation durch Anstieg von pCO_2
gekennzeichnet. Die Chloridkonzentration ist erniedrigt.

Die Additionsalkalose soll am Beispiel der Alkaligabe bei einer Ulkuskur demonstriert werden (Abb. 8). Alkalibelastung bewirkt Anstieg der HCO_3^--Konzentration, aber gleichzeitig renale Kaliumverluste. Mit einem pH-Anstieg um je o,1 Einheiten nimmt die Serum-Kaliumkonzentration um o,6 - 1,2 mÄq/l ab. Eine Subtraktionsalkalose tritt bei chronischem Erbrechen durch Verlust von Salzsäure auf (Abb. 9). Dabei kommt es zusätzlich noch direkt zu Kaliumverlusten, die von sich aus die Alkalose noch verstärken. Der Flüssigkeitsverlust ist für die Hypovolämie und die dadurch bedingte verminderte Nierendurchblutung mit Oligurie und extrarenaler Azotämie verantwortlich.

Auch primäre Kaliummangelzustände, insbesondere nach exo- oder endogenem Exzeß von Mineralokortikoiden (CONN-Syndrom) oder Glukokortikoiden (CUSHING-Syndrom) sowie nach ACTH oder Gabe von Saluretika führen regelmäßig zur metabolischen Alkalose. Abgesehen von den steroidbedingten Kaliummangelzuständen kommt es bei Hypokaliämie durch tubuläre Prozesse trotz Alkalose zur Ausscheidung eines sauren Urins (paradoxe Azidurie). Dieser Wasserstoffionenverlust ist mit einer zusätzlichen tubulären Bikarbonatregeneration verknüpft, die die Alkalose weiter unterhält. Bei steroidbedingten Zuständen dagegen ist die TA wohl reduziert, das Urin-pH unter 6, jedoch steigt meist die Ammoniumausscheidung im Urin an, so daß die gesamte Säureelimination sich noch im Normbereich hält.

Es muß hervorgehoben werden, daß in Notfallsituationen eine metabolische Alkalose häufig durch iatrogene Maßnahmen (Zitratblut, Saluretika, Steroide, Magensonde, Alkaligabe bei Streß-Ulkus) induziert wird.

Respiratorische Alkalose:
Wenn durch erhöhte alveoläre Ventilation CO_2 in vermehrtem Maß
abgeatmet wird, entsteht eine respiratorische Alkalose.
Sie ist durch
- Abnahme des pCO_2 unter 35 mm Hg
- Anstieg des pH über 7,44
- und bei Kompensation durch Rückgang der HCO_3^--Konzentration
gekennzeichnet.

Die Ursache (siehe Tabelle 2) der akuten respiratorischen Alkalose ist meist eine psychogene Hyperventilation (Angst, Spannung,
Emotion). Besonders sind Frauen prämenstruell und in der Schwang-
erschaft betroffen, da Progesteron das Atemzentrum stimuliert.
Chronische respiratorische Alkalosen entstehen bei Beeinträch-
tigung der Ventilation und bei Hypoxie sowie durch direkte Beeinflussung des Atemzentrums bei Meningitis oder Enzephalitis.
Auch die Toxine gramnegativer Bakterien im Verlauf einer Sepsis
oder die Metaboliten bei dekompensierter Leberzirrhose führen
regelmäßig zur Stimulation der Tätigkeit des Atemzentrums. Der
gleiche Effekt ist auch nach hohen Salizylatdosen (5-7 g/Tag)
zu beobachten. Recht schnell entsteht eine respiratorische Alkalose, wenn unter künstlicher Beatmung, z.B. bei einer Poliomye-
litis, die Blutgase nicht ständig unter Kontrolle gehalten werden.

Auswirkung der Alkalose:
Jede Form der Alkalose führt zu Kaliummangel mit dessen typischen Symptomen (neuromuskulär, kardiovaskulär, intestinal,
renal). Die Fraktion des ionisierten Kalzium wird erniedrigt,
so daß tetaniforme Symptome akut auftreten können. Der pCO_2-
Rückgang bewirkt durch zerebrale Vasokonstriktion eine Minderung der Hirndurchblutung mit Schwindel, Konzentrations-
schwäche, Sehstörungen und weiteren Angstzuständen. Die durch
die Hypokapnie vermittelte Konstriktion der Bronchiolen erzeugt
das Gefühl der Atemnot, das den Zwang zum Atmen (Hyperventilation)noch intensiviert.

Nicht selten nimmt bei Hypokapnie die zelluläre Laktatproduktion zu, so daß sich eine metabolische Azidose "aufpropft", die nun nicht mehr kompensiert werden kann.

Kombinierte Störungen:
Wenn zwei verschiedenartige Störungen des Säure-Basen-Haushaltes vorliegen, können sich die Auswirkungen auf die H^+-Bilanz entweder addieren oder sich gegenseitig aufheben.

1. So addieren sich z.B. die Effekte einer metabolischen Azidose bei renaler Insuffizienz mit denen einer respiratorischen Azidose bei schwerem Lungenemphysem, so daß von vornherein eine Kompensationsmöglichkeit nicht gegeben ist.
   Auch metabolische Alkalosen entbehren der Kompensationsfähigkeit, wenn eine Hyperventilation hinzutritt (z.B. bei Leberzirrhose oder Septikämie). Der Dekompensationszustand wird in beiden Fällen sehr schnell erreicht.

2. Tritt hingegen bei einer metabolischen Azidose eine hyperventilationsbedingte respiratorische Alkalose auf, so kann der HCO_3^--Rückgang durch Abnahme von pCO_2 viel schneller kompensiert werden als ohne Vorliegen der Ventilationsstörung. Das gleiche gilt für die Kombination einer metabolischen Alkalose mit einer respiratorischen Azidose.

Ebenfalls kann eine metabolische Azidose, z.B. bei Niereninsuffizienz, durch Auftreten einer metabolischen Alkalose, z.B. durch chronisches Erbrechen, kompensiert werden.

Bei allen Kombinationen der Störungen im Säure-Basen-Haushalt, deren Auswirkungen sich gegenseitig aufheben, ist das pH noch im Normbereich, die Absolutwerte von Pufferbase und Puffersäure sind jedoch meist extrem verschoben.

Literaturverzeichnis

1. Bank, N.: Relationship between electrical and hydrogen
   ion gradients across rat proximal tubules. Amer. J.Physiol.
   2o3 (1962) 577.

2. Brønsted, J.N.: The conception of acids and bases.
   Rec. Trav. chim. Pays-Bas 42 (1923) 718.

3. Darrow, D.C., R. Schwartz, J.F. Jannucci, F. Coville:
   Relation of the serum bicarbonate concentration to muscle
   composition. J. clin. Invest. 27 (1948) 198.

4. Huckabee, W.E.: Abnormal resting blood lactate.
   II. Lactic acidosis. Amer. J.Med. 3o (1961) 84o.

5. Krück, F.: Titrierbare Urinacidität und Ammonium-Aus-
   scheidung bei Störungen der Hydrogenbilanz. Klin.Wschr.
   36 (1958) 946.

6. Krück, F.: Elektrolyt- und Säure-Basen-Haushalt bei
   Funktionsanomalien der Nebennierenrinde. Schweiz.
   med. Wschr. 96 (1966) 151.

7. Krück, F.: Störungen des Säure-Basen-Haushaltes bei
   chronischer Niereninsuffizienz. In: Aktuelle Probleme
   der klinischen Nephrologie. Hrsg. von Mertz, D.P.,
   R. Kluthe, Thieme, Stuttgart, 1967.

8. Krück, F.: Azidose bei chronischer Pyelonephritis.
   In: Aktuelle Probleme der klinischen Nephrologie.
   Hrsg. von Mertz, D.P., R. Kluthe, Thieme, Stuttgart, 1967.

9. Pauli, H.G.: Die respiratorische Säure-Basen-Regulation
   in Physiologie und Klinik. Schwabe, Basel, 1964.

1o. Pitts, R.F.: The renal regulation of acid-base balance
    with special reference to the mechanism for acidifying
    the urine. Science 1o2 (1945) 49, 81.

11. Rodriguez-Soriano, J.C., M. Edelman : Renal tubular
    acidosis. Amer. Rev. Med. 2o (1969) 363.

12. Schwartz, W.B., A.S. Relman: A critique of the parameters
    used in the evaluation of acid-base disorders "Whole-Blood
    Buffer Base" and "Standard Bicarbonate" compared with
    blood pH and plasma bicarbonate concentration.
    New Engl. J. Med. 268 (1963) 1382.

13. Simpson, D.P.: Control of hydrogen homeostasis and renal
     acidosis. Medicine 5o (1971) 5o3.

14. Wrong, O.M.: Tests of renal function. In: Renal Disease.
     Hrsg. von D.A.K. Black, Blackwell, Oxford, 1962.

<u>Ursachen der respiratorischen Azidose</u>

1. Obstruktive bronchopulmonale Erkrankungen
   a) Chronische Bronchitis, Bronchiektasen
   b) Asthma bronchiale
   c) Emphysem

2. Restriktive pulmonale Erkrankungen
   a) Lungenstauung, Lungenödem (in Kombination mit metabolischer Azidose)
   b) Fibrosen, Silikose, Tuberkulose, Mukoviszidose
   c) Atelektasen
   d) Pneumonie
   e) Tumoren

3. Pleuraveränderungen
   a) Pleuraerguß
   b) Pneumothorax

4. Behinderung der Thoraxbeweglichkeit
   a) Thoraxskelett (Kyphoskoliose, Arthritis, Morbus Bechterew, Sklerodermie)
   b) Zwerchfellhochstand (Lähmung, aber auch Adipositas)
   c) neuromuskuläre Erkrankungen (Verletzung, Lähmung, Neuritis, Myasthenie, Kaliummangel, Trichinosen)

5. Akute respiratorische Azidose
   a) Fremdkörper in Trachea und Bronchien
   b) Lähmung des Atemzentrums
      Schlaf (leicht)
      Medikamente (Opiate, Narkotika, Barbiturate, Streptomycin)
      Hypoxie
      Hyperkapnie (z.B. CO_2-Zufuhr)
   c) Trauma mit intrakraniellem Druckanstieg
   d) Versagen des Gastransportes bei Herzstillstand

Tabelle 1

Ursache<u>n der respiratorischen Alkalose</u>

1. Funktionell

    a) Vegetative Übererregbarkeit

    b) Angst, innere Spannung

    c) Schmerz

2. Hormonell

    a) Prämenstruell

    b) Gravidität

    c) Progesteroneffekt

    d) Phäochromozytom

3. Medikamentös; toxisch

    a) Salizylate

    b) Sulfonamide

    c) Toxine bei gramnegativer Septikämie

    d) toxische Metaboliten bei Leberzirrhose
       (Ammoniak, Phenole u.a.)

4. Hypoxie

    a) Höhenaufenthalt

    b) Fieber

    c) Anämie

    d) Alveoläre Diffusionsstörungen

    e) Rechts-links-Shunt bei kongenitalen Herzklappen-
       fehlern

    f) Kardiale Insuffizienz

5. Organische Erkrankungen des Zentralnervensystems

    a) Enzephalitis

    b) Meningitis

    c) Hirnödem

    d) Tumoren

    e) Schädeltraumen

Tabelle 2

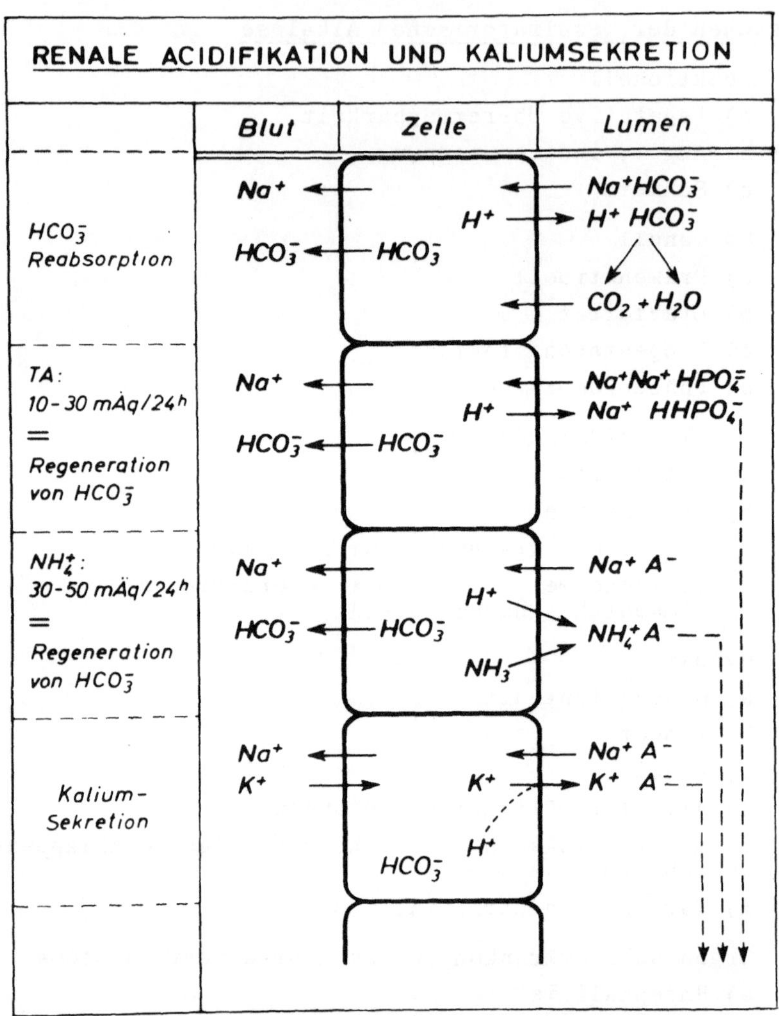

Abbildung 1: Mechanismen der renalen Azidifikation (PITTS)

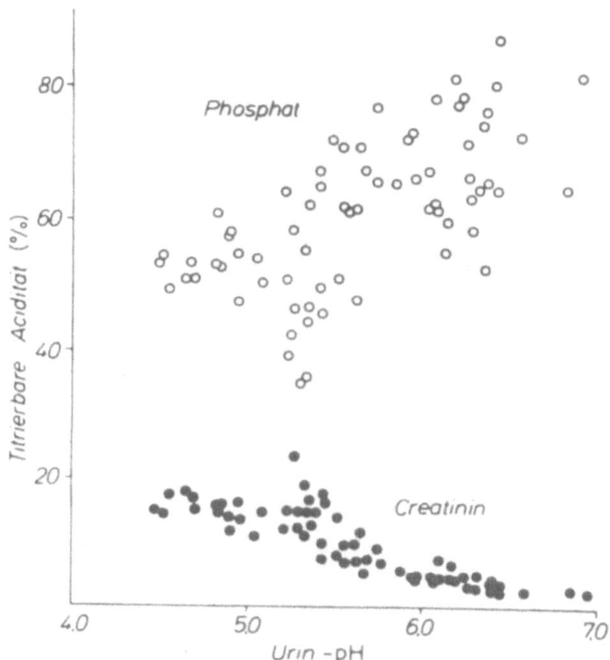

Abbildung 2: Phosphat und Kreatinin als Urinpuffer

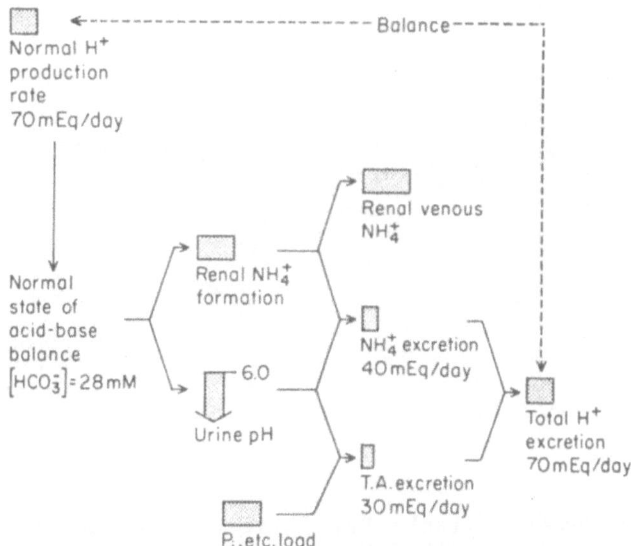

Abbildung 3: Übersicht der renalen Säure-Elimination (SIMPSON)

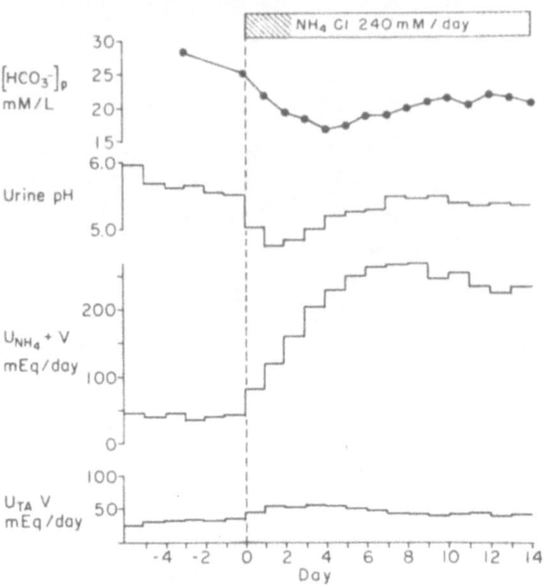

Abbildung 4: Ammoniumchloridazidose

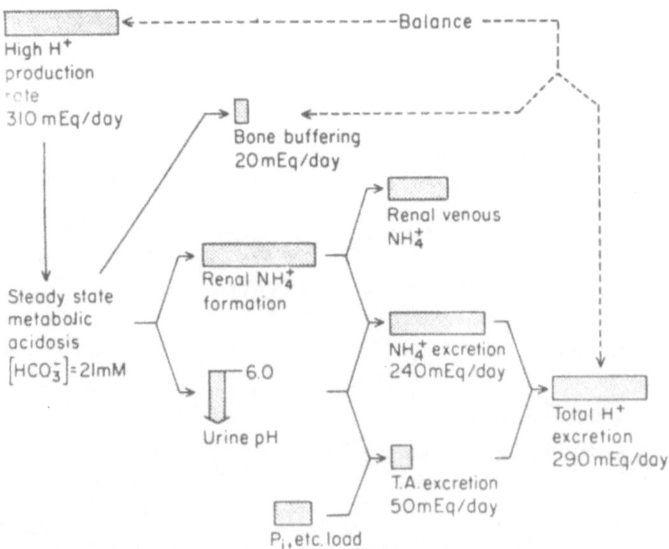

Abbildung 5: Physiologische Regulation bei Ammoniumchloridazidose (SIMPSON)

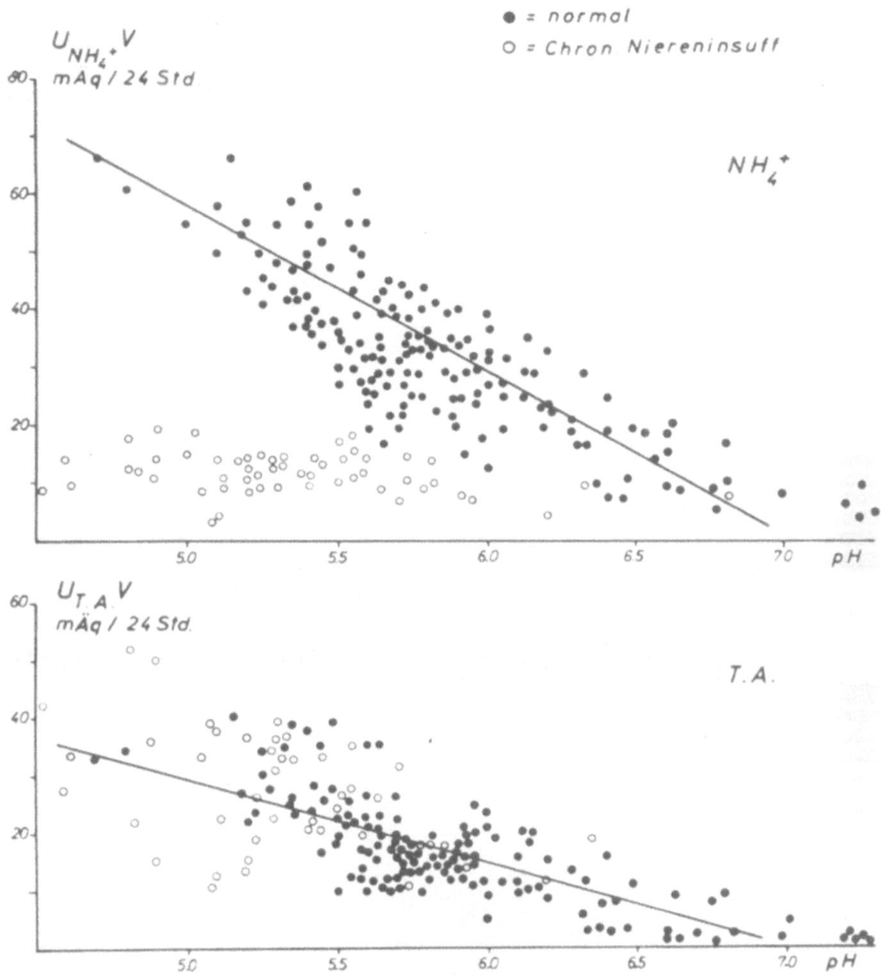

Abbildung 6: TA und NH_4^+ bei renaler Azidose (KRÜCK)

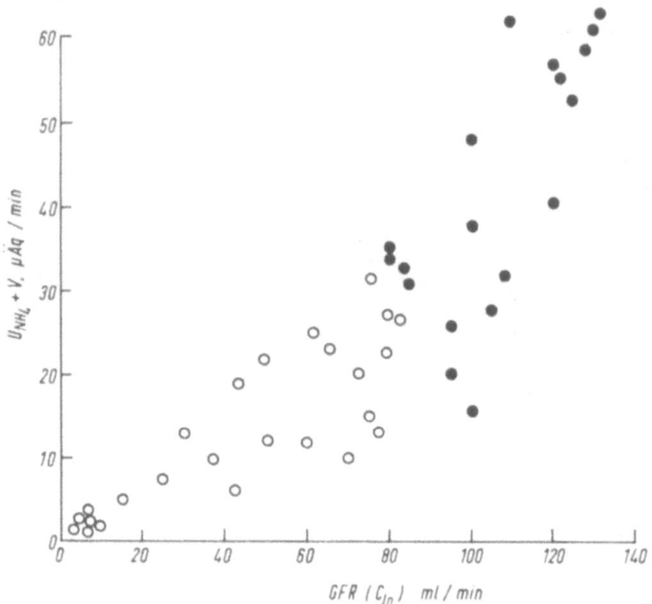

Abbildung 7: Korrelation der NH_4^+-Ausscheidung zur glomerulären Filtrationsrate (KRÜCK)

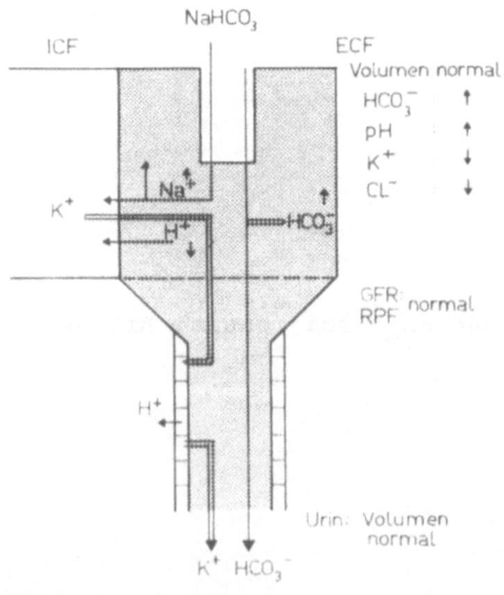

Abbildung 8: Additionsalkalose (siehe Text)

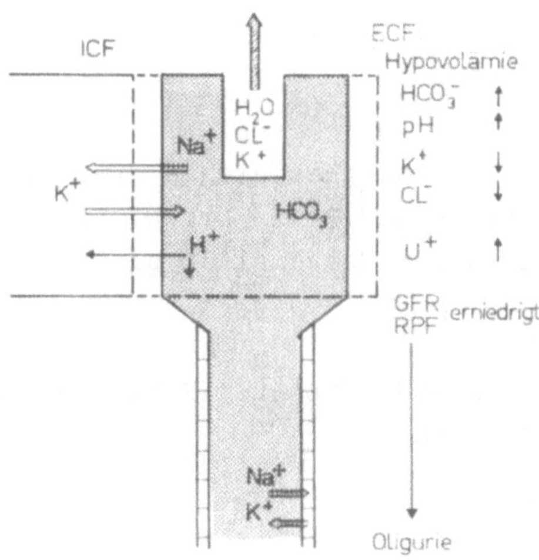

Abbildung 9: Subtraktionsalkalose (siehe Text)

Aus dem Department für Anästhesiologie (Leiter:
Prof. Dr. F.W. Ahnefeld und Prof. Dr. W. Dick) des Zentrums
für Operative Medizin der Universität Ulm

DER BASISBEDARF IM WASSER- UND ELEKTROLYTSTOFFWECHSEL ZUR ERHALTUNG DER HOMÖOSTASE

von

F. W. Ahnefeld und R. Dölp

Ausgehend von den dargelegten Grundlagen des Wasser-Elektrolyt-Haushaltes (WELH) in den vorausgegangenen Referaten wollen wir versuchen, einige Daten vorzulegen, die ein bestimmtes Vorgehen bei der postoperativen Flüssigkeits- und Elektrolytsubstitution rechtfertigen.

Obwohl die intra- und postoperative Infusionsbehandlung inzwischen zu einem Bestandteil der klinischen Routine geworden ist, besteht Unklarheit hinsichtlich optimaler Mengen und Zusammensetzung von Lösungen, die geeignet sind, die Homöostase zu erhalten oder die Wiederherstellung durch körpereigene Regulationen zu unterstützen.

Während BERNARD bereits 1865 darauf hinwies, daß die Existenz des Organismus als biologisches System von der Beständigkeit, d.h. der Stabilität des inneren Milieus abhängt, beschrieb CANNON 7o Jahre später dynamische Vorgänge der Stabilitätsaufrechterhaltung und nannte diese Homöostase (Abb. 1).

Die Regulation der Homöostase wird unter den Bedingungen des
basalen Metabolismus (Grundstoffwechsel) allein humoral bewirkt, wobei die Kontrolle und Steuerung über Rückkopplungs-
mechanismen durch die Hypophyse erfolgt. Unter bereits geringer
Belastung greift zusätzlich das vegetative Nervensystem regulie-
rend ein, das unter Streß-Situation eine außerordentliche Aktivierung erfährt, die so stark sein kann, daß eine Rückkopplung
nicht mehr möglich ist und sich das System verselbständigt
(Abb. 2).

Vor dem Hintergrund dieser Vorgänge haben wir den Basisbedarf
im WELH zu sehen, der unter den Bedingungen des "Postaggres-
sionssyndroms" ein anderer sein muß als unter Normalbedingungen
und den wir daher als korrigierten Basisbedarf kennzeichnen.
Ein nicht vorgeschädigter Patient, der am Vorabend der Operation
ab 18.oo Uhr eine Flüssigkeitskarenz einhalten muß, hat bei
Operationsbeginn bereits ein Flüssigkeitsdefizit von 1.ooo bis
1.5oo ml. Weitere Verluste, z.B. bei offenem Abdomen und durch
die Beatmung mit trockenen Narkosegasen, verstärken das Defizit
beträchtlich. Unter dem Anfall traumatisch bedingter metabolischer Abbauprodukte bleibt der erhöhte Flüssigkeitsbedarf auch
postoperativ bestehen, wenn man bedenkt, daß bei Isotonie pro
mosm auszuscheidender Metaboliten 2,5 ml H_2O benötigt werden.
In die Wasser-Elektrolytbilanz müssen die Verluste mit einbezogen werden, die durch Fieber, Sekretabsonderung, Drainage
u.a. entstehen. Sie sind als Korrekturbedarf zu definieren
(Abb. 3).

Dennoch finden wir, wenn wir die typischen postoperativen
"physiologischen" Verschiebungen betrachten, einen Trend in
Richtung osmotischer Hypotonie als Ausdruck der katabolen
Stoffwechselsituation. Transmineralisationsvorgänge führen zu
einem intrazellulären Verlust an Kalium und einem Einstrom von
Natrium und Wasser in die Zelle. Extrazellulär erhöht sich das
natriumfreie Wasser als Folge der Fettverbrennung und Reduktion
der Zellmasse, die Albuminkonzentration und der osmotische Druck

sinken. Es resultiert unter den genannten Leistungsbedingungen
eine Leistungsbehinderung der Nierenfunktion, zumal häufig zusätzlich die Sequestrierung natriumreichen Wassers in funktionell
bedeutungslose Räume erfolgt (Darm, Bauchhöhle, Thorax). Wenn
wir an dieser Stelle festhalten, daß sowohl ein Mangel an Wasser
als auch an Natrium vorliegt, dann gilt es, durch ein ausreichen-
des Angebot an Natrium und Wasser den sekundär einsetzenden
Aldosteronismus zu durchbrechen.

Trotz des wechselhaften komplexen Geschehens glauben wir, daß
bei komplikationslosem intra- und postoperativen Verlauf eine
Substitutionstherapie mit Wasser und Elektrolyten möglich ist,
die einem Schema folgen kann, ohne das Ergebnis einer Bilanz
zu sein. Zwar sollte der Anästhesist in Bilanzen denken, er muß
aber wissen, daß der Ablauf eines pathophysiologischen Vor-
ganges nicht strengen Bilanzierungsregelungen folgt, sondern
häufig bereits durch körpereigene Kompensationen korrigiert
wird (Abb. 4).

Um unsere Vorstellungen über die optimale Zusammensetzung einer
intra- und postoperativ verwendbaren Elektrolytbasislösung
sowie über den absoluten postoperativen Wasser- und Elektrolytbedarf zu präzisieren, haben wir zwei Handelslösungen (Tutofusin B und Tutofusin EL 5) sowie eine für Versuchszwecke her-
gestellte Lösung oben angegebener Elektrolytzusammensetzung
an 60 Patienten untersucht. Die Dosierung betrug 1,5 l pro
Quadratmeter Körperoberfläche (KO) und Tag. Zu beachten ist,
daß die 3. Versuchslösung 100 mval/l Natrium und 15 mval/l
Kalium enthielt und damit eine Zusammensetzung aufwies, die
von der aller anderen bisher als Basislösungen charakterisierten
Infusionen abwich. Der Versuchsablauf ist dieser Abbildung zu
entnehmen. Dabei kamen wir zu nachstehenden Ergebnissen (Abb. 5).

Obwohl am Operationstag die 1,5fache Tagesmenge an Elektrolyt-
lösung infundiert wurde, blieb die quantitative Urinausfuhr
aller Gruppen sowohl am Operationstag als auch am 1. postoperativen Tag mit etwa 2,5 l gleich. Erst am 2. postoperativen

Tag erfolgte ein Rückgang der Ausfuhr und eine Gruppendifferen-
zierung, wobei eine statistisch gesicherte Parallelität zwischen
Ausscheidungsvolumen und Natriumgehalt der Lösung zu finden war.
Für alle drei Gruppen galt, daß unter Zugrundelegung lediglich
der Urinausfuhr die Wasserbilanz ständig positiv blieb. Nimmt
man jedoch die insensiblen Verluste mit etwa 8oo ml pro Tag an,
erscheint die Wasserbilanz während der drei Versuchstage ausgeglichen. Eine intra- und postoperative sogenannte "physiologische Oligurie" wurde nicht beobachtet, ein Zeichen, daß
auch nach Operationen die häufig beschriebene ADH-Freisetzung
nur dann erfolgt, wenn die Zufuhr unterhalb des Bedarfes liegt.

Einen weitgehend unveränderten Serum-Kaliumspiegel erhielten
wir im Versuchszeitraum lediglich mit der Lösung, die einen
Kaliumanteil von 15 mval/1 beinhaltete, während der Serum-
Kaliumspiegel - jeweils hochsignifikant - nach Infusion der
Lösung B mit einem Kaliumgehalt von 25 mval/1 anstieg und
nach Infusion von HL 5 mit 2,5 mval/1 abfiel. Die Kaliumaus-
scheidung verhielt sich entsprechend dem extrazellulären Angebot, ebenso die Kaliumbilanz, die allerdings als Folge der
traumatisch bedingten Kaliumfreisetzung mit abnehmender Tendenz
ständig negativ gefunden wurde. Unsere Befunde lassen den Schluß
zu, daß der Kaliumbasisbedarf mit 15 bis 18 mval/1 Infusionslösung unter der Voraussetzung abzudecken ist, daß keine parenterale Ernährung erfolgt, die einen erhöhten Kaliumbedarf er-
fordert.(Abb. 6).

Ebenso wie Kalium wurde auch Natrium in den drei Lösungen in
stark unterschiedlichem Ausmaß angeboten. Bei einer Zufuhr von
1oo mval/1 blieb der Serum-Natriumspiegel weitgehend konstant,
während er nach Infusion der Lösungen mit 45 und 75 mval/1
Natriumanteil hochsignifikant abfiel. Die Natriumausfuhr ließ
eine noch deutlichere Abhängigkeit vom Angebot erkennen. Über
den genannten Untersuchungszeitraum schien die Natriumbilanz
sowohl der 3. Versuchslösung als auch der HL 5-Lösung ausgeglichen, so daß bei einer Infusionsmenge von 7o bis 1oo mval
Natrium/1 Lösung der Basisbedarf gesichert sein dürfte.

Gute Aufschlüsse über die gewählte Zusammensetzung einer Basislösung gibt der Natrium-Kalium-Quotient in der Urinausscheidung,
errechnet aus Gesamturinmenge bezogen auf eine Stunde. Die
Quotienten lagen im Urin aller Gruppen während der präoperativen
Nacht (N) bei 3,5. Unmittelbar präoperativ (o 1) und postoperativ
(o 3) sowie am gesamten Operationstag (o) zeigen sie ebenfalls
relativ einheitliche Werte, während sie sich dann jedoch (P 1 -
P 2) deutlich differenzierten. Der Natrium-Kalium-Quotient der
Gruppe B sank - entsprechend dem Quotienten der Lösung von 1,8 -
unter 1,4, während er bei der Gruppe AF (Quotient der Lösung:
6,66) etwa analog den Einfuhrverhältnissen auf 4,5 anstieg.
Bei der Gruppe HL 5 (hier betrug der Quotient der Lösung 28,o)
erhöhte sich der Natrium-Kalium-Quotient überraschenderweise
zunächst nur auf 3,3 und dann auf 4,1. Die Erklärung ergibt
sich aus dem bekannten Effekt, der - trotz sich ständig ver-
größernden Kaliummangels - eine Kaliumausfuhr wegen des relativen Natriumüberangebotes erzwingt.

Abweichend von dem in der AF-Lösung gewählten Kaliumgehalt
von 15 mval/l empfehlen wir heute eine geringfügige Anhebung
auf 18 mval/l. Dadurch wird die Relation der beiden Ionen
Natrium und Kalium in der Infusionslösung noch weiter dem Ausgangswert im Urin angenähert und dem tatsächlichen Bedarf adaptiert.

Neben dem Kalium spielt auch das Magnesium eine bedeutende
Rolle im Zellstoffwechsel, da es an der Steuerung zahlreicher
biologischer Vorgänge beteiligt ist. Als ein Beispiel der
vielschichtigen Aufgaben des Magnesiumions sei hier der akti-
vierende Eingriff in die Endoxydationsphase der Metaboliten des
Kohlenhydrat-, Fett- und Aminosäurenstoffwechsels im Rahmen des
Zitronensäurezyklus genannt. Gerade die zentrale Bedeutung des
Magnesiums im Stoffwechsel erklärt, warum Magnesiummangelsymp-
tome an den verschiedenen Organsystemen auftreten können.
Während der Serumspiegel zwischen 1,6 und 2,2 mval/l liegt,
findet sich eine intrazelluläre Konzentration von 3o bis

45 mval/l. Wir ermittelten an einem Kollektiv von 2oo operierten
erwachsenen Patienten einen Basisbedarf von 18 bis 2o mval/die.
Dieser Bedarf, der sich aus Langzeitstudien ergab, ist höher als
bisher in den sogenannten Basislösungen substituiert wurde,
jedoch niedriger als er von anderen Autoren angegeben wird.
Wir müssen feststellen, daß abgesehen von pathologischen Aus-
gangswerten die häufig propagierte und auch durchgeführte über-
höhte Magnesiumsubstitution keine Vorteile bietet. Insbesondere
erscheint uns die Verwendung konzentrierter Elektrolyt-Infusions-
lösungen mit gleichem Anteil von Kalium und Magnesium nicht
dem tatsächlichen Bedarf entsprechend. Unsere Untersuchungen
lassen weiterhin den sicheren Schluß zu, daß das als Chlorid
zugeführte Kalium und Magnesium in gleicher Weise metabolisiert
wird wie die entsprechenden Aspartate.

Kalzium und Phosphat sind für die Infusionstherapie Erwachsener
gewöhnlich nicht von Bedeutung, da der Organismus über genügend
Reserven verfügt.

Mit zunehmenden technischen Möglichkeiten der Bestimmung von
Spurenelementen eröffnen wir neue Bereiche, die uns in Zukunft
noch sehr beschäftigen werden. In letzter Zeit ist die besondere
Rolle des Zink als essentielles Bioelement für den Zellstoffwech-
sel in den Vordergrund gerückt. An einer inzwischen über 4oo
Patienten umfassenden Studie haben wir zunächst Normalwerte auf-
gestellt, dann den Einfluß der Narkose, des Traumas oder der
Operation auf den Zinkstoffwechsel definiert und schließlich
Befunde über die Bedeutung des Zink unter einer länger dauern-
den Intensivtherapie mit parenteraler Ernährung ermittelt
(Abb. 7).

Zinkverluste erheblichen Ausmaßes mit Abfall des Serum-Zink-
spiegels setzten unter der Einleitung der Anästhesie ein, sie
erreichten die höchste Verlustrate während der operativen
Intervention und hielten in Abhängigkeit von den reparativen
Vorgängen für wenige Tage, während einer Intensivtherapie

jedoch über Wochen an, so daß Zinkmangelzustände mit Auswirkungen
auf den Stoffwechsel, z.B. bei reduzierter Ausgangslage oder
längerer Intensivtherapie, zu erwarten sind. Nach unseren bisherigen Erfahrungen sollten o,1 bis o,2 mg Zink pro kg KG und
Tag in der postoperativen Periode parenteral substituiert werden
(Abb. 8).

Die hier vorgetragenen Daten führen zu der in der Abbildung
angegebenen Zusammensetzung der Basislösung, die bei einer
Dosierung von 1,5 $1/m^2$ KO oder 4o ml/kg KG die Homöostase in
jedem Fall einer limitierten Routineinfusionstherapie bei
operierten Patienten sichert. In einer weiteren Untersuchung,
die zur Zeit noch nicht ausgewertet ist, wird geklärt werden
müssen, welches Kohlenhydrat als Träger der Isotonie am besten
geeignet erscheint.

Wir halten es für wenig sinnvoll, unter Zugrundelegung des
Gesamttagesbedarfes, diesen so zu teilen, daß im Wechsel
elektrolytfreie Kohlenhydratlösung und Vollelektrolytlösung
zugeführt werden. Es empfiehlt sich dagegen eine simultane
Infusion aller notwendigen Bestandteile kontinuierlich über
24 Stunden, wobei aus Gründen der Arbeitserleichterung 1.ooo ml-
Flaschen Verwendung finden sollten.

Obwohl wir den Basisbedarf an Wasser und Elektrolyten im postoperativen und posttraumatischen Bereich ermittelten, der bei
komplikationslosem Heilverlauf den Gesamtbedarf sicherstellen
dürfte, vertreten wir die Auffassung, daß die ausschließliche
Zufuhr von Wasser und Elektrolyten nicht dem tatsächlichen postoperativen Basisbedarf entspricht. Die hier konzipierte Basislösung bedeutet, daß wir einen Patienten, der sich den erheblichen Belastungen einer postoperativen Katabolie unterzieht,
mit einer Null-Diät - also mit Wasser und Salz - ernähren.
Die wesentlichste Aufgabe jeder postoperativen und posttraumatischen Infusionstherapie muß aber fraglos in der ausreichenden
Substitution von Aminosäuren und Kalorien bestehen (Abb. 9).

Nicht immer ist dazu der Einsatz der vollständigen parenteralen
Ernährung nötig. In der Mehrzahl der Fälle wird ein parenterales
Angebot zur Deckung des Grundstoffwechsels ausreichen, so daß
die Basislösung der Zukunft in den ersten postoperativen Tagen
eine "Minimaldiät" beinhaltet, deren Konzentration so bemessen
sein muß, daß diese Lösung auch über periphere Venen infundiert
werden kann.

Literaturverzeichnis

1. Baur, A., K. Lang: Der Wasser- und Elektrolythaushalt des
    Kranken. Anaesthesiologie und Wiederbelebung, Bd. 65,
    Springer, Berlin-Heidelberg-New York, 1972.

2. Bernard, C.: L'introduction à l'etude de la medicine
    experimentale. Paris 1865.

3. Bland, J. H.: Clinical metabolism of body water and
    electrolytes. W. B. Saunders Company, Philadelphia,
    London, 1963.

4. Bücherl, E. S. et al.: Postoperative Störungen des Elektro-
    lyt- und Wasserhaushaltes. Schattauer-Verlag, Stuttgart,
    1968.

5. Christensen, H. N.: Elektrolytstoffwechsel, Springer,
    Berlin-Heidelberg-New York, 1969.

6. Finkel, R. M.: Hyponatremia. Med. Clin. North Amer. 56
    (1972) 645.

7. Truniger, B.: Wasser- und Elektrolythaushalt. Thieme
    Verlag, Stuttgart, 1971.

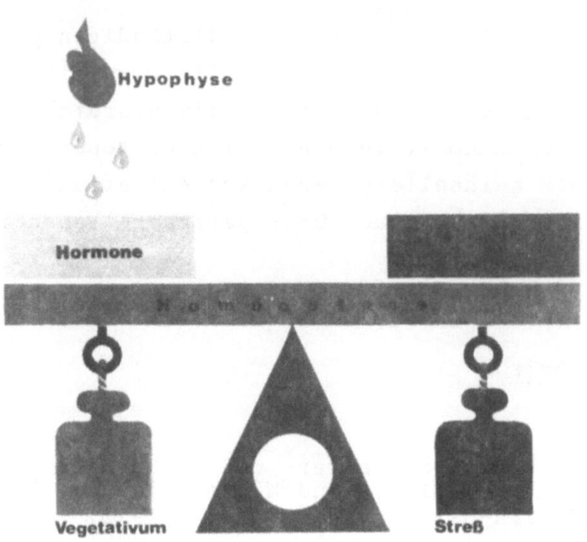

Abbildung 1: Homöostase

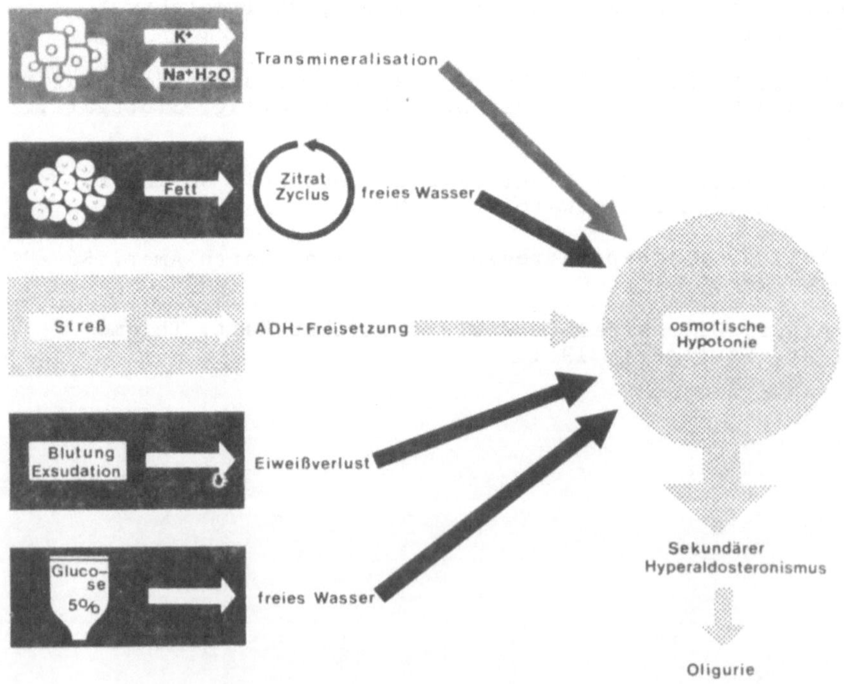

Abbildung 3: Postoperative Veränderungen im WELH

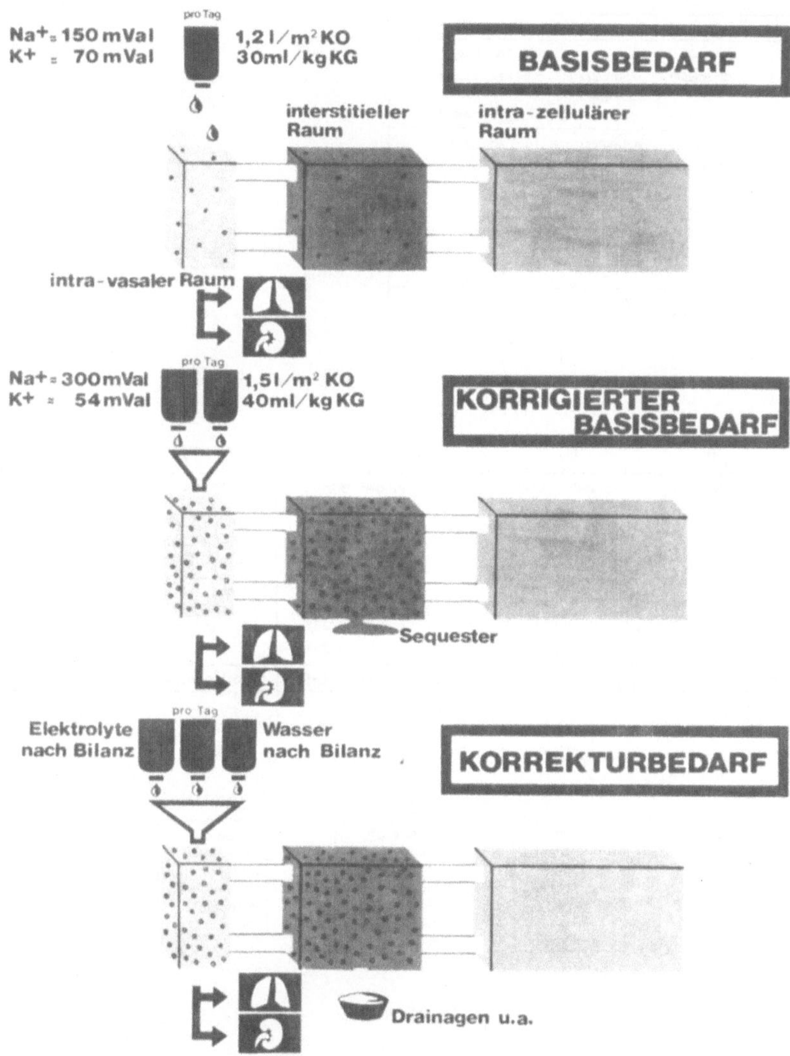

Abbildung 2: Basisbedarf - korrigierter Basisbedarf - Korrekturbedarf

68

Bestandteil	Tutofusin B	Tutofusin EL5	Elektrolytlösung AF
Na^+	45 mval/l	70 mval/l	100 mval/l
K^+	25 mval/l	2,5 mval/l	15 mval/l
Ca^{++}	–	2,5 mval/l	–
Mg^{++}	5 mval/l	1,5 mval/l	5 mval/l
$Chlorid^-$	45 mval/l	75,5 mval/l	80 mval/l
$Azetat^-$	20 mval/l	1 mval/l	25 mval/l
Malat	–	–	15 mval/l
Phosphat	10 mval/l	–	–
Sorbit	50 g/l	–	–
Fruktose	–	50 g/l	–
Xylit	–	–	50 g/l
Na K Quotient	1,8	28,0	6,7

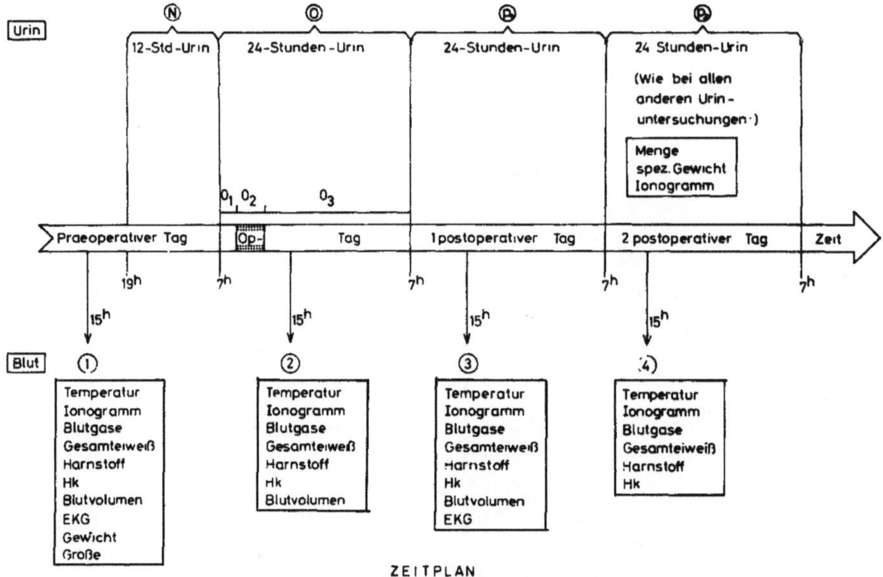

Abbildung 4: Lösungen und Versuchsablauf

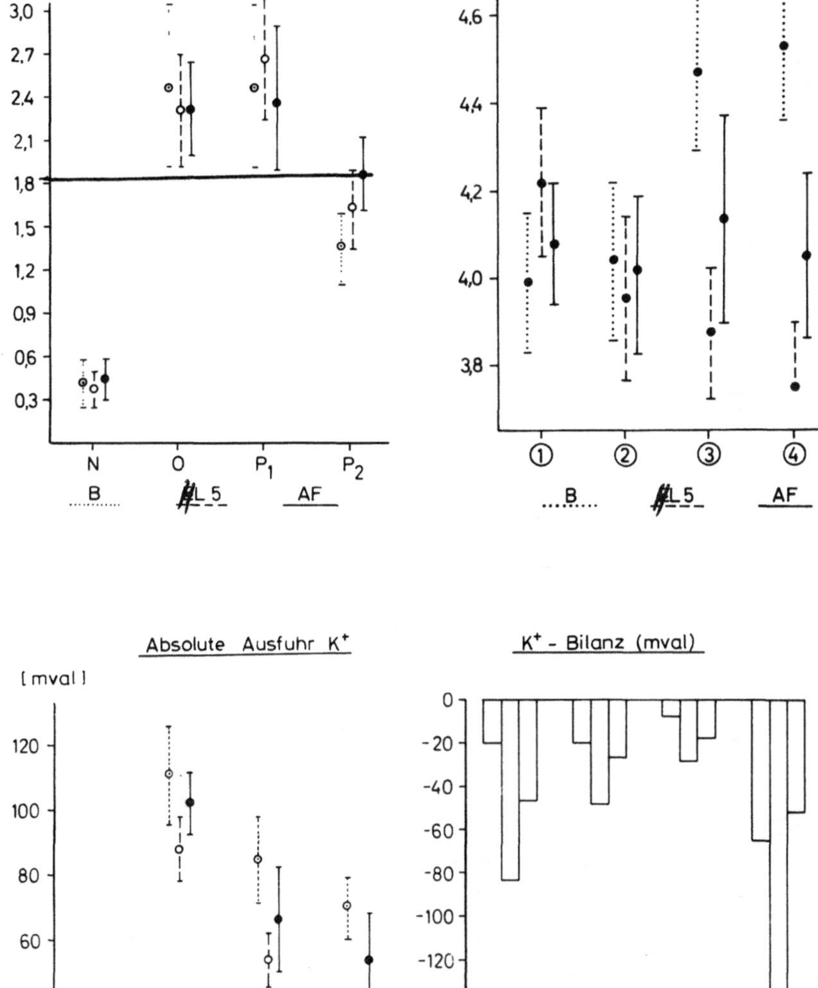

Abbildung 5: Urinausfuhr und Kaliumhaushalt

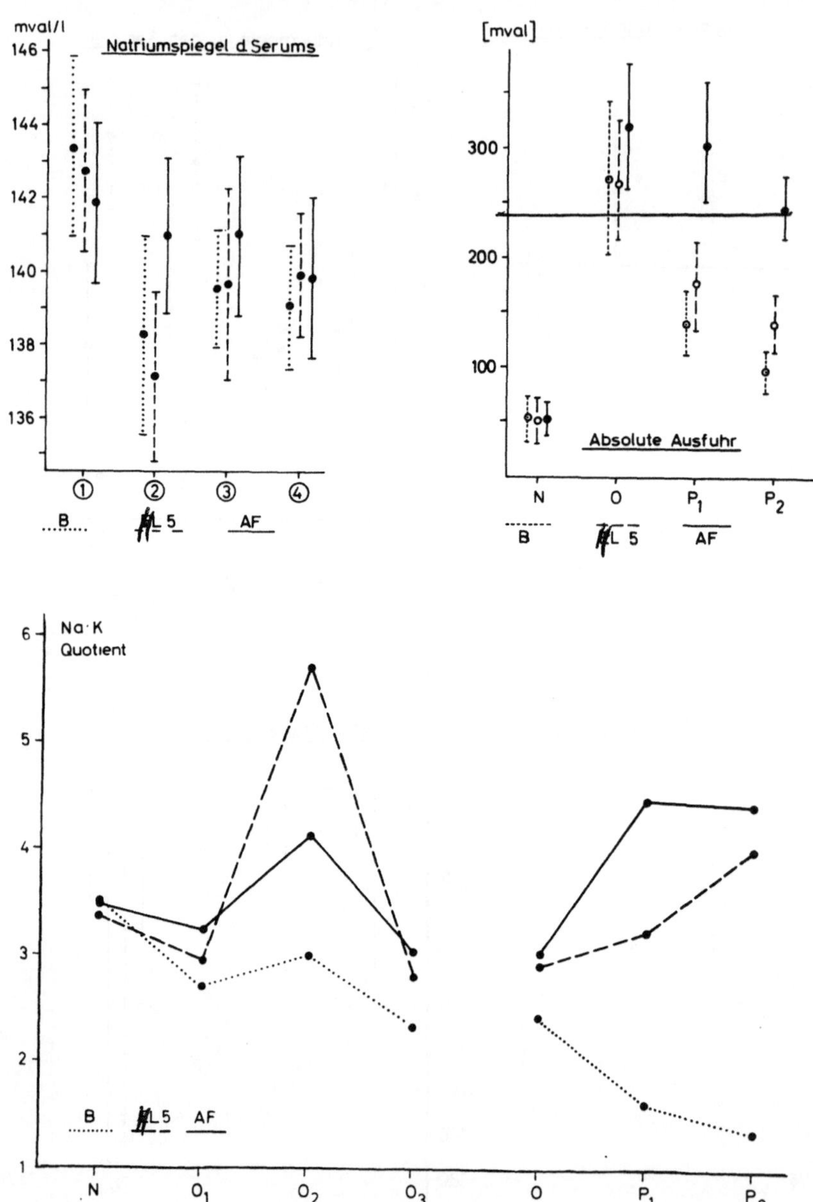

Abbildung 6: Natriumhaushalt und Natrium/Kaliumquotient

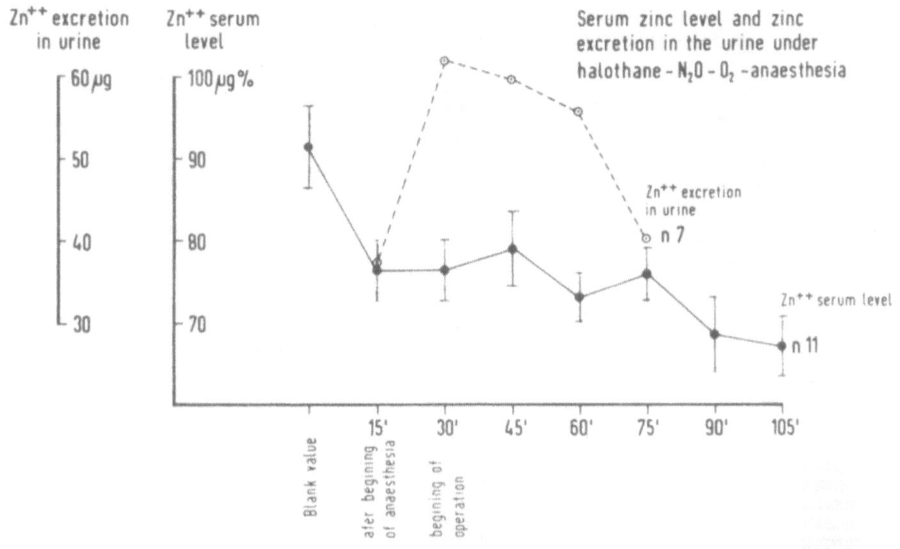

Abbildung 7: Postoperative Zinkverluste

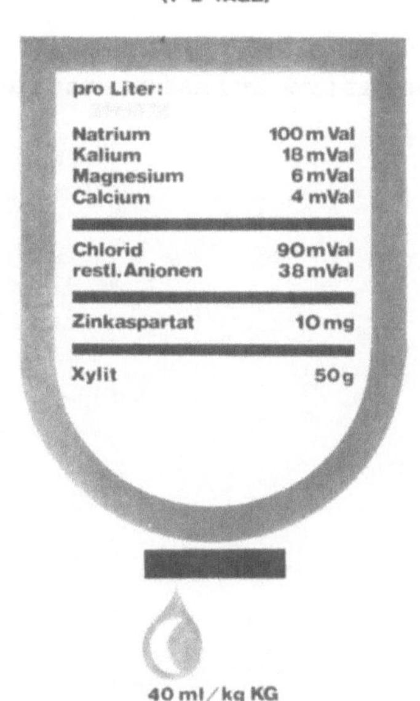

Abbildung 8: Postoperativer Basisbedarf an Wasser und
Elektrolyten

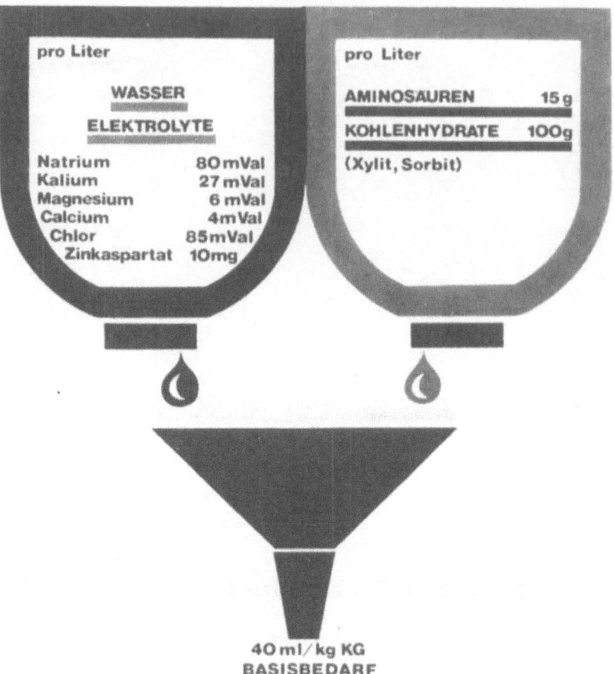

Abbildung 9: Postoperative Infusionstherapie

Zusammenfassung der Diskussion zum Thema:
"Der Basisbedarf im Wasser- und Elektrolyt-Haushalt des
Erwachsenen"

Frage: Welcher Basisbedarf an Wasser ist bei einem gesunden
           Erwachsenen pro Tag vorauszusetzen? Sollte man diesen
           Bedarf in Beziehung setzen zum Körpergewicht oder zur
           Körperoberfläche?

Antwort: Eine ausgesprochen exakte Berechnung des Flüssigkeits-
           bedarfes ist nicht nötig, da der gesunde Organismus
           ausgezeichnete Kompensationsmöglichkeiten besitzt.
           Auf jeden Fall wird ein Überschuß an Flüssigkeit vom
           Organismus besser korrigiert, als ein Defizit. Unter
           normalen Bedingungen - und das gilt nur für Erwachsene,
           wobei die Grenze zwischen Kindes- und Erwachsenenalter
           mit 14 Jahren anzunehmen ist - gilt ein Flüssigkeits-
           angebot von 4o ml pro kg KG für 24 Stunden als aus-
           reichend. Der Basisbedarf des g e s u n d e n Er-
           wachsenen ist bei uneingeschränkter Leistungsbreite
           der Kompensationsmechanismen, im Gegensatz zum Klein-
           kind, variabel. Als grobe Faustregel kann auch eine
           Dosierung von zwei bis drei Litern pro Tag ohne Bezug
           auf das Gewicht angegeben werden. Trotzdem ist bei der
           Ermittlung des Basisbedarfes an Wasser die Berechnung
           nach kg KG zu empfehlen. Daraus ergeben sich bessere
           Bezugsgrößen für die Berechnung des k o r r i g i e r -
           t e n Basisbedarfes bei vorhandenen Störungen.

Frage: Welcher Basisbedarf an Elektrolyten ist bei einem
           gesunden Erwachsenen pro Tag vorauszusetzen?

Antwort: Während die Größe eines Wasserverlustes mitbestimmt
           wird durch das Körpergewicht, gilt dies für Elektro-
           lyte weniger. Es kann ein Tagesbedarf angegeben

werden, der einen Absolutwert darstellt und nicht
auf das Körpergewicht oder die Körperoberfläche bezogen wird. Es ist folgender Basisbedarf anzunehmen:

Natrium 14o bis 18o mval/die
Kalium   6o bis 8o mval/die.

Für Kalzium und Magnesium kann man sich nicht fest-
legen, da eine Substitution dieser beiden Elektrolyte
für kurze Zeit nicht notwendig erscheint.

Bei Zufuhren über längere Zeiträume reicht eine konfektionierte Basislösung nicht aus. Falls eine Infusionstherapie ohne enterale Zufuhr für länger als
zwei Tage durchgeführt werden soll, wäre ein.zusätz-
licher Ersatz von Kalorien und Stickstoff nötig.
Kohlenhydrat- und Aminosäurenzufuhren beeinflussen
den Elektrolythaushalt, der Kaliumbedarf steigt an.
Die Basislösung muß dann diesem Bedarf adaptiert
werden.

Frage: Führen operative Eingriffe oder Traumen bei nor-
           maler Ausgangslage zu Änderungen des definierten
           Basisbedarfes?

Antwort: Grundsätzlich ist diese Frage zu bejahen, der geänder-
           te Bedarf ist am einfachsten als k o r r i g i e r -
           t e r B a s i s b e d a r f   zu definieren. (Siehe
           Referat AHNEFELD/DÖLP).

           Postoperativ entstehen vorwiegend temporäre, d.h.
           vorübergehende in Sequestern deponierte Elektrolytver-
           luste (Natrium) oder endgültige im Vergleich zur Norm
           höhere Verlustraten über die Niere (Kalium-Gewebstrauma,
           Transmineralisationsvorgänge). Viele Befunde sprechen
           dafür, daß ein postoperativer Serum-Natriumwert

von 13o mval/l als "physiologische osmotische Nivel-
lierung" und nicht bereits als pathologischer Natrium-
wert (Natriummangel) anzusehen ist. Der Patient fühlt
sich bei diesem Wert eventuell wohler, das Durstgefühl ist geringer.

Die Aufgabe einer korrigierenden Behandlung besteht
auf jeden Fall nicht darin, den "optimalen Normalwert"
einzustellen. Konzentrationen zwischen 13o und 14o
mval/l sind als "normal" anzusehen. Korrigierende
Behandlung bedeutet primär: Ersatz der tatsächlichen
Verluste.

Frage: Besteht eine Indikation für die postoperative (post-
           traumatische) kaliumfreie Infusionstherapie?

Antwort: Die Furcht vor der frühzeitigen postoperativen Kalium-
           substitution ist unbegründet. Es sollte sofort aus-
           reichend Kalium zugeführt werden unter der einen Vor-
           aussetzung, daß eine suffiziente Nierenleistung be-
           steht. Die Gefahr der postoperativen oder posttrauma-
           tischen Hypokaliämie ist wegen der vermehrten Verluste
           deutlich größer. Die in älteren Publikationen häufig
           beschriebenen postoperativen Hyperkaliämien resul-
           tierten sicherlich aus den fehlenden Leistungsbe-
           dingungen für die Nieren, d.h. der unzureichenden
           Organperfusion infolge Volumenmangel und fehlerhafter
           Zusammensetzung des Blutes (Flüssigkeitsmangel).
           Trotz der hier empfohlenen rechtzeitigen Substitution
           von Kalium sollte nie vergessen werden, daß gerade
           dieses Elektrolyt ein Medikament darstellt, dessen
           Einsatz und Zufuhrgeschwindigkeit strengen Indi-
           kationen und Kontraindikationen sowie einer konti-
           nuierlichen Kontrolle unterworfen sein muß.

Frage: Wie sind die pathologischen Veränderungen im Wasser-
          Elektrolyt-Haushalt (WELH) von der Nomenklatur her zu
          definieren?

In den Referaten von TRUNIGER und SIEGENTHALER wurden
zwei Nomenklaturformen vorgetragen, die sich zwar nicht
ausschließen, die aber das Problem von unterschiedlichen
Seiten her beleuchten.

Von folgender Tatsache müssen wir ausgehen: Der Arzt
soll wissen, welche Größen er im WELH zu bestimmen
hat, wie sie zu definieren sind und was sich daraus
therapeutisch ergibt. Während SIEGENTHALER größeren
Wert auf die Beschreibung der dynamischen Vorgänge im
Wasser-Elektrolyt-Haushalt legt und daher zum Verständnis der pathologischen Veränderungen führt, versteht es TRUNIGER mit der durch ihn geprägten Nomenklatur vom Symptom her - am Krankenbett - die therapeutische Konsequenz erkennen zu lassen. Die Diskussionsrunde ist sich einig, daß beide Nomenklaturen ihren Platz
haben und daß ein Brückenschlag nicht nur möglich,
sondern auch nötig ist. SIEGENTHALER und TRUNIGER haben
es unternommen, diese Aufgabe in der folgenden Zusam-
menstellung zu lösen:

Aus dem Department für Innere Medizin der Universität Zürich
und der Medizinischen Klinik des Kantonsspitals Luzern

EINTEILUNG, NOMENKLATUR UND DIAGNOSE VON STÖRUNGEN DES FLÜSSIG-KEITSHAUSHALTES

von

W. Siegenthaler   und B. Truniger

Zur Beschreibung von Störungen des Flüssigkeitshaushaltes hat
sich seit langem eine Einteilung in iso-, hypo- und hypertone
Eu-, De- und Hyperhydration (im folgenden als EDH-Nomenklatur"
bezeichnet) eingeführt (1). Aus therapeutischer Sicht hat sich
andererseits eine Einteilung nach Natriumbestand und Osmolarität
(bzw. Bestand an freiem Wasser) bewährt (2). Die beiden Betrachtungsweisen sind durchaus kompatibel und ergänzen sich gegenseitig, wie dies aus Abb. 1 hervorgeht. Aus dieser Darstellung
wird gleichzeitig ersichtlich, daß die EDH-Nomenklatur (die
sich im Grunde auf die Parameter des extrazellulären Volumens
und die Serumosmolarität stützt) in bestimmten Situationen eine
eindeutige Aussage über den therapeutisch wichtigen Natriumbestand zuläßt. So wird dieser Na^+-Bestand bei hypertoner Hyperhydration stets erhöht, bei hypotoner Hypohydration stets vermindert sein. Im Falle der hypotonen Hyperhydration und der
hypertonen Hypohydration ist die Aussage indessen unvollständig
und muß in Bezug auf den Natriumbestand ergänzt werden.

Die Beurteilung des Natriumbestandes ist bei allen isotonen
Störungen des Flüssigkeitshaushaltes einfach: Der Natriumbestand kann direkt aus dem Verhalten des Extrazellulärvolumens
abgelesen werden. Bei den kombinierten Störungen indessen

(Störung des Bestandes an freiem Wasser bzw. Störung der Osmolarität und gleichzeitige Störung des Natriumbestandes) ergibt sich die Diagnose hinsichtlich Natriumbestand durch die vergleichende Beurteilung von extrazellulären Volumenparametern und dem aus der Osmolarität abzuleitenden Überschuß oder Defizit an freiem Wasser - eine Überlegung, die bei beiden Einteilungs- und Betrachtungsweisen dieselbe bleibt.

Literatur:

1.)   Siegenthaler W., Ed.: Klinische Pathophysiologie, 2. Aufl.
       Georg Thieme Verlag, Stuttgart, 1972.

2.)   Truniger, B.: Wasser- und Elektrolythaushalt, 3. Aufl.
       Georg Thieme Verlag, Stuttgart, 1971.

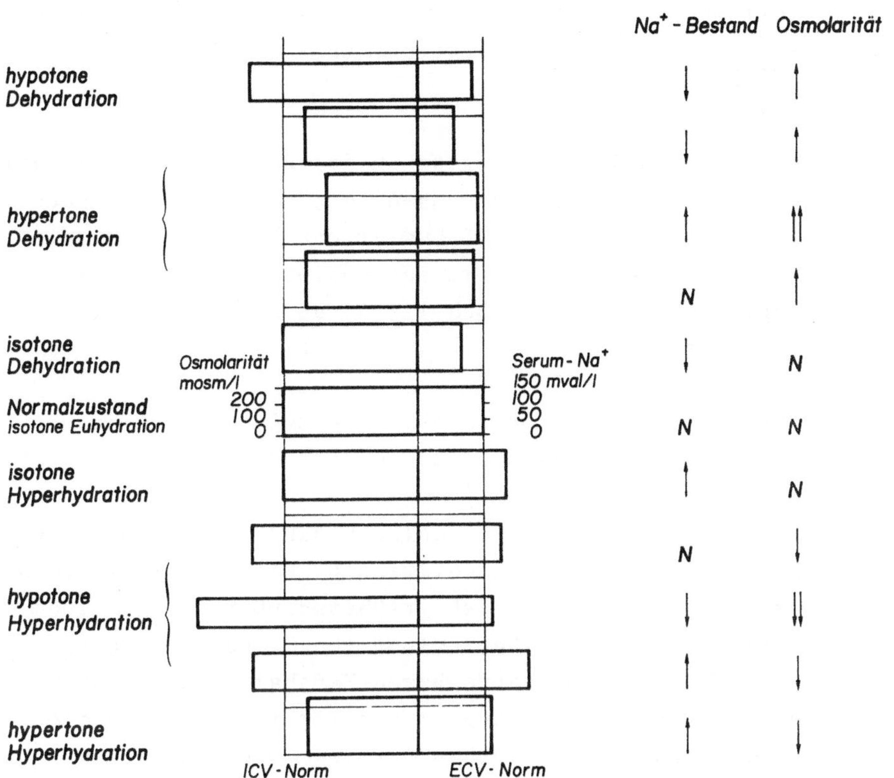

Abbildung 1: Die Störungen des Flüssigkeitshaushaltes in der
"EDH-Nomenklatur" und beurteilt nach Natriumbe-
stand und Bestand an freiem Wasser (bzw. Osmo-
larität/Serumnatrium). Aufgetragen sind: von der
Mittellinie nach rechts das Extrazellulärvolumen
(EZV), nach links das Intrazellulärvolumen (IZV).
Die Höhe der Rechtecke entspricht der Osmolarität
bzw. dem Serumnatrium. Die Fläche über dem EZV
(= EZV x Serum-Na⁺) ergibt den (extrazellulären)
Natriumbestand (N = normal, ↓ = um 1/3 vermindert,
↑ = um 1/3 erhöht).

Frage: Soll man sich in der Nomenklatur auf eine der beiden
           Schreibweisen "Dehydratation" oder "Dehydration"
           einigen?

Antwort: Während philologisch gesehen der Begriff "Dehydratation"
           als der korrektere anzusehen ist, sollte man dennoch
           auf die Schreibweise "Dehydration" übergehen, da sie
           sich aus praktischen Gründen anbietet und bereits im
           anglo-amerikanischen Schrifttum ausschließlich gebräuch-
           lich ist.

Frage: Welche Wechselwirkungen bestehen zwischen Ödemen unter-
           schiedlicher Genese und dem Wasser-Elektrolyt-Haushalt?

Antwort: Für die Therapie ist es entscheidend zu klären, ob ein
           Ödem aus Eiweißmangel entstanden ist oder ob ein reiner
           extrazellulärer Flüssigkeitsüberschuß besteht. Grund-
           sätzlich kann eine Behandlung von Ödemen zu Störungen
           im Elektrolyt-und Säure-Basen-Haushalt führen. Nach
           einer Diuresebehandlung finden wir recht häufig die
           Tendenz zur metabolischen Alkalose und einer sich
           gleichzeitig entwickelnden Hypokaliämie.

Frage: Welche Rolle spielt der pH-Wert einer Infusionslösung?

Antwort: Es besteht die weitverbreitete Annahme, daß eine In-
           fusionslösung mit niedrigem pH nach parenteraler
           Zufuhr eine metabolische Azidose auslösen könne. Tat-
           sächlich aber belasten die Infusionslösungen mit im
           sauren Bereich liegendem pH infolge ihres im allgemeinen
           geringen Puffervermögens den Säure-Basen-Haushalt in
           der Regel nur wenig. Von größerem Informationswert
           als der pH-Wert ist für diese Frage die Titrations-
           azidität, die neben dem pH ebenfalls auf den In-
           fusionsflaschen angegeben sein sollte.

Allerdings spielt der pH-Wert einer Lösung für die Stabilität mancher Medikamente in der Lösung (z.B. Antibiotika) und für die Venenverträglichkeit eine Rolle. Auf die Angabe des pH-Wertes sollte also nicht verzichtet werden.

In diesem Zusammenhang wird der Industrie empfohlen, auf den Etiketten von Infusionsflaschen unbedruckte Flächen zu belassen, um dem Arzt oder der Schwester die Möglichkeit zu geben, an dieser Stelle besondere Eintragungen, wie Zusätze zur Infusion oder Name des Empfängers vornehmen zu können.

Frage: Welche Rolle spielen die Aspartate in Bezug auf die so häufig propagierte Schlepperfunktion?

Antwort: Aus den Untersuchungen von AHNEFELD/DÖLP geht hervor, daß eine echte Schlepperfunktion weiterhin in Frage gestellt bleiben muß. Wenn trotzdem das Spurenelement Zink in Infusionslösungen in Aspartatform angeboten wird, dann nur, weil es z.B. als Sulfat sehr rasch dissoziiert und bei gleichzeitiger Applikation von Aminosäurelösungen an die schwefelhaltigen Aminosäuren gebunden wird. Als Zinkaspartat erfolgt die Dissoziation wesentlich langsamer.

Frage: Welche Bedeutung kommt bei der Basissubstitution dem Magnesium und Phosphat zu?

Antwort: Umfangreiche Bilanzuntersuchungen haben gezeigt, daß postoperative und posttraumatische Magnesiummangelzustände äußerst selten sind. Die klinische Bedeutung wurde für den operativen Bereich überbewertet. Kombinierte K-Mg-Infusionslösungen in hoher und gleicher Konzentration haben kaum eine Indikation. Nachgewiesene Mg-Mangelzustände sollten mit 1molaren Lösungen ausgeglichen werden. In einer Infusionslösung zur Ab-

deckung des korrigierten postoperativen Basisbedarfes
wird ein Anteil von 6 mval/l Mg empfohlen.

Phosphat ist im Rahmen einer kurzfristigen Substitution
unbedeutend, spielt aber bei der Verwendung einer
längerfristigen parenteralen Ernährung eine wichtige
Rolle und muß dann substituiert werden.

Frage: Was wissen wir heute über den natriuretischen Faktor?

Antwort: Die Regulation des Natriumhaushaltes ist nicht aus-
reichend erklärt durch die beiden Faktoren glomeru-
läre Filtration und Mineralokortikoide. Der gesunde
Organismus kann auf andere Art ein Überangebot an
Natrium eliminieren, was z.B. einem Patienten mit
Ödemen nicht möglich ist. Hierüber ist jedoch nur
sehr wenig bekannt. Möglicherweise wird diese Natrium-
regulation zusätzlich über intrarenale physikalische
Faktoren bewirkt, oder aber auch über einen humoralen
Faktor.

Frage: Wodurch wird postoperativ Aldosteron stimuliert, wenn
man den Volumenmangel ausnimmt?

Antwort: Hier kommen zwei Mechanismen in Frage. Einmal kann das
im Streß vermehrte ACTH die Aldosteronproduktion an-
regen, zum anderen ist die Aldosteronsynthese und
Sekretion abhängig vom arteriellen Kaliumgehalt, in
dem Sinne, daß eine Hyperkaliämie die Aldosteronfrei-
gabe fördert, während eine Hypokaliämie diese hemmt.

Aus dem Institut für Anästhesiologie der Johannes-Gutenberg-
Universität Mainz (Direktor: Prof. Dr. R. Frey)

DIAGNOSE UND KORREKTUR DER STÖRUNGEN IM WASSER-ELEKTROLYT-HAUSHALT

von

F. Brost

Ziel einer Infusionstherapie bei Störungen des Wasser-Elektrolyt-Haushaltes ist die Erhaltung und Wiederherstellung der
homöostatischen Verhältnisse. Eine eingehende Analyse zur Definition der Ausgangssituation, die wir durch anamnestische
Kriterien und ausreichende Diagnostik gewinnen, ist unumgäng-
lich. Im Rahmen einer Störung des Flüssigkeitshaushaltes gewinnen besonders die anamnestischen Angaben, die in Verbindung
mit der Grunderkrankung stehen, eine Bedeutung, so z.B. voraus-
gegangene Blutverluste, gastrointestinale Verluste, Flüssigkeits-
sequestration bei third space-Problemen oder große Flüssigkeits-
absonderungen durch profuses Schwitzen.

Störungen des Wasser-Elektrolyt-Haushaltes führen entweder zu
hypo- oder hypervolämischen Zuständen oder zu Störungen der
physiologischen Relationen der Ionen zueinander.

Verlustsyndrome stehen klinisch im Vordergrund.

Entgleisungen des Wasser-Elektrolyt-Haushaltes sind stets in
Bilanz- und Verteilungsstörungen zu unterteilen. Bei den Bilanz-
störungen handelt es sich um einen Überschuß oder Mangel an
Wasser und/oder Elektrolyten, die auf Veränderungen der Zufuhr
oder Ausfuhr zurückzuführen sind. Die Verteilungsstörungen

treten dagegen durch eine Umverteilung von Wasser und Elektrolyten zwischen Intra- und Extrazellulärraum auf.

Ohne die pathophysiologischen Zusammenhänge sind weder Diagnose
noch therapeutische Maßnahmen denkbar.

Von dem Gesamtkörperwasser, das etwa 6o % des Körpergewichtes
beträgt, befinden sich etwa 2/3 in dem intrazellulären Raum und
1/3 in dem extrazellulären Raum. Der extrazelluläre Anteil des
intravaskulären Raumes beträgt etwa 1/5 des extrazellulären
Wassers.

Wie wir wissen, herrscht in allen Flüssigkeitsräumen die gleiche
Ionenkonzentration. Das Hauptkation der extrazellulären Flüs-
sigkeit ist das Natrium, das des intrazellulären Raumes das
Kalium.

Die Fragen, die sich bei der Diagnostik der Störungen des Wasser-
Elektrolyt-Haushaltes aufdrängen, sind folgende:

1. Liegt eine Hypovolämie vor?
2. Besteht ein Mangel oder ein Überschuß an Wasser?
3. Welche Störungen des Natriumbestandes und welche Veränderungen des Wasserbestandes im Vergleich zum Natriumbestand liegen vor?
4. Liegt ein Kaliummangel zugrunde?
5. Welche Veränderungen liegen im Säure-Basen-Haushalt vor?

Intravasaler Raum:

Das kardiovaskuläre System ist gegenüber Volumenmangel, Kaliumstörungen und Hypalbuminämie besonders gefährdet.

Der Normalisierung des zirkulierenden Plasmavolumens kommt der
Dringlichkeit nach eine vorrangige Bedeutung zu. Die Wiederauf-
füllung des zirkulierenden Volumens soll frühzeitig erfolgen,

um weitere Störungen der Homöostase, wie unzulängliche Perfusion,
zu vermeiden.

Die Steuerung der Infusionen mit normotonen Lösungen oder kol-
loidalen Volumenersatzmitteln erfolgt nach den Parametern des
Blutdruckes, der Pulsfrequenz, des zentralvenösen Druckes, der
stündlichen Urinausscheidung, dem Füllungszustand der Venen
und der Beschaffenheit der Haut (Abb. 1).

Normotone Vollelektrolytlösungen sind in 3 bzw. 4facher Menge
des intravasalen Defizites unter gleichzeitiger Berücksichtigung
der Urinproduktion anzubieten, da diese Lösungen sich anteilmäßig auf den Intravasalraum und interstitiellen Raum, also auf
den gesamten Extrazellulärraum verteilen (Abb. 1 a).

Bei Halbelektrolyten verbleibt der Elektrolytanteil im Extrazellulärraum, die kohlenhydrathaltige andere Hälfte verteilt
sich sowohl auf den Extrazellulärraum als auch auf den Intrazellulärraum (Abb. 1 b).

Bei elektrolytfreien, kristalloiden Lösungen, also Angebot von
freiem Wasser, werden 1/3 extrazellulär und 2/3 intrazellulär
entsprechend den verschiedenen Ausdehnungen beider Räume ein-
gelagert (Abb. 1 c).

Kolloidale Lösungen werden dem intravasalen Volumendefizit entsprechend in analoger Menge zugesetzt.

Das Blutvolumen kann heute in der Klinik mit der Isotopen-Ver-
dünnungsmethode beliebig oft gemessen werden (Abb. 2).

Das zirkulierende Blutvolumen wird entsprechend seinem Anteil
am gesamten Extrazellulärraum verändert sein. So spiegeln die
Änderungen des zirkulierenden Plasmavolumens anteilmäßig die
Zu- oder Abnahme des Wasserbestandes des Extrazellulärraumes
wider. Die Plasmavolumendifferenz selbst kann mit Hilfe der

Normalwerte für das zirkulierende Blutvolumen und anhand der
Hämatokritbestimmung ermittelt werden.

Da insbesondere die Albumine für die Normalisierung des onkotischen Druckes und die Austauschvorgänge zwischen Blutbahn und
Gewebe von Bedeutung sind, interessiert uns eine gezielte Substitution bei einer Hypalbuminämie. Über das Gesamteiweiß im
Serum und über das zirkulierende Plasmavolumen läßt sich theoretisch das Gesamtdefizit für das Plasmawasser ermitteln. Durch
Multiplikation mit dem empirischen Faktor 2,5 lassen sich die
Verluste infolge der Abwanderung von Albuminen in den Extrazellulärraum in Rechnung stellen.

2o%iges Humanalbumin eignet sich zur Substitution am besten;
es wird langsam im Bypaß infundiert.

Diagnostische Kriterien und Laboruntersuchungen:

Über die klinischen diagnostischen Kriterien (zentralvenöser
Druck, Tendenzbeurteilung des Blutdruckes, Urinvolumina und
-zusammensetzung, Ödeme, pulmonale Stauung, Hautturgor, Ge-
wichtsverlauf) sowie Laboruntersuchungen (Hämoglobin, Hämatokrit,
Elektrolyte im Serum und im Urin, Serum- und Urinosmolarität,
Plasmaprotein) gewinnen wir weitere Auskünfte über den Hydrationszustand der Flüssigkeitsräume. Die Konzentrationswerte
der einzelnen Blutbestandteile wie Hämoglobin, Hämatokrit,
Proteingehalt und Serum-Natrium werden hierzu herangezogen (Abb. 3)

Für die Beurteilung des Intrazellulärraumes haben wir keinen
direkten Zugang. Der Hydrationszustand dieses Raumes läßt sich
labormäßig nur indirekt durch das Verhalten des Einzelerythro-
zytenvolumens und der mittleren Hämoglobinkonzentration im
Erythrozyten beurteilen. Diese Werte können mit Hilfe der Erythrozytenzahl, des Hämatokrits sowie des Hämoglobins ermittelt
werden.

$$MCV = \frac{\text{Hämatokrit (\%) x 1o}}{\text{Eryzahl (Mill./mm}^3)} \qquad \text{Normalwert 86 } /\text{u}^3$$

$$MCHC = \frac{\text{Hämoglobin (g\%) x 1oo}}{\text{Hämatokrit (\%)}} \qquad \text{Normalwert 34}$$

Störungen des Natrium- und Wasser-Haushaltes:

Die Natriumkonzentration und die dadurch bedingte osmotische
Aktivität beherrschen das Geschehen im Extrazellulärraum, also
auch im Intravasalraum.

Mit Hilfe des Serum-Natriums, der Serumosmolarität, der errech-
neten Größe des Extrazellulärraumes versuchen wir für die
Wiederherstellung und Aufrechterhaltung des Bestandes und der
Bestandteile aller Flüssigkeitsräume Einblick zu gewinnen.

Störungen des Natriumbestandes haben eine Störung des extrazellulären Volumens zur Folge. Störungen des Wasserbestandes
führen zu Störungen des extra- und intrazellulären Volumens.
Extrazelluläre Volumenveränderungen spiegeln sich somit vorrangig in entsprechenden Veränderungen des Intravasalraumes
wider. Entgleisungen der Osmolarität und damit vorrangige Veränderungen des Intrazellulärraumes führen zu zentralnervösen
Störungen.

Infolgedessen können aus Kreislaufverhalten und Bewußtseinslage
bereits Schlüsse auf die Störungen des Wasser-Elektrolyt-Haushaltes gezogen werden.

Bei erhaltener Osmoregulation bewirkt jede Abweichung vom normalen Natriumbestand eine entsprechende Veränderung der extrazellulären Flüssigkeit, weil Natrium und Wasser in isotonem
Verhältnis verlorengehen oder retiniert werden. Natriumverluste
erfolgen im wesentlichen über die Niere, als gastrointestinale

Verluste und durch starkes Schwitzen. Die verlorengegangenen
Flüssigkeitsvolumina kommen bei der täglichen Flüssigkeitsbilanz
und bei der Gewichtskontrolle zum Ausdruck.

Bei sogenannten third space-Problemen kommt es zu einer Sequestration von extrazellulärer Flüssigkeit z.B. in den Darm,
in große Körperhöhlen oder in das Interstitium bei Verbrennungen.
Bilanzmessungen, Gewichtskontrollen erfassen diese Verluste nicht;
lediglich die wiederholte Blutvolumenbestimmung bleibt ein verläßlicher Parameter zur Beurteilung der sequestrierten Menge.

Diese Störungen des Natriumbestandes bzw. des extrazellulären
Volumens werden durch Natriumzufuhr in Form von normotonen
Elektrolytlösungen in 3 bis 4facher Menge behoben. Natriumüberschuß - als Folge renaler oder kardialer Insuffizienz - wird
durch Gabe von Saluretika bzw. Restriktion der Natriumchlorid-
zufuhr korrigiert.

Der Intrazellulärraum wird von diesen Problemen nicht tangiert.

Bei zunehmendem extrazellulären Flüssigkeitsdefizit wird schließlich unter Aufgabe der normalen Osmoregulation Wasser zur Auffüllung des Kreislaufes vermehrt rückresorbiert. Es resultieren
jetzt Veränderungen der Serum-Natriumkonzentration und zusätzlich Störungen des Wasserhaushaltes. Hierdurch wird der Extrazellulärraum hypoton. Das elektrolytfreie Wasser verteilt sich
proportional auf die beiden Flüssigkeitsräume. Es entsteht das
Bild der hypotonen Hyperhydration.

Große Wasserdefizite entstehen vorwiegend bei Bewußtlosen, bei
alten Patienten, infolge großer gastrointestinaler Verluste,
osmotischer Diurese, bei fehlerhafter Zusammensetzung der Infusion bzw. der Sondentherapie. Patienten dieser Kategorie fehlt
häufig das wichtigste Symptom hierfür, nämlich der Durst.

Der durch Wassermangel bedingte Anstieg der Osmolarität bewirkt
eine Wasserverschiebung von intrazellulär nach extrazellulär.

Bei dieser hypertonen Dehydration verursachen Verluste von
2 - 3 Litern außer Durst und Oligurie keine klinischen Symptome.
Bei gestörtem Bewußtsein oder Verwirrtheit kann mit einem Wasserdefizit von 7 Litern gerechnet werden. Diese Wasserverluste
gehen vorrangig, d.h. zu zwei Dritteln zu Lasten des Intrazellulärraumes.
Der Durst als Symptom bei hypotoner Dehydration - also beim
Zellödem - fehlt dagegen praktisch immer.

Den Schwierigkeiten dieser kombinierten Störungen, also Veränderungen des extrazellulären Flüssigkeitsvolumens und Veränderungen der Serumosmolarität, begegnet man für therapeutische Zwecke dahingehend, indem man diese Parameter gesondert
erfaßt und behandelt. Unsere Maßnahmen laufen darauf hinaus,
unter wiederholten Laborkontrollen, um Überkorrekturen zu vermeiden, zunächst den Intravasalraum bzw. Extrazellulärraum und
dann die Störung der Osmolarität durch Regelung der Wasserzufuhr zu normalisieren.
Bei Veränderungen der Osmolarität richtet sich die Zufuhr von
freiem Wasser in Form von elektrolytfreien Kohlenhydratlösungen
bzw. eine konsequente Restriktion der Wasserzufuhr streng nach
der Serumosmolarität. Zufuhr und Restriktion werden so gehand-
habt, daß sich die Serumosmolarität bzw. der Serum-Natriumspiegel wieder auf Normwerte einstellen.

Den Wasserverlust errechnen wir nach der Formel:

$$\text{Wasserdefizit} = \frac{(\text{Natrium}_{\text{Ist}} - \text{Natrium}_{\text{Soll}}) \times 0{,}2 \times \text{kg KG}}{\text{Natrium}_{\text{Soll}}}$$

Um auch die Wasserveränderungen im Intrazellulärraum zu erfassen, muß dieser Wert verdreifacht werden.

Das Natriumdefizit errechnen wir nach der Formel:

$$\text{Natriumdefizit} = (\text{Natrium}_{\text{Soll}} - \text{Natrium}_{\text{Ist}}) \times 0,2 \times \text{kg KG}$$

Die rechnerische Korrektur anhand der Laborwerte bietet keine größeren Schwierigkeiten.

Bei Patienten mit eingeschränkter Nierenfunktion bzw. Anurie entsteht das Bild der einseitigen Wasserbilanz. Der anurisch Kranke befindet sich in einem Zustand der ständigen Wasserabgabe (Perspiratio insensibilis, Stuhl) und einer Abgabesperre für alle Elektrolyte. Die Flüssigkeitszufuhr muß sich auf die Verluste der Perspiratio insensiblis, eventuell auf abnorme enterale Sekretverluste beschränken.

Kalium-Haushalt:

Kalium spielt im Intrazellulärraum dieselbe Rolle wie Natrium im Extrazellulärraum (Abb. 4).

Neben der Regulierung des intrazellulären Volumens sind neuromuskuläre Erregbarkeit und Mitwirkung bei der Kohlenhydrat- und Eiweißsynthese entscheidend. Zirka 98 % des Körperkaliums befinden sich intrazellulär. Trotz seines geringen Plasmaanteils mit etwa 0,4 % ist das Serum-Kalium unter Berücksichtigung des Säure-Basen-Haushaltes als verläßlicher Parameter des Kalium-bestandes anzusehen. Azidose und Alkalose verändern bei gleichbleibendem Kaliumbestand die extrazelluläre Kaliumkonzentration. Die Störungen des Kaliumhaushaltes sind Bilanz- und Verteilungsstörungen, die eng mit dem oxydativen Stoffwechsel, dem Säure-Basen-Haushalt und mit dem Eiweiß- und Energiehaushalt verbunden sind.
Bei der Korrektur von Kaliummangelzuständen ist der Kalium-gesamtbestand zu berücksichtigen (Abb. 5).

Kaliummangel im Extrazellulärraum führt zu Tachykardien, Extra-
systolen, Digitalisüberempfindlichkeit des Myokards, Muskel-
schwäche, Hypotonie, Paresen, Magen-Darm-Atonien, metabolischen
Alkalosen, Herzkreislaufversagen.
Eine Faustregel nach TRUNIGER besagt, daß je 1 mval Abweichung
der Kaliumkonzentration im Serum von der Norm 1oo - 2oo mval
Defizit bei Serum-Kaliumwerten über 3 mval/l und 2oo - 4oo mval
Kaliumdefizit bei Serum-Kalium unter 3 mval/l entsprechen.

Sind die Kaliumkonzentrationen, der pH-Wert sowie die Kaliumkapazität bekannt, so kann man nach dem Diagramm von BURNELL und
SCRIBNER das Kaliumdefizit in Prozent der Kaliumkapazität ab-
lesen (Abb. 6, Abb. 7).

Die Kaliumkapazität kann aus dem Kräfte- bzw. Ernährungszustand und dem Körpergewicht des Patienten geschätzt werden.
Der Gesamtbestand an Körperkalium wird mit ungefähr 4o - 5o mval
Kalium/kg angegeben. Der Kaliumgehalt zeigt je nach Alter, Geschlecht und Habitus beträchtliche Schwankungen; Krankheiten
gehen regelmäßig mit einer Verminderung des intrazellulären
Kaliums einher, bedingt durch Abnahme der Zell- und Muskelmasse.
Die Kaliumkapazität läßt sich ebenfalls nach der Formel berechnen:

Kaliumkapazität $(C_K{}^+)$ = 1,75 x Kreatininausscheidung

  (in mval/l)   (in mg/24 Std.)

Für den Ausgleich des Kaliumdefizites sind wegen der Gefahr der
überschießenden Korrektur laufende Laborkontrollen erforderlich.
Im allgemeinen sollen nicht mehr als 2o - 3o mval pro Stunde und
etwa 24o mval/die ersetzt werden.
Auf Kaliumüberschuß, meist als Folge einer renalen Insuffizienz,
soll hier nicht eingegangen werden.

Kalzium-, Magnesium-, Chlorid- und Bikarbonat-Haushalt:

Chlorid und Bikarbonat als konkurrierendes Anion um das Natrium
sind mit dem Säure-Basen-Gleichgewicht engstens verbunden; somit
werden diese Probleme mit den Störungen des Säure-Basen-Haushaltes
abgehandelt.

Die Überwachung des Kalzium-Haushaltes ergibt in der Regel keine
ernsteren Probleme. Die täglichen in der Bilanz erfaßten Verluste
können, müssen jedoch nicht ersetzt werden.

Nach Eingriffen an der Nebenschilddrüse ist eine laufende Kontrolle erforderlich.

Magnesium gewinnt bei der Überwachung zunehmendes Interesse,
zumal Magnesium auf Muskeltätigkeit, intrazelluläre Energie-
übertragung maßgeblichen Einfluß hat. Bedarf und Indikation
gilt es noch klarer abzugrenzen. Der tägliche Bedarf wird
zwischen 1o und 2o mval/die angegeben.

Zur Behebung von Störungen des Wasser-Elektrolyt-Haushaltes und
zur Überwachung der hierfür erforderlichen Bilanzen bietet sich
am zweckmäßigsten ein Stoffwechselbilanzblatt an (Abb. 8).

Alle Kontrollgrößen müssen im Rahmen der Überwachung mit den
therapeutischen Maßnahmen in eine zeitliche Beziehung gebracht
werden. Nur hierdurch ist eine rechtzeitige und sinnvolle Anpassung der Therapie zu ermöglichen.

Für den für 24 Stunden voraus zu disponierenden Infusionsplan
sind Erhaltungsbedarf und Korrekturbedarf zu berücksichtigen.
In akuten Fällen sind Zwischenbilanzen erforderlich. Bilanz-
kontrollen sind um so indizierter, je länger eine ausschließliche
parenterale Ernährung durchgeführt werden muß.

<u>Literaturverzeichnis</u>

1. Truniger, B.: Wasser- und Elektrolytfibel. Thieme-Verlag,
   Stuttgart, 1969.

2. Bauer, H.: Der Wasser- und Elektrolythaushalt des Kranken.
   Anaesthesiologie und Wiederbelebung, Springer-Verlag,
   Berlin 1972.

3. Ahnefeld, F. W.: Der Mineralstoffbedarf. Bilanzierte Ernährung in der Therapie. Thieme-Verlag, Stuttgart, 1971.

4. Reissigl, H.: Praxis der Flüssigkeitstherapie.
   Urban & Schwarzenberg, München, 1968.

Kontrollgrößen bei der intravasalen Volumensubstitution

Parameter	Anzustrebender Zustand
Blutdruck	über 1oo mm Hg
Pulszahl/min	unter 1oo Schläge/min
Zentraler Venendruck	5 - 15 cm H_2O
Urinausscheidung	über 3o ml/Std
Füllungszustand der Venen	normal
Beschaffenheit der Haut	gut durchblutet, warm und trocken
Überdosierung	zentraler Venendruck über 2o cm H_2O
Unterdosierung	Harnmenge unter 3o ml pro Stunde

Abbildung 1

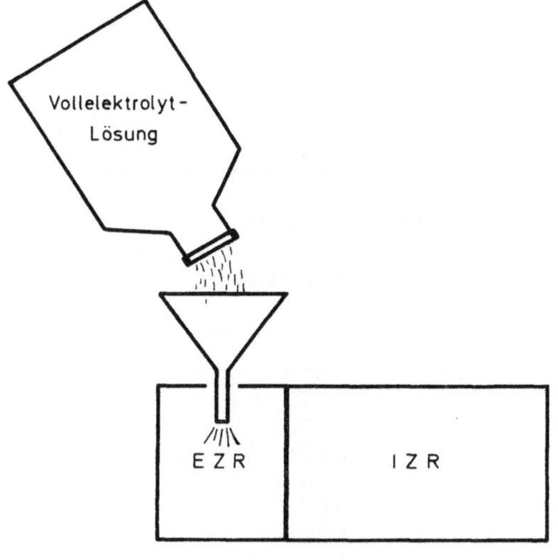

Abbildung 1 a: Verteilung der
Vollelektrolyt-Infusion

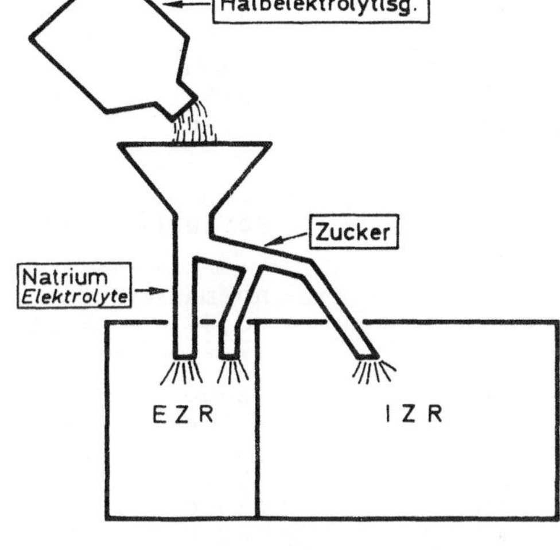

IZR = Intrazellulärer Raum
EZR = Extrazellulärer Raum

Abbildung 1 b: Verteilung der
Halbelektrolyt-Infusion

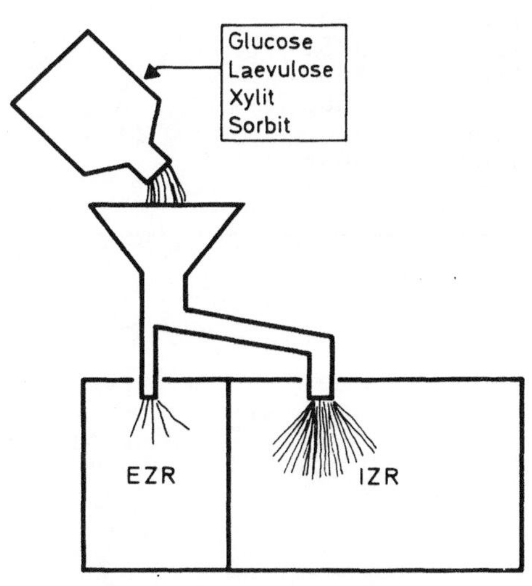

Abbildung 1 c: Verteilung der
5%igen Zuckerlösungen

Zirkulierendes Blutvolumen bei Gesunden in ml

Körpergewicht	Mann			
	Körperbau und % des Körpergewichts			
	normal	fett	dünn	muskulös
kg	7,0%	6,0%	6,5%	7,5%
4o	28oo	24oo	26oo	3ooo
45	315o	27oo	292o	337o
5o	35oo	3ooo	325o	375o
55	385o	33oo	257o	412o
6o	42oo	36oo	39oo	45oo
65	455o	39oo	422o	487o
7o	49oo	42oo	455o	525o
75	525o	45oo	487o	562o
8o	56oo	48oo	52oo	6ooo
85	595o	51oo	552o	637o
9o	63oo	54oo	585o	675o
95	665o	57oo	617o	712o
1oo	7ooo	6ooo	65oo	75oo

	Frau			
	Körperbau und % des Körpergewichts			
	normal	fett	dünn	muskulös
	6,5%	5,5%	6,0%	7,0%
4o	26oo	22oo	24oo	28oo
45	292o	247o	27oo	315o
5o	325o	275o	3ooo	35oo
55	357o	3o2o	33oo	385o
6o	39oo	33oo	36oo	42oo
65	422o	357o	39oo	455o
7o	455o	385o	42oo	49oo
75	487o	412o	45oo	525o
8o	52oo	44oo	48oo	56oo
85	552o	467o	51oo	596o
9o	585o	495o	54oo	63oo
95	617o	522o	57oo	665o
1oo	65oo	55oo	6ooo	7ooo

Abbildung 2

Art der Störung	Ery-Zahl Hb-Gehalt	Protein-Gehalt	Hämatokrit	Mittleres Erythroc.-Volumen	Mittlerer Hb-Gehalt d. Erythroc.	[Na⁺]	Bemerkungen
Hypotone Hyperhydration	erniedrigt	erniedrigt	mäßig erniedrigt	erhöht	erniedrigt	mäßig erniedrigt	vorwiegende Verände-rungen des intracellularen Raumes
Hypertone Dehydration	erhöht	erhöht	mäßig erhöht	erniedrigt	erhöht	mäßig erhöht	
Jsotone Hyperhydration	erniedrigt	erniedrigt	erniedrigt	normal	normal	normal	vorwiegende Verände-rungen des extracellularen Raumes
Jsotone Dehydration	erhöht	erhöht	erhöht	normal	normal	normal	
Hypertone Hyperhydration	erniedrigt	erniedrigt	stark erniedrigt	erniedrigt	erhöht	erhöht	Die Verände-rungen des intracellulären und extracellu-lären Raumes sind gegensinnig
Hypotone Dehydration	erhöht	erhöht	stark erhöht	erhöht	erniedrigt	erniedrigt	

Abbildung 3: Diagnose der Störungen des Wasser- und Natrium-Haushaltes nach SCHWAB

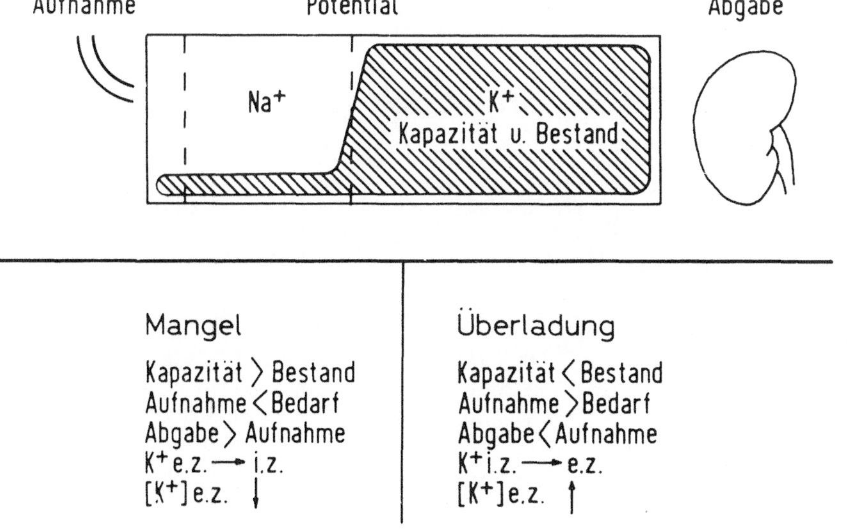

Abbildung 4: Kaliumkapazität

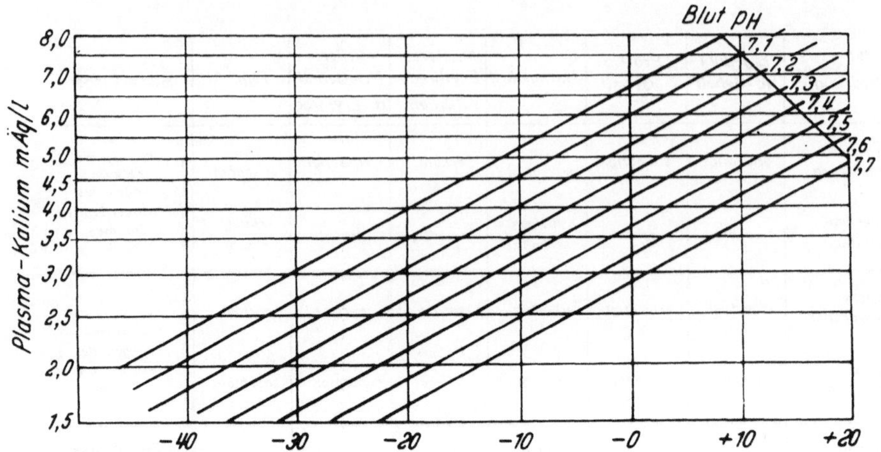

Abbildung 5: Kaliummangel im Extrazellulärraum

Kaliumgehalt des Körpers in Abhängigkeit vom
Ernährungszustand

Ernährungszustand	Männer	Frauen
Normal	45 mval/kg-KG	35 mval/kg-KG
Mittlerer Gewichtsverlust	32 mval/kg-KG	25 mval/kg-KG
Schwerer Gewichtsverlust	23 mval/kg-KG	2o mval/kg-KG

Abbildung 6

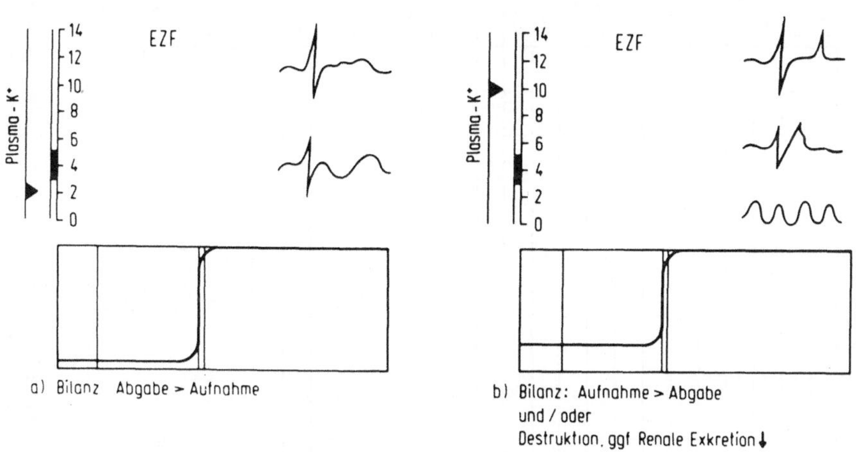

Abbildung 7: Nomogramm zur Berechnung des Kaliumdefizites
in Prozent der Kaliumkapazität

Stoffwechselbilanz von ______ Uhr bis ______ Uhr

Nr.	Name:			Alter:	Größe:	Datum:
	Lösung	Flüssigkeit in ml	Fett in g	Zucker in g	Alkohol in g	Stickstoff in g	Na⁺	Cl⁻	K⁺	Ca⁺⁺

Einfuhr		Lösung	Flüssigkeit in ml	Fett in g	Zucker in g	Alkohol in g	Stickstoff in g	Na⁺	Cl⁻	K⁺	Ca⁺⁺
i.v. Therapie											
i.v. Therapie											
i.v. Therapie											
i.v. Therapie											
i.v. Therapie											
i.v. Therapie											
i.v. Therapie											
per os											
per os											
Gesamtmenge											
Oxydationswasser											
Ausfuhr	Urin										
	Persp. ins/Schweiß										
	Stuhl										
	Trachea/Speichel										
	Kondenswasser										
	Drainage/Fistel										
	Erbrech./Magensaft										
	Gesamtmenge										
Tagesbilanz (+, —)											

Fortl. Bilanz (+, —):

Na⁺	______	mäq	Blut
K⁺	______	mäq	Wasser
Ca⁺⁺	______	mäq	Stickstoff
Cl⁻	______	mäq	Gewicht

Ges.-Cal.	Soll: ______ cal
	Ist: ______ cal
Ery-Zufuhr:	______ ml
Ery-Verlust:	______ ml
Tagestemperatur	______ °C
Gewicht:	______ kg

Laboruntersuchung

Nr. Bestandteil	Einheit	Blut/Serum Norm	Befund	Urin Norm	Befund
Natrium	mäq/l	135–145		100–180	
Chlorid	mäq/l	98–107		100–200	
Kalium	mäq/l	3,8–5,1		60–90	
Ery-Kalium	mäq/l	81–107		—	
Calcium	mäq/l	4,4–5,2		0,4–15	
Osmolalität	mosm/kg	301		200–1200	
Gesamteiweiß	g %	6,5–7,9		—	
Ges.-Stickstoff	g/Tag	—		10–18	
α-Amino-N	g/Tag	—		0,4–0,8	
Rest-N	mg %	28–39		—	
Harnstoff	mg %	14–40		200–350	
Kreatinin	mg %	0,5–1,2		54–160	
Zucker	mg %	65–120		—	
Ketonkörper	mg %	0,3–0,9		1–3	
pH-Wert	(cap.)	7,35–7,45		5–9	
pCO₂	mmHg	35–43		Spez.-Gew.	
Stand-Bic.	mäq/l	21,3–24,8		Bemerkungen	
Bas.-Übersch.	mäq/l	± 2,3			
pO₂	mmHg	85–98			
O₂-Sättig.	%	95–97			
Erythrocyt.	M/µl	4,5–5,0			
Hämoglobin	g %	13–16			
Hämatokrit	%	40–46			
MCHC	%	34			
MCV	µ 3	86			
Blut-Vol.	ml	5,5–7,5% des Körpergew.			
Prothrombinz.	%	100			Unterschrift

Abbildung 8: Stoffwechselbilanzblatt (aus F. W. Ahnefeld u. M. Halmágyi, Intensivtherapie beim septischen Schock, Springer-Verlag, Berlin Heidelberg New York
1970

Reanimationszentrum der Medizinischen Klinik, Klinikum Westend
Berlin 19

DIAGNOSE UND KORREKTUR DER STÖRUNGEN IM SÄURE-BASEN-HAUSHALT

von

B. May

Der Kontakt mit Entgleisungen des Säure-Basen-Haushaltes ist
eine ärztliche Alltagserscheinung geworden. Da lebensbedrohliche Störungen des Säure-Basen-Gleichgewichtes häufig den
Ablauf von Grundkrankheiten und damit gleichzeitig auch den
Erfolg krankheitsspezifischer therapeutischer Maßnahmen gefährden, hat die richtige Interpretation technisch einwandfrei
gewonnener, blutgasanalytischer Daten einen wesentlichen Anteil
am klinischen Gesamtergebnis. Aus der Klinik allein können niemals Art und Umfang von Störungen des SBH erkannt werden, weil
fortgeschrittene Erkrankungen komplexe Schädigungen vitaler
Funktionen aufweisen. Die arterielle Blutgasanalyse weist hier
den Weg zur richtigen Diagnose und gezielten Therapie.

Durch Bilanzvorgänge wird physiologischerweise die H^+-Konzen-
tration in den Körperflüssigkeiten innerhalb relativ enger Grenzen stabilisiert. Entsprechend der Brønstedtschen Definition
sind prinzipiell zwei Störungen möglich. Es liegt eine <u>Azidose</u>
vor, wenn eine Anhäufung von Säuren oder eine Verminderung von
Basen eingetreten ist. Die Umkehrung bedeutet eine <u>Alkalose</u> mit
einer Verminderung von Säuren oder einer Anhäufung von Basen.
Anhand der Messung der respiratorischen ($=pCO_2$) und der metabolischen Komponente (HCO_3^-- Konz.) ist die primäre Störung und
die kompensatorische Entstörung des Säure-Basen-Gleichgewichtes

zu unterscheiden (BAUR). Hierzu dient die Feststellung eines Über-
schusses oder eines Defizits an HCO_3^- oder CO_2 (H_2CO_3), wobei
der Normwert für das arterielle pCO_2 zwischen 35 und 43 mm Hg
und der des Standardbikarbonats zwischen 21,3 und 24,8 mval/l
gelegen ist (Abb. 1).

Akute Beladungen mit oder Entladungen von Säuren oder Basen
resultieren in einer Verschiebung des Quotienten HCO_3^-/H_2CO_3-
Konz. und führen somit entsprechend der HENDERSON-HASSELBALCH
Gleichung

$$pH = pK + \log \frac{(HCO_3^-)}{(H_2CO_3)}$$

je nach Umfang der respiratorischen und/oder metabolischen Kompensation zu aktuellen pH-Änderungen. Eines der Puffersysteme,
das Kohlensäure-Bikarbonat-System, ist hierbei von wesentlicher
Bedeutung, als seine korrespondierenden Säure- und Basenformen
der regulierbaren renalen und pulmonalen Funktionen unterliegen.
Mit zunehmender Erschöpfung der Puffersubstanzen durch Säuren
oder Basen treten pathologische pH-Veränderungen zur Azidose
oder Alkalose auf. Dies geschieht grundsätzlich in Form von vier
verschiedenen Möglichkeiten einer Bilanzstörung der Pufferbestän-
de.

Da das pH sich entsprechend dem Verhältnis der Konzentrationen
der metabolischen und respiratorischen Komponente zueinander
einstellt und außerdem der sekundäre physiologische Prozeß der
Kompensation beide Komponenten direkt verändern kann, müssen
zur Charakterisierung der Art und des Hergangs der Störung des
SBH zumindest pH, Standardbikarbonat und pCO_2 bestimmt werden
(Abb. 2).

Die Bezeichnungen respiratorische Azidose und respiratorische
Alkalose weisen auf Zustände mit primär respiratorisch bedingter Erhöhung oder Herabsetzung der CO_2-Konzentration hin.

Die Definition metabolische Azidose und metabolische Alkalose
beziehen sich auf Zustände mit primär nicht respiratorisch
(=metabolisch) bedingter Herabsetzung oder Erhöhung des Standardbikarbonats.

Unter den Pufferbasen versteht man die Summe der Pufferanionen
(Bikarbonat- und Nichtbikarbonatsystem) im Vollblut. Ihr Wert
ist vom Hämatokrit abhängig - Normalbereich 45 - 5o mval/l -.
Parallel zu den Pufferbasen zeigt der Base-Excess die Menge an
akkumulierten oder fehlenden "fixen" Säuren in mval/l an. Ein
positiver Wert (=Basenüberschuß) entsteht durch einen Säureverlust oder Basengewinn, ein negativer Wert (=Basendefizit)
beweist einen Säuregewinn oder Basenverlust, der physiologische Bereich liegt zwischen + 2,5 bis - 2,5 mval/l. Mit seiner
Kenntnis lassen sich klinisch die absoluten Fehlbeträge der EZF
an Säuren und Basen direkt in mval errechnen. Dies geschieht
unter Berücksichtigung des aktuellen Körpergewichts nach der
von MELLEMGARD und ASTRUP experimentell gefundenen Formel

$$BE_{(extrazellulär)} = o,3 \text{ x Körpergewicht(kg) x } BE_{(Blut)}$$

Im Gegensatz zum Standardbikarbonat werden das Gesamt-CO_2, das
aktuelle Bikarbonat und die Alkalireserve unter den verschieden-
sten respiratorischen Bedingungen erheblich verändert und sind
somit für die Charakterisierung des metabolischen Status des
SBH ungeeignet. Außerdem sind wir derzeit bei der Beurteilung
des Säure-Basen-Gleichgewichtes noch an die Parameter der EZF
gebunden, da verläßliche intrazelluläre Messungen noch nicht
möglich sind.

Nach MÜLLER müssen zur Beurteilung einer Blutgasanalyse folgende Fragen beantwortet werden:

1. Wie bedrohlich für die Vitalfunktion ist die Stoffwechsel-
   störung aufzufassen, d.h. liegt eine kompensierte Störung
   oder eine dekompensierte Störung mit Über- oder Unterschreitung der normalen pH-Spanne von 7,35o - 7,45o vor?

104

2. Ist die Störung respiratorisch oder metabolisch verursacht?

3. Liegt eine primär metabolische Störung mit respiratorischer
   Kompensation oder Teilkompensation oder eine primär respiratorische Störung mit metabolischer Kompensation vor?

4. Kombinieren sich gegensätzliche Verschiebungen im metabolischen Stoffwechsel (z.B. Säureverlust - Alkalose und Laktat-
   Azidose) zu vorgetäuschten normalen Blutgasbefunden?

Die aus der Gasanalyse sich häufig ergebende Frage, ob respiratorische oder metabolische Stoffwechselveränderungen ursächlich
oder als Kompensationsmechanismen aufzufassen sind, ist oft nur
mit Hilfe zusätzlicher Laboruntersuchungen im Elektrolythaushalt,
durch Urin-pH-Messungen sowie durch entsprechende klinische Ver-
laufsbefunde zu sichern.

Bei der metabolischen Azidose umfaßt die Bezeichnung "metabolisch"
Basenverluste und Säurebeladungen, die sich im Säure-Basen-Gleichgewicht der EZF als Senkung der HCO_3^--Konzentration und entsprechend der jeweiligen respiratorischen Kompensation (pCO_2-Abfall)
als Senkung des pH auswirken. Die respiratorische Anpassung der
CO_2-Konzentration im Organismus an die metabolische Verminderung
der HCO_3^--Konzentration findet klinisch ihren Ausdruck in der
azidotischen Hyperventilation, die bei ausgeprägten Azidosen in
Bezug auf die H^+-Verminderung nur eine Teilkompensation zu sein
pflegt. Liegt ein pH-Wert von weniger als 7,350 vor, so haben die
Kompensationsvorgänge versagt. Es bahnt sich ein Circulus vitiosus
an, der durch eine sofortige antiazidotische Therapie durchbro-
chen werden muß. Da die Behandlung der metabolischen Azidose
sowohl die therapeutische Beeinflussung des Grundleidens als auch
die Zufuhr von Puffersubstanzen umfaßt, stellt die letztere lediglich eine zusätzliche Maßnahme dar. Diagnostisch findet man zunächst eine starke Vertiefung und dann eine Beschleunigung der
nicht behinderten Ventilation. Anstelle des Gedankens an eine
metabolische Azidose und des Ausschlusses von diabetischer Azidose (Geruch, Azetoazetattestprobe), renaler oder anderer

Auslösungsarten kann hier die Fehldiagnose einer Herzinsuffizienz gestellt werden. Die Differentialdiagnose gegenüber einer
primären respiratorischen Alkalose kann nach ZIMMERMANN gemäß
nachfolgend tabellarisch zusammengestellter Befunde in der Regel
entschieden werden (Abb. 3).

Eine weitere Übersäuerung des Organismus ist durch die respiratorische Azidose möglich, die eine primäre Beladung mit CO_2
(d.h. mit H_2CO_3) darstellt und die Folge einer alveolären Hypoventilation ist. Da diese Störung innerhalb von Minuten entsteht,
die kompensatorische renale Bikarbonatasservation jedoch längere
Zeit benötigt, unterscheiden wir bezüglich des Umfanges der pH-
Erniedrigung eine akute und chronische respiratorische Azidose.
Im Anschluß an die initiale Kohlendioxydretention mit Erhöhung
des pCO_2 im Blut und Verminderung des pH-Wertes können folgende
pathophysiologische Kompensationsvorgänge diagnostisch verwertet
werden: Verschiebung des Chlorid in den IZR, wodurch zuvor an
Chlorid gebundene Na^+-Ionen zur Bindung an HCO_3^- frei werden;
extrazelluläre Verschiebung von Kalium und Natrium; erhöhte
renale tubuläre Bikarbonatrückresorption; verstärkte renale
Chlorid-, Phosphat- sowie Ammonium- und H^+-Ionen-Ausscheidung
kombiniert mit einem Anstieg der renalen Natriumbikarbonat-
bildung auf dem Wege des Ionenaustausches (Abb. 4).

Als Folge der Kompensationsvorgänge ist der gesamte CO_2-Gehalt
im Plasma erhöht und die Chloridkonzentration herabgesetzt. Bei
der Differentialdiagnose gegenüber der metabolischen Alkalose
ist die Feststellung einer stets unzureichenden pulmonalen
Kompensation (pH bleibt erhöht) von ausschlaggebender Bedeutung
(Abb. 5).

Therapeutisch stehen hier die maschinelle Beatmung, die physikalische Behandlung von Ventilationsbehinderungen, die Beatmungs-
inhalation sowie die Applikation von THAM zur renalen Eliminierung von CO_2 zur Verfügung.

Bei der Korrektur von Azidosen sind die Infusionstherapie und
die Beatmung imstande, die Lage des Säure-Basen-Gleichgewichtes
innerhalb von Minuten grundsätzlich zu verändern. Voraussetzung
dafür ist die beliebig häufige Kontrolle der Blutgase. Entsprechend der Brønstedtschen Definition kommen alkalisierende Substanzen zur Anwendung, wobei sich Konzentrate zur individuellen
Dosierung in Trägerlösungen am besten eignen. Bei akuten Gefähr-
dungen sollte man sich stets der vitalen Bedeutung der respiratorischen Kompensation bewußt sein. Eine Behinderung der Ventilation zu beseitigen kann u.U. wirksamer sein, als die metabolische Komponente anzuheben.

Alkalisierende Substanzen

Gelöste Bikarbonat-Salze liefern die Base für das biologisch
wichtige Bikarbonatpuffer-System, d.h. die metabolische Komponente des SBH wird direkt erhöht. Eine ungestörte Lungenfunktion ist hier Voraussetzung. Unter Bikarbonatinfusion führt
die azidotische Stoffwechsellage zu einer Steigerung der
H_2CO_3-Konzentration und damit zu einem Anstieg der CO_2-Konzen-
tration, so daß die Bikarbonatgabe bei behinderter Ventilation
zu einem weiteren pH-Abfall führt. Das gelöste CO_2 äquilibriert
sich schneller zwischen Blut und Körpergeweben als die Bikarbonationen. CO_2 durchdringt die Zellmembran rascher als das
HCO_3^-, so daß trotz Anstieg des Blut-pH der intrazelluläre
pH-Wert vorübergehend abfallen kann. Neben der Gefahr der
Ausfällung von Karbonaten in Gegenwart von Ca^{++}- und Mg^{++}-Ionen
ist anzunehmen, daß das Bikarbonat seine Wirkung rasch im Extra-
zellulär- und nur langsam im Intrazellulärraum entfaltet. Da
Bikarbonat meist in o,5 (4,2%ig) bis 1molarer (8,4%ig) $NaHCO_3$-
Konzentration verabreicht wird, bedeutet dies bei der wesentlich geringeren Plasmabikarbonat-Konzentration eine brüske Stoßwirkung (sog. "harte Pufferung).

Soweit eine Basenverlust-Azidose vorliegt, die mit einem Kationen-
defizit einhergeht (z.B. Verluste über den Intestinaltrakt oder

durch ungenügende renale Konservierung), wirkt sich das mitge-
lieferte Na^+ als Substitution aus. Umgekehrt stellen die Be-
gleitkationen von Bikarbonat, soweit nur Bedarf an Base zwecks
Aufnahme von H^+ besteht (Säurebeladungsazidose), eine unerwünsch-
te Beladung dar. Dies ist mit der Gefahr einer Vermehrung des
EZF-Volumens (Kreislaufgefährdung, Lungenödem) verbunden. Das
gilt insbesondere für die renale Retentionsazidose, wobei die
Gabe von Bikarbonat mit einer äquivalenten Menge an Natrium
(die nicht zu Verlust ging) zur hypervolämischen Katastrophe
führt, wenn die Kapazität der renalen Na-Exkretion überschritten wird. Es ist konsequenzlos, auf der einen Seite die Koch-
salzzufuhr zu beschneiden und auf der anderen Seite hemmungs-
los Natriumbikarbonat zu verabreichen.

Zur Korrektur einer metabolischen Azidose errechnet sich die
zuzuführende Menge an Bikarbonat (mval) aus der eingangs erwähnten Formel von MELLEMGARD und ASTRUP, wobei der Ausdruck
- o,3 x kg KG - den EZR als Verteilungsraum der zugeführten
Bikarbonationen wiedergibt. Das benötigte Volumen einer 1molaren
(8,4%igen) $NaHCO_3$-Lösung ergibt sich zu

$$ml\ NaHCO_3\ (1molar) = -BE\ x\ o,3\ x\ kg\ KG,$$

wobei die Anwendung der Formel ein normales extrazelluläres
Volumen voraussetzt. Wegen der erwähnten brüsken Stoßwirkung
des Bikarbonats ist die Alkalisierung mit Hilfe isotoner
$NaHCO_3$-Lösungen oder Bikarbonatkonzentrat-Zusätzen vorzuziehen,
außerdem ist die vorsichtige Dosierung angebracht. Zur Vermeidung einseitiger Na-Überladungen ist bei Bedarf der - evtl.
kombinierte - Gebrauch von Kalzium- oder Kaliumbikarbonat sinnvoll.

Antiazidotische Lösungen mit <u>organischen Anionen</u> wie Laktat,
Azetat, Malat und Zitrat entfalten eine Pufferwirkung dadurch,
daß das organische Anion metabolisiert und dabei Bikarbonat
produziert wird. Daher ist die Wirkung weniger stoßartig als
die der Bikarbonatverabreichung. Die Gefahr der Mitgabe von

Kationen gilt hier im gleichen Ausmaß. Die Verwendung der organischen Anionen setzt deren ungestörte intermediäre Umsetzung voraus. Dies ist nicht der Fall bei hypoxischer Stoffwechsellage
und bei Leberfunktionsstörungen. Bei Laktatazidose (Schock,
Kreislaufstillstand) entsteht z.B. durch Na-Laktat ein Laktatstau.
Die Errechnung des Korrekturbedarfs geschieht ebenfalls nach der
von MELLEMGARD und ASTRUP angegebenen Formel.

Das Trishydroxymethylaminomethan (kurz THAM oder TRIS genannt)
verteilt sich, außer in EZR, teilweise auch innerhalb der Zellen. Der durch diese Substanz erzielte Protonenentzug unterscheidet sich prinzipiell von dem der bisher genannten Substanzen. Als starker H^+-Akzeptor kann THAM solange H-Ionen aufnehmen, bis 7o% der Substanz ionisiert sind. Der ionisierte Anteil wird renal schneller ausgeschieden und bewirkt als tubulär
nicht rückresorbierbares Molekül eine starke osmotische Diurese
(Gefahr von Na^+- und K^+-Verlusten). Der nicht ionisierte Anteil
dringt außerdem in die Zellen ein und entfaltet dort ebenfalls
eine antiazidotische Wirkung. Da die protonisierte Form des
THAM (Abb. 6) nur über die Nieren ausgeschieden wird, ist seine
Anwendung von einer genügenden Nierenfuktion abhängig zu machen
und verbietet sich als Korrektur der Retentionsazidose. Unter
allen Puffern kann alleine THAM Kohlensäure neutralisieren, unabhängig von der respiratorischen Komponente wird Bikarbonat
erzeugt und Kohlensäure ohne Zuhilfenahme der Lungen über die
Nieren eliminiert. Im Vergleich zum Bikarbonat und den organischen Anionen entfällt bei seiner Verwendung die Kationenbela-
dung, was ja dem Prinzip einer Korrektur der Additionsazidose
entspricht. Die Toxizität der Substanz ist gering, sie ist um
so geringer, je größer der Säuregehalt des Organismus ist.
Kumulationen sind möglich bei normaler und alkalischer Stoffwechsellage sowie bei Verabfolgung größerer Mengen in kurzen
Abständen und bei Anurie. Seine Nebenwirkungen sind zum Teil aus
dem Wirkungsprinzip zu verstehen:

Eine Atemdepression ist nur bei ausgeglichenem SBH sowie bei
rascher Infusion nachweisbar, nicht jedoch während der azidotischen Hyperventilation. Die Verwendung bei der respiratorischen Azidose ist wegen der drohenden Atemdepression nur dann
erlaubt, wenn durch Respiratoren eine adäquate Ventilation
sichergestellt werden kann. Besteht bei fortgeschrittener respiratorischer Insuffizienz trotz Beatmung eine Hyperkapnie,
kann auch die Verabreichung von THAM nicht genügen, um den täglichen Anfall von etwa 2o.ooo mmol CO_2 auf die Dauer zu elimini-
ren. Somit ist die Indikation auf die akute respiratorische
Azidose gerichtet, wenn dabei die Atmung kontrolliert wird.
Unter der Beatmung kann die Substanz jedoch risikolos benutzt
werden. Eine andere Nebenwirkung von THAM ist in seiner blut-
zuckersenkenden Tendenz infolge Insulinfreisetzung durch gesteigerte Glukoseutilisation zu sehen, eine Eigenschaft, die
sich günstig auf die obligate Hyperglykämie im Schock auswirken kann. Außerdem fördert THAM den Austritt von Kalium aus den
Zellen (Hyperkaliämie) und vermag darüber hinaus im Gegensatz
zu Natriumbikarbonat den erhöhten Katecholaminspiegel inten-
siver und rascher zu senken und bewirkt eine bessere Ansprechbarkeit des Herz- und Kreislaufsystems auf die vermehrt ausge-
schütteten Katecholamine (ZIMMERMANN). Als negative Eigenschaft
ist noch die lokale Unverträglichkeit zu nennen, die eine streng
intravenöse Applikation erforderlich macht. Aufgrund seiner be-
sonderen Eigenschaften ist die Verwendung von THAM sowohl bei
metabolischer als auch respiratorischer Azidose möglich. Insbesondere bei der diabetischen Ketoazidose, der Laktatazidose
im Schock sowie bei Zitratazidose nach Massen- und Austausch-
transfusionen ist TRIS mit gutem Erfolg gebraucht worden (Abb. 7).

Der Einsatz von TRIS oder den genannten "klassischen" Puffersubstanzen ist abhängig von den beschriebenen Vor- und Nachteilen,
die die vorliegende Azidose begleitende Nieren- bzw. Lungenfunktion sowie von Störungen im Elektrolythaushalt.

THAM steht zur Therapie als o,3molare blutisotone Infusionslösung sowie als 3molare Konzentratlösung zur Verfügung. Zur
Errechnung des erforderlichen Korrekturbedarfs gilt bei Verwendung

der o,3molaren Lösung

$$ml \ o,3molares \ THAM = -BE \times kg \ KG$$

der 3molaren Lösung

$$ml \ 3molares \ THAM = -BE \times \frac{kg \ KG}{1o}$$

Bei der Behandlung der akuten und chronischen Retentionsazidose
wird neuerdings das oral verabreichbare Hexakalziumhexanatrium-
heptacitrathydratkomplex (Acetolyt®) bei Absinken des HCO_3^-
unter 15 mval/1 mit Erfolg gegeben. Die metabolische Azidose
kann damit rekompensiert werden. Im Gegensatz zu der bisherigen
Therapie besteht der Vorteil dieser Substanz in der Natrium-
armut und Kaliumfreiheit. Zudem können diese Patienten durch
Einhalten einer eiweißarmen Kartoffel-Ei-Diät (Säureäquivalent-
anfall/die 15-2o mval) im Säure-Basen-Gleichgewicht gehalten
werden.

Die metabolische Alkalose ist durch den Anstieg des Blut-pH,
eine erhöhte Plasmabikarbonat-Konzentration und gewöhnlich durch
einen erniedrigten Plasmachlorid- und Plasmakaliumspiegel, oberflächliche Atmung und Hypoxie bei pulmonaler Vorschädigung gekennzeichnet. Der Anstieg des Blut-pH hängt vom Ausmaß der vorliegenden respiratorischen und renalen Kompensation ab. Die Bezeichnung "metabolisch" umfaßt Säureverluste, Basenbeladungen
und Verteilungsveränderungen, die sich im Säure-Basen-Gleichgewicht der EZF durch die genannten Blutgasparameter anzeigt und
in der Regel durch die alkalotische Hypoventilation nur beschränkt kompensiert wird. Durch die respiratorische Retention
von Kohlensäure versucht der Organismus den aktuellen
HCO_3^- /H_2CO_3-Quotienten der Puffergleichung auf das normale Verhältnis von 2o:1 zu senken. In dieser kompensierten Form bleibt
die Alkalose bestehen bis über die Niere der Basenüberschuß
eliminiert worden ist. Dieser Mechanismus versagt aber in einer

Reihe von Fällen mit gastrointestinalem Säureverlust. Trotz zunehmender Alkalose gehen dem Organismus durch die paradoxe Azidurie weitere kostbare Säureäquivalente verloren. Diese paradoxe Reaktion scheint eng mit den tubulären Ionen-Austauschmechanismen zusammenzuhängen, dabei kommt dem verlorenen oder fehlenden Chloridion eine wesentliche Bedeutung zu. Rascher Ersatz des Chlorids durchbricht Alkalose und Azidurie und erlaubt gleichzeitig eine wirksame Behandlung der nahezu obligaten Hypokaliämie (TRUNIGER). Die Kombination mit der Ketoazidose (subtraktive Auswirkung auf den Säure-Basen-Status) steht zahlenmäßig an erster Stelle. Die mit Kaliummangel verbundene metabolische Alkalose geht häufig mit einer intrazellulären Azidose einher. Prinzipiell verstärkt die metabolische Alkalose die Hypokaliämie, wie diese umgekehrt die Alkalose verstärkt. Diese gegenseitige Beeinflussung und ihre sekundären Komplikationen ist in dem folgenden Schema am Beispiel des Magensaftverlustes dargestellt (HALMÁGYI) (Abb. 8).

Zur Differentialdiagnose gegenüber der respiratorischen Azidose sei auf Tabelle 2 verwiesen.

Jeder Faktor, der eine alveoläre Hyperventilation auslöst, provoziert eine respiratorische Alkalose (zerebrale Läsionen, Thyreotoxikose, Infekte, Effort-Syndrom, ungünstige Klimatisierung, O_2-Mangel etc.). Außer den typischen blutgasanalytischen Befunden (pCO_2-Abfall, pH-Anstieg, renale Senkung des Bikarbonatspiegels) geht sie mit einem Na- und K-Verlust in den IZR sowie mit ausgeprägten neurologischen Symptomen einher. Die Differentialdiagnose gegenüber der metabolischen Azidose ist in Tabelle 1 dargestellt.

Ansäuernde Substanzen

Zur Korrektur einer dekompensierten metabolischen Alkalose (pH über 7,45o) oder zur Kompensation einer permanenten respiratorischen Alkalose werden ansäuernde Infusionslösungen verwandt. Zur Ansäuerung der Körperflüssigkeiten kann heute Ammoniumchlorid

112

wegen der Gefahr einer Ammoniakvergiftung nicht mehr empfohlen
werden. Insbesondere bei Hyperammoniämie sowie bei Leber- und
Nierenfuktionsstörungen ist die Verwendung von NH_4Cl kontra-
indiziert. Die Verwendung von Natrium- und Kaliumchloridlösungen
erlaubt oft keine adäquate Therapie der bestehenden Störung des
SBH und führt andernfalls zur Überdosierung der beiden Kationen.

Die Therapie mit <u>Aminosäurehydrochloriden</u> hat sich jedoch gut
bewährt. Ihr Eintritt in den Stoffwechsel wirkt sich als Verabreichung von HCL (= H^+) im äquimolaren Verhältnis aus. Zur
Verwendung kommen 1-Lysin- und 1-Arginin-Hydrochlorid. Die Dosierung erfolgt wiederum entsprechend dem jeweiligen Basenüberschuß nach der MELLEMGARD-ASTRUP-Formel. Es ist darauf zu achten, daß eine hypokaliämische metabolische Alkalose nur unter
gleichzeitiger Zufuhr von Kaliumionen ausgeglichen werden kann.
Die Gabe von 1/1o und 1/2o normaler HCl-Lösung ist ebenso
möglich.

In der Regel genügt bei der respiratorischen Alkalose eine se-
dierende Therapie. Ist diese nicht ausreichend, muß wegen der
sekundären Gefährdung durch die alkalotische Stoffwechselent-
gleisung evtl. passager die kontrollierte Beatmung unter Re-
laxation durchgeführt werden.

<u>Literaturverzeichnis</u>

1.   Ahnefeld, F. W. und M. Halmágyi: Homoic ase, Wiederher-
     stellung und Aufrechterhaltung. Anaesthesiologie und Wie-
     derbelebung, Bd. 6o, Springer, Berlin-Heidelberg-New York,
     1972.

2.   Baur, H.: Der Wasser- und Elektrolythaushalt des Kranken.
     Anaesthesiologie und Wiederbelebung, Bd. 65, Springer,
     Berlin-Heidelberg-New York, 1972.

3.   Comroe, J. H.: Physiology of Respiration.
     Year Book Medical Publishers, Chicago, 1968.

4. Feurstein,. V.: Die Störungen des Säure-Basen-Haushaltes.
    Anaesthesiologie und Wiederbelebung, Bd. 35, Springer,
    Berlin-Heidelberg-New York, 1969.

5. Frey, R., W. Hügin und O. Mayrhofer: Lehrbuch der Anaesthe-
    siologie und Wiederbelebung, Springer, Berlin-Heidelberg-
    New York, 1971.

6. Kluthe, R.: Medikamentöse Therapie bei Nierenerkrankungen.
    4. Freiburger Tagung über Fortschritte der Nephrologie 197o.
    Georg Thieme Verlag, Stuttgart, 1971.

7. Kucher, R. und K. Steinbereithner: Intensivstation, -pflege,
    -therapie. Georg Thieme Verlag, Stuttgart, 1972.

8. Lawin, P.: Praxis der Intensivbehandlung.
    Georg Thieme Verlag, Stuttgart, 1968.

9. Truniger, B.: Wasser- und Elektrolythaushalt. Diagnostik
    und Therapie. Georg Thieme Verlag, Stuttgart, 1971.

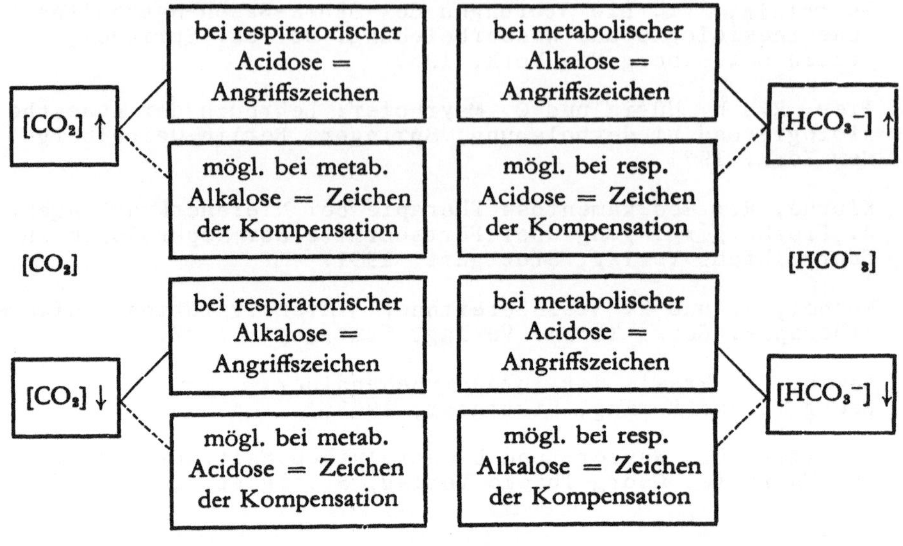

Abbildung 1: Spiegelbildliche Bedeutung der primären und sekundären Konzentrationsänderungen von CO_2 und HCO_3^- als Zeichen des Angriffs (Störung) und der Kompensation (Entstörung).

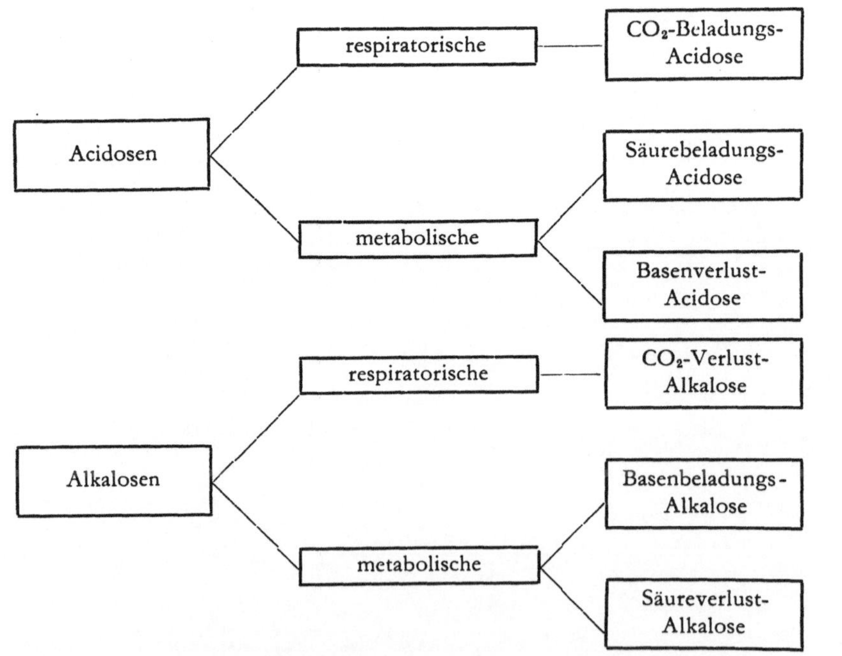

Abbildung 2: Die Nomenklatur der Gefährdung des Säuren-Basen-Gleichgewichts nach dem Hergang

	Metabolische Acidose	Respiratorische Alkalose
pH unkompensiert	↓	↑
kompensiert		±
Spätstadium		↓
PCO_2	↓	↓↓
Natrium	±↓	±↓
Kalium	↑±	±↓
Chlorid	±↓↑	±↓
Phosphat	±↑	↓±
Respiratorischer Gasaustausch	↑	↑↑↑↑ (RQ über 1,0)
Neurologische Veränderungen	selten	↑↑↑

Abbildung 3: Differentialdiagnose von metabolischer Azidose und respiratorischer Alkalose

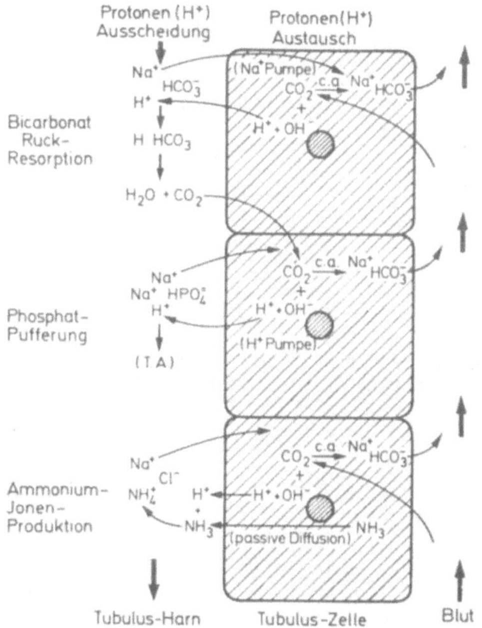

Abbildung 4: Schematische Darstellung der renalen Reabsorption und Regeneration von HCO_3-Ionen und Exkretion von Wasserstoffionen. Renale Nettoausscheidung von H-Ionen = Summe der titrierbaren Azidität (T.A.) + Ammoniumausscheidung - Bikarbonatausscheidung

	CO_2 mMol/l	pH	PCO_2 mmHg	Chloride mMol/l
Metabolische Alkalose	↑	↑	±↑	↓
Respiratorische Acidose	↑	±↓	↑↑	↓

Abbildung 5: Vergleichende Plasma-Elektrolytzusammensetzung bei metabolischer Alkalose und respiratorischer Azidose

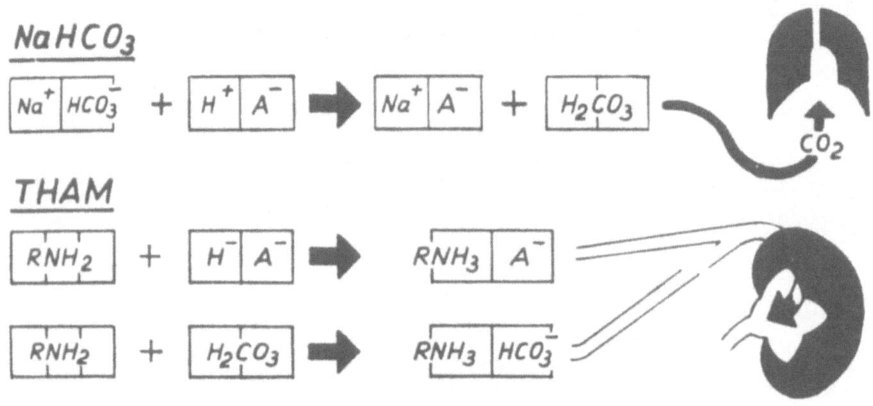

Abbildung 6: Unterschiedlicher Protonenentzug und -ausscheidung durch Bikarbonat und Trispuffer

	metabolisch	respiratorisch	kombiniert
$NaHCO_3$	+	Ø	Ø
THAM	+ +	+	+ +

Abbildung 7: Darstellung der unterschiedlichen Wirkung der antiazidotischen Substanzen auf metabolische, respiratorische und kombinierte Azidose: Natriumbikarbonat (setzt uneingeschränkte Lungenfunktion voraus, Na-Retention), und THAM (zusätzliche Eliminierung von CO_2 über die Nieren als Karbonat). (Zittel und Zimmermann)

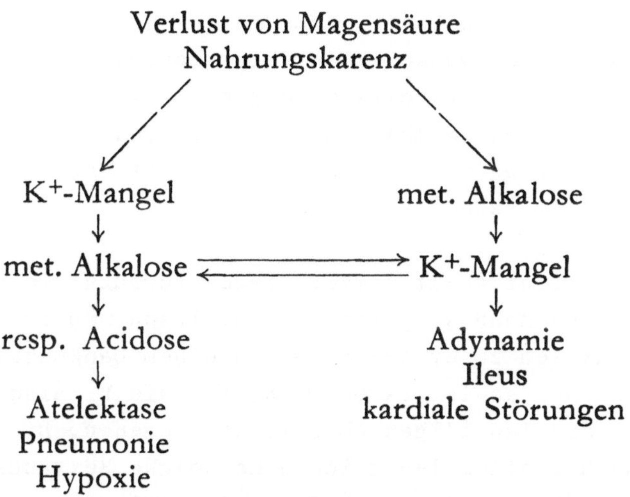

Abbildung 8: Metabolische Störungen durch Absaugen des Magensaftes bei operierten Patienten

Aus dem Institut für Anästhesiologie der Johannes-Gutenberg-
Universität Mainz (Direktor: Prof. Dr. R. Frey)

SPEZIELLE GESICHTSPUNKTE DER KORREKTUR BEI OPERIERTEN UND TRAUMATISIERTEN PATIENTEN

von

M. Halmágyi

Es ist heute allgemein bekannt, daß die Zuordnung charakteri-
stischer Störungen des Wasser-Elektrolyt-Haushaltes zu den
einzelnen klinischen Krankheitszuständen nur in qualitativer
Hinsicht erfolgen kann. Selbst unter dieser realistisch an-
mutenden Einschränkung wird man am Krankenbett immer wieder
neue Anregungen zum Nachdenken erhalten.

Trotz dieser Einsicht sollte immer wieder versucht werden, die
bekannten Faktoren nach jüngeren Erkenntnissen neu zu ordnen
bzw. jede mit diesen zu ergänzen und in einem Denkmodell zusammenzufassen. Nur so ist es möglich, für die klinische Routine
Denkhilfen mit der jeweiligen Aktualität zu geben. Die folgenden Ausführungen stellen lediglich eine solche Bestandsaufnahme
unserer heutigen Kenntnisse über die Fortentwicklungsmöglich-
keiten der postoperativen Substitutionstherapie dar.

Durch Operationsstreß, Narkose und Nahrungskarenz erfolgt in
der postoperativen Phase eine Umstellung des Endokriniums.
Es kommt zur Aktivierung des sympathiko-adrenalen Systems mit
Ausschüttung von Katecholaminen, des Hypophysenvorderlappen-
nebennierenrinden-Systems mit vermehrter Freisetzung von ACTH
und des endokrinen reno-adrenokortikalen Systems mit ge-

steigerter Renin-Angiotensin-Aktivität und mit vermehrter Produktion von Aldosteron. In der intra- und postoperativen Phase besteht ferner eine herabgesetzte Nierendurchblutung, die Tubulusfunktion bleibt auch über längere Zeit verändert. Eine glomero-tubuläre Imbalance infolge Minderdurchblutung der Niere sowie eine erhöhte Inkretion von Adiuretin sind regelmäßig zu beobachten. Zweifelsohne sind noch weitere Faktoren, wie Zellzerstörung, Energiemangel infolge der Nahrungskarenz - die zu einer vermehrten Fettverbrennung führt - ebenfalls dafür verantwortlich zu machen, daß in der postoperativen Phase eine Wasserretention, eine Natriumretention, erhöhte Kaliumverluste, hohe Stickstoffverluste, eine Glukoseverwertungsstörung und eine ketogene Stoffwechsellage regelmäßig anzutreffen sind.

Noch vor kurzem hat man diese pathophysiologischen Veränderungen in der postoperativen Phase als unabänderliche Gegebenheiten hingenommen. Die Auswertung neuerer Untersuchungsergebnisse hat eindeutig gezeigt, daß die intra- und postoperativen Störungen der Homoiostase mit Hilfe einer adäquaten Substitutionstherapie durch die intravenöse Verabreichung von Infusionen günstig beeinflußt werden können.

Folgende Erkenntnisse haben in den letzten drei Jahren eine therapeutische Signifikanz erlangt.

1. Bereits in der pränarkotischen, präoperativen Phase sollen Wasser, Elektrolyte und zumindest kalorienspendende Substanzen mit der Hilfe der Substitutionstherapie durch Infusionen zugeführt werden.

Unsere Untersuchungen an 2o männlichen Versuchspersonen mittleren Alters haben einen Kalorienverbrauch während der präoperativen Flüssigkeits- und Nahrungskarenz nachgewiesen, der ziemlich genau der Höhe des Ruheumsatzes,d.h. Grundumsatz plus 15 % entspricht. Der Durchschnittswert kann im Mittel mit 1,1 cal/kg KG/h Hungerperiode - für klinische

120

Belange mit ausreichender Genauigkeit - angegeben werden.
An dem Kalorienumsatz waren Eiweiß mit 12 %, Kohlenhydrate
mit 28 % und Fett mit 6o % beteiligt. Aus diesen Ergebnissen
ist es ersichtlich, daß die Ketoazidose durch vermehrte
Fettverbrennung infolge Mangel an Kohlenhydraten bereits
während der präoperativen Nahrungskarenz eingeleitet wird.

FÖRSTER hat darauf hingewiesen, daß die durch die Nahrungskarenz hervorgerufene Zuckerneubildung aus Eiweiß bereits
innerhalb weniger Stunden dazu führen kann, daß wichtige
Enzymeiweiße eingeschmolzen werden. Hierdurch tritt auch
eine Störung in der Einschleusung der Glukose in die Glu-
kogensynthese auf, so kann man bereits in der pränarkotischen
Phase mit einem erhöhten Blutzuckerspiegel rechnen, wenn
man Glukose infundiert und die Nahrungskarenz über mehrere
Stunden bestand. Die Eiweißverbrennung entsprach in unseren
Untersuchungen einem Eiweißverbrauch von 2,5 g/h entsprechend
o,4 g N/h.

Die Ergebnisse weiterer Untersuchungen über die Verluste an
Wasser und Elektrolyten an insgesamt 1o freiwilligen Versuchspersonen, die einer 16stündigen Nahrungs- und Flüssigkeitskarenz unterzogen wurden, sind in Tabelle 1 angegeben.
Berechnet man die Verluste an Wasser durch Urinausscheidung
und Perspiratio insensibilis, so kommt man zu dem Ergebnis,
daß etwa 73 ml/h Hungerperiode Wasser verlorengingen. Die
Natriumverluste zeigen, daß hierbei Wasser und Natrium in
einem halbisotonen Verhältnis verlorengehen. Die Produktion
von Oxydationswasser wurde mit 15 ml/h berechnet.

Die Kontrolle des Hämatokritwertes und des zirkulierenden
Blut- bzw. Plasmavolumens zeigte, daß die Verluste an Wasser
und Natrium während der Flüssigkeitskarenz zur Einschränkung
des zirkulierenden Blut- bzw. Plasmavolumens führen (Tab. 2).

Faßt man diese Untersuchungsergebnisse zusammen, so kommt
man zu der Feststellung, daß für die präoperative Substitutionstherapie eine Infusionslösung wünschenswert wäre, die
in ihrer Zusammensetzung eine Aminosäurenkonzentration von
4 - 5 %, eine Kohlenhydratkonzentration von 2o - 3o %, eine
Natriumkonzentration von 7o mval/l und eine Kaliumkonzentration von 2o mval/l aufweist. Es sollten etwa 6o ml dieser Infusionslösung für eine Stunde Karenzperiode noch vor
Einleitung der Narkose infundiert werden.

2. Bei der intra- und postoperativen Substitutionstherapie
   sollten nicht nur die durch den Streß ausgelösten pathophysiologischen Vorgänge, sondern auch die durch das Trauma
   verursachte Sequestrierung der extrazellulären Flüssigkeit
   Berücksichtigung finden (Abb. 1). Diese Sequestrierung führt
   zwangsläufig zur Einschränkung des Plasmavolumens und damit
   zu einer intravasalen Hypovolämie mit allen ihren Folgen.

Es ist das Verdienst amerikanischer Autoren darauf hingewiesen zu haben, daß die postoperative extrazelluläre und
damit auch intravasale Hypovolämie, die infolge Verminderung
des aktiven Anteils der extrazellulären Flüssigkeit auftreten, mit Hilfe der Infusion von Ringer-Laktat-Lösung behoben werden kann (SHIRES et. al., TETZLAFF). Heute würde
man hierfür eher die Ringer-Azetat-Lösung empfehlen. Diese
Autoren beschrieben, daß durch die Substitution adäquater
Mengen an Ringer-Laktat-Lösung die Aktivierung des reno-
adrenokortikalen Systems, die Minderdurchblutung der Niere
und die starke Ausschüttung an ADH therapeutisch günstig
beeinflußt werden können. Hierdurch werden dann auch die
in der postoperativen Phase beobachteten Wasser- und Natriumretention sowie Störungen der Tubulusfunktion behoben.
Die Ermittlung des Bedarfs für den Ersatz der sequestrierten
extrazellulären Flüssigkeit ist nicht leicht. Sicherlich
waren die ursprünglichen Angaben von SHIRES und Mitarb.
über die Einschränkung des funktionellen extrazellulären
Raumes infolge Sequestrierung der extrazellulären Flüssig-

keit in der postoperativen Phase zu hoch gegriffen. SHIRES
und Mitarb. gaben an, daß nach größeren bauchchirurgischen
Eingriffen nach einer Operationszeit von jeweils 2 Stunden
ein Defizit von 13 - 28 %,d.h. bei Erwachsenen etwa 1.7oo -
3.7oo ml auftreten. Sie haben die Größe des extrazellulären
Volumens, des Plasmavolumens und des Erythrozytenvolumens
mit Hilfe der sogenannten Triple-Isotopen-Technik (S^{35},
J^{131}, Cr^{51}) gemessen. Es ist zwischenzeitlich nachgewiesen
worden, daß der Verteilungsraum für Natriumsulfat größer
ist als es dem extrazellulären Raum entsprechen würde. Wenn
man die Untersuchungen von WILLIAMS, GRABLE, FRANK und FINE
berücksichtigt, dann kommt man aber zumindest zu der Feststellung, daß bei operierten Patienten ohne adäquaten Ersatz eine Einschränkung des zirkulierenden Plasmavolumens
regelmäßig auftritt. Die unveröffentlichten Untersuchungsergebnisse von AHNEFELD und HALMAGYI haben ebenfalls gezeigt, daß nach größeren bauchchirurgischen Eingriffen eine
Einschränkung des zirkulierenden Blutvolumens um etwa 3oo -
5oo ml in der postoperativen Phase regelmäßig zu finden ist.

Aufgrund der hier beschriebenen Untersuchungsergebnisse erscheint es berechtigt anzunehmen, daß die Sequestrierung der
extrazellulären Flüssigkeit nach größeren und länger dauern-
den operativen Eingriffen zu einer Einschränkung des zirkulierenden intravasalen Volumens um 35o - 5oo ml führt.

Berücksichtigt man die größenordnungsmäßigen Verhältnisse,
die zwischen dem intravasalen und dem extrazellulären Raum
bestehen, so dürfte diese Einschränkung des zirkulierenden
intravasalen Volumens etwa 1,5 - 2,o 1 extrazellulärem Gesamtdefizit entsprechen. Durch diese Überlegungen kommt man
zu dem Ergebnis, daß 1,5 - 2,o 1 einer Ringer-Azetat-Lösung
dem Bedarf für den extrazellulären Raum, der durch vorübergehende Sequestrierung der extrazellulären Flüssigkeit entsteht, am nächsten kommen. Letzten Endes wird die in der
postoperativen Phase ausgeschiedene Urinmenge und die Natriumkonzentration im Urin darüber Auskunft geben, ob die

infundierte Menge an Ringer-Azetat-Lösung dem Bedarf entsprach oder nicht. Es sollten hierfür in den ersten postoperativen Stunden etwa 5o - 7o ml Stundenurinproduktion mit einer Natriumkonzentration, die um 7o mval liegt, gefordert werden. Es soll jedoch betont werden, daß diese Angaben in der Zukunft mit aller Wahrscheinlichkeit noch korrigiert werden. Eindeutig ist jedoch, daß die Störungen des Wasser- und Natriumhaushaltes sowie die postoperative Wasser- und Natriumretention durch Gabe von Ringer-Azetat-Lösung günstig beeinflußt werden können.

3. Es ist offensichtlich, daß die alleinige Verabreichung von Wasser und Elektrolyten in der postoperativen Phase lediglich eine Art Basistherapie darstellt. Die Störungen des Kaliumhaushaltes, des Eiweißhaushaltes sowie die vermehrte Fettverbrennung und die damit verbundene ketogene Stoffwechsellage können nur durch zusätzliche Zufuhr von in der postoperativen Phase verwertbaren kalorienspendenden Substanzen und Aminosäuren therapeutisch günstig beeinflußt werden.

Die hohen Kaliumverluste, abgesehen von der vermehrten Ausschüttung von Nebennierenrindenhormonen, treten zweifelsohne in erster Linie infolge Freisetzung von Kalium durch Zellzerstörung auf. Die Glukoneogenese aus Eiweiß, d.h. eine vermehrte Eiweißverbrennung infolge Mangel an energiespendenden Substanzen muß ebenfalls für die Erklärung der erhöhten Kaliumfreisetzung in der postoperativen Phase herangezogen werden. Durch den Abbau von Körpereiweißen kann man jedoch die immer wieder vorgefundenen hohen Kaliumverluste nicht ganz erklären, denn der Kaliumverlust ist größer als es dem Zellzerfall entsprechen würde. Die Ursache für die zusätzliche Freisetzung von Kalium ist mit aller Wahrscheinlichkeit in den ungünstigen energetischen Bedingungen in der postoperativen Phase zu suchen. Infolge mangelhafter Substitutionstherapie tritt ein Energiemangelzustand auf. Die frei verfügbaren Kohlenhydratreserven in dem Organismus, die etwa 4oo g betragen, werden rasch verbraucht. Durch den Mangel an energieliefernden Stoffen treten Störungen der selektiven

124

Akkumulation für Kaliumionen auf, d.h. die sogenannte Natriumpumpe wird insuffizient. Es kommt zur Verringerung des Membranpotentials; Kalium tritt aus der Zelle heraus, Natrium in die Zelle hinein. Die so zusätzlich freiwerdenden Kaliummengen werden bei der bestehenden hohen Aldosteronausschüttung rasch ausgeschieden. Sie fehlen dann allerdings bei dem Wiederaufbau von Körpersubstanz während der anabolen Phase. So kann es, wie in Abb. 2 dargestellt ist, zu einer extrazellulären Hypokaliämie kommen, wenn durch Infusion von in der postoperativen Phase verwertbaren kalorienspendenden Substanzen und Aminosäuren die postoperative Katabolie eingeschränkt wird.

Daher muß man bei der Bedarfsermittlung in der postoperativen Phase berücksichtigen, daß 1 g Stickstoff etwa 2,38 mval Kalium und 1 g Glukogen etwa 1 mval Kalium bindet. Hierzu kommt zusätzlich ein Bedarf an Kalium, wenn durch die Wiederherstellung der normalen energetischen Verhältnisse die sogenannte Natriumpumpe wieder voll leistungsfähig wird und ein Kaliumstrom aus dem extrazellulären Raum Richtung intrazellulärem Raum bis zur Normalisierung der intrazellulären Kaliumbestände auftritt.

An dieser Stelle kann und soll auf die Frage der Auswahl der kalorienspendenden Substanzen nicht näher eingegangen werden. Abschließend sollte man jedoch festhalten, daß durch die Verabreichung von linksdrehenden Aminosäuren unter gleichzeitiger Gabe von in der postoperativen Phase verwertbaren Kohlenhydraten, wie z.B. Lävulose, Sorbit und Xylit, der Eiweißzerfall und die gesteigerte Fettverbrennung günstig beeinflußt werden können. Damit wird auch die metabolische Azidose weitgehend beseitigt und eine übermäßige Zellzerstörung mit erhöhten Verlusten an Stickstoff durch Katabolie vermieden. Die Beseitigung des Energiemangelzustandes verhindert dann auch den Kaliumausstrom aus dem intrazellulären Raum.

Sowohl auf dem Gebiet der Substitutionstherapie mit Aminosäurelösungen als auch auf dem Gebiet der Substitutionstherapie mit in der postoperativen Phase verwertbaren kalorienspendenden Substanzen werden noch weitere Untersuchungen erforderlich sein, um für die Bedarfsermittlung exakte Angaben
machen zu können. Eines sollte man jedoch festhalten, daß
die amerikanischen Versuche - die durch die Arbeiten von
DUDRICK in den letzten Jahren bekannt geworden sind - eine
Anabolie durch Verabreichung von großen Mengen an Glukose mit
gleichzeitiger Gabe von Insulin zu erzwingen bzw. eine sogenannte Hyperalimentation herbeizuführen als gescheitert
anzusehen sind. Die Gefahr eines hyperosmolaren Komas ist
für die Routinetherapie sicherlich zu groß.

Literaturverzeichnis

1. Halmágyi, M.: Allgemeine Praxis der Intensivbehandlung.
    In: Lehrbuch der Anaesthesiologie und Wiederbelebung,
    2. Aufl., S. 884, Springer, Berlin-Heidelberg-New York,
    1971

2. Shires, G.T., D. Colin, J. Carrico, S. Lightfoot: Fluid
    therapy in hemorrhagic shock. Arch. Surg. 88 (1964) 688.

3. Tetzlaff, A.O.: Der primäre Volumenersatz mit Ringer-Lactat.
    Springer, Berlin-Heidelberg-New York, 1969.

4. Williams, J.A., E. Grable, H.A. Frank, J. Fine: Blood
    losses and plasma volume shifts during and following
    major surgical operations. Ann. Surg. 156 (1962) 648.

Substanz		x	$\bar{x}$
Wasser$_U$	ml	385,1	$\pm$74,o
Na^+_U	mval	66,6	$\pm$18,8
K^+_U	mval	22,4	$\pm$lo,9
Ca$^{++}_U$	mval	4,1	$\pm$ 1,5
Cl^-_U	mval	69,7	$\pm$26,5
Wasser persp.ins.	ml	786,5	$\pm$236,o

Tabelle 1: Wasser- und Elektrolytverluste nach 16stündiger Nahrungskarenz beim Erwachsenen

	d	s$\bar{d}$	Signif.
Gewicht kg	-1,2	$\pm$o,25	++
Serum-K$^+$ mval/l	+o,3	$\pm$o,2o	++
Blutvol. ml/kg	-3,3	$\pm$1,7o	++
Plasmavol. ml/kg	-2,9	$\pm$1,lo	++
Hämatokrit %	+1,2	$\pm$o,8o	++

n = lo   ++ p $\leqq$ o,o1

Tabelle 2: Veränderungen der Homoiostase nach 16stündiger Nahrungskarenz beim Erwachsenen

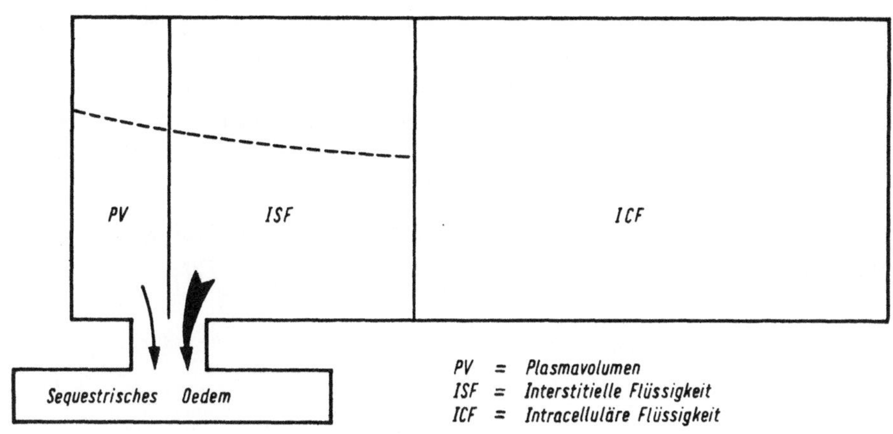

Abbildung 1: Sequestration der extrazellulären Flüssigkeit (Ödeme)

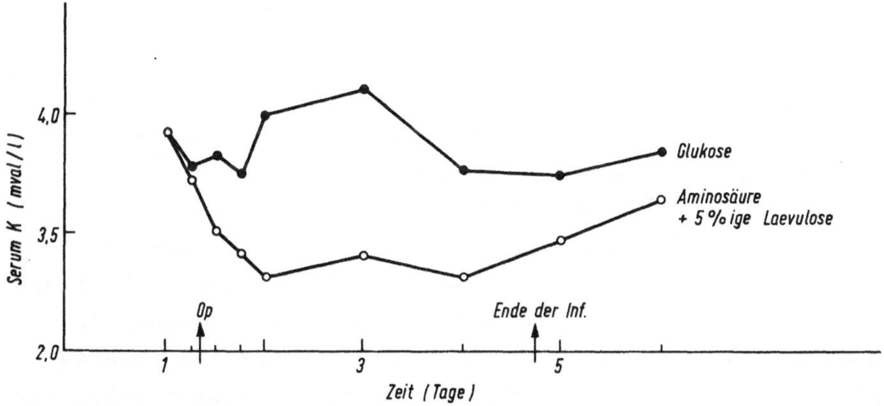

Abbildung 2: Serumkalium-Konzentration während der Infusion von Glukose oder Aminosäure mit 5 %iger Laevulose

Aus der Neurochirurgischen Universitätsklinik Mainz

SPEZIELLE GESICHTSPUNKTE DER KORREKTUR BEI PATIENTEN MIT
NORMALEM UND GESCHÄDIGTEM GEHIRN

von

H. J. Reulen

I. Homoiostase des Gehirns

Bei den klinischen Betrachtungen der Flüssigkeits-,Elektrolyt-
und Säure-Basen-Verteilung in den verschiedenen Kompartimenten
des Körpers wurde das Gehirn erst relativ spät in die Überlegungen einbezogen. Dabei wurde jedoch deutlich, daß das Gehirn
aus verschiedenen Gründen eine Sonderstellung einnimmt. Zum
einen verfügt es in der Blut-Hirn-Schranke über einen Funktions-
komplex, welcher sein "physiko-chemisches Milieu" gegen Fluk-
tuationen von außen in gewissen Grenzen sicherstellt. Dieses
Schrankensystem stellt vereinfacht eine für Gase permeable, für
Elektrolyte jedoch kaum permeable Membran dar. Die Schranken-
funktion gegenüber Elektrolyten und anderen großmolekularen Substanzen, wie z.B. Proteinen, wird durch eine Kombination ana-
tomischer Strukturen einerseits und chemischer Transportvorgänge andererseits sichergestellt. Ähnliche Bedingungen bestehen
an der sogenannten Blut-Liquor-Schranke, am Plexus chorioideus.
Als Resultat dieser Vorgänge wird ein Liquor gebildet und aufrechterhalten, der sich in seiner Zusammensetzung signifikant
von einem Plasma bzw. von einem Plasma-Ultrafiltrat unterscheidet (2) (Abb. 1).

Mit der Existenz des Liquors im Ventrikelsystem und den Sub-
arachnoidalräumen verfügt das Gehirn zum anderen über ein zu-
sätzliches Flüssigkeitskompartiment, dessen Volumen unter Normalbedingungen etwa 15o ml, also etwa lo % des Hirnvolumens beträgt.
Der Liquor steht in einem relativ raschen Austausch durch Diffusion mit der interstitiellen Flüssigkeit im Gehirn und besitzt
vermutlich die gleiche oder eine ähnliche Zusammensetzung. Dem
etwa 15 % betragenden interstitiellen Raum im Gehirn ist somit
ein weiteres Flüssigkeits-System nachgeschaltet, der Liquor,
welches akute Veränderungen als zusätzliche Pufferung aufzu-
fangen vermag.

Die Blut-Hirn-Schranke sowie der nachgeschaltete EZR und Liquor-
raum können als äußerst sinnvolle Einrichtung zur Aufrechterhaltung der Homoiostase des Gehirns bezeichnet werden. Das Gehirn bleibt dadurch von den meisten im übrigen Organismus ab-
laufenden metabolischen Störungen des Säure-Basen-Stoffwechsels
oder auch Störungen des Elektrolytstoffwechsels geschützt. Diese
Eigenregulation der Homoiostase des Gehirns ist aus verschiedenen Gründen von eminenter Bedeutung.
Auf diese Weise kann z.B. die Kaliumkonzentration im Liquor und
der interstitiellen Flüssigkeit im Gehirn bei Veränderungen des
Plasmakaliums über einen weiten Bereich konstant gehalten werden
(Abb. 2). Dies ist deshalb so wichtig, da die Funktion der Neurone und auch der Gliazellen nur bei einer niedrigen Kaliumkonzentration gewährleistet ist. Weiter muß berücksichtigt werden, daß im Gehirn kontinuierlich sogenannte Transmitter-Sub-
stanzen (GABA, Dopamin, Noradrenalin, Serotonin) produziert
werden, deren Effekt gleichfalls von einem konstanten Milieu
abhängig ist.

Die entscheidende Bedeutung kommt schließlich der Konstanthal-
tung des Liquor-pH zu. Der Liquor-pH bzw. die $[H^+]$ Konzentration
der interstitiellen Flüssigkeit im Gehirn ist sowohl für die
Regulation der lokalen und globalen Hirndurchblutung (6) als
auch für die zentrale Steuerung der Atmung verantwortlich (2).

Jede Abnahme des extrazellulären pH im Gehirn ist mit einer
Dilatation der zerebralen Arteriolen und einer Durchblutungs-
zunahme verbunden. Umgekehrt führt eine Alkalose im Liquor zu
einer Abnahme der Hirndurchblutung. Hinsichtlich der Steuerung
der Atmung bedeutet eine Azidose eine Zunahme der Ventilation
und eine Alkalose eine Abnahme der Ventilation. Diese Regulationsmechanismen sind sehr sinnvolle Einrichtungen, da auf diese
Weise z.B. nach einer erhöhten zerebralen Aktivität das über
den Stoffwechsel anfallende CO_2 Hirndurchblutung und Ventilation
erhöht und nun über die erhöhte Durchblutung in das Blut und
die erhöhte Ventilation pulmonal abtransportiert werden kann.

II. Einfluß extraneuraler Störungen im Säure-Basen-Haushalt
    sowie Wasser- und Elektrolyt-Haushalt auf das ungeschädigte
    Gehirn.

a) Veränderungen des Säure-Basen-Haushaltes
   Da der Liqour praktisch kein Eiweiß enthält, ist er lediglich sehr schwach über das Bikarbonat-Kohlensäuresystem, d.h.
   also das Verhältnis CO_2/HCO_3^- gepuffert. Normalerweise liegt
   der CO_2-Partialdruck im (lumbalen) Liquor etwa 9 mm Hg höher
   und der pH etwa o,lo Einheiten tiefer als im arteriellen Blut.
   Das Liquor-Bikarbonat ist etwa o,5 mÄqu/l niedriger als im
   Plasma. CO_2 vermag sehr rasch zwischen Blut und Liquor zu
   äquilibrieren, während $\left[HCO_3^-\right]$ Änderungen im Blut erst innerhalb Stunden oder Tagen von gleichen Veränderungen im Liquor
   gefolgt werden (2,lo). Die Auswirkungen akuter Veränderungen
   des Blut-pH auf den Liquor-pH hängen deshalb davon ab, ob die
   Änderungen der Säure-Basen- Verhältnisse primär durch eine
   Änderung des pCO_2 oder des $\left[HCO_3^-\right]$ ausgelöst werden.

   Akute Änderungen: Akute Änderungen des arteriellen pCO_2 -
   Hyperkapnie oder Hypokapnie - führen im Liquor unmittelbar
   zu fast identischen Änderungen des pH wie im Blut (Abb. 3).
   Auf der anderen Seite sind akute Zu- oder Abnahmen des Plasma
   $\left[HCO_3^-\right]$, z.B. nach Infusion von Bikarbonat oder einer Säure,

in der ersten Zeit der deutlichen pH-Änderung im Blut nicht
von identischen pH-Änderungen im Liquor begleitet. Der Liquor-
pH folgt dem Blut-pH nur äußerst langsam und quantitativ vermindert nach; es kann sogar in der Anfangsphase einer akuten
Zu- und Abnahme des Blut $[HCO_3^-]$ im Liquor eine dem Blut ent-
gegengesetzte pH-Änderung beobachtet werden. Demnach besteht
ein wichtiger und fundamentaler Unterschied zwischen der Auswirkung von respiratorischen oder metabolischen Störungen im
Blut auf das Säure-Basen-Gleichgewicht im Liquor.

Chronische Änderungen: Bei längeren, Stunden bis Tage bestehenden, nicht-respiratorischen Säure-Basen-Störungen bleibt
der Liquor-pH im allgemeinen trotz der oft auffällig starken
pH-Änderungen im Blut weitgehend aufrechterhalten. Die Kon-
stanz des Liquor-pH bei metabolischen Azidosen wird durch
2 Mechanismen sichergestellt. Einmal wird die normale pCO_2-
Differenz zwischen Blut und Liquor von etwa 9 mm Hg durch
eine Vermehrung der Hirndurchblutung beträchtlich verringert.
Den wichtigeren Mechanismus jedoch stellt die Erhöhung des
Liquor-Bikarbonates gegenüber dem Blut-Bikarbonat durch aktive Transportmechanismen dar (Abb. 4).
Bei chronischen respiratorischen Säure-Basen-Störungen weisen
die verfügbaren klinischen und experimentellen Daten darauf
hin, daß die durch Änderung des arteriellen pCO_2 verursachten
Verschiebungen des Liquor-pH ebenfalls progressiv, jedoch
nicht vollständig durch eine Adaption der $[HCO_3^-]$ Konzentration
im Liquor kompensiert wird. Damit kehrt der CSF-pH langsam
wieder zu normalen Werten zurück trotz der eventuell fortbe-
stehenden pH-Änderung im Blut. Aus diesen Beobachtungen darf
man schließen, daß die Regulation der $[H^+]$ Konzentration des
Liquors bei metabolischen Störungen des Säure-Basen-Haushaltes sehr wirksam ist. Diese Adaption des Liquor $[HCO_3^-]$
während chronischer respiratorischer und nicht respiratorischer Störungen wird vermutlich mittels eines aktiven
Transportprozesses geregelt. Dies ist Gegenstand vieler neuer
Untersuchungen.

132

Auf die Auswirkungen rascher Korrekturen länger bestehender
metabolischer Azidosen oder Alkalosen auf den pH im Liquor
und ihre Bedeutung für die Atmung möchte ich kurz eingehen.
Die Arbeitsgruppen um WINTERSTEIN, LEUSEN, PAPPENHEIMER.
LOESCHKE usw. haben gezeigt, daß im Bereich der Medulla
oblongata wasserstoffionensensitive Neurone lokalisiert sind,
welche für den zentralen Atemantrieb verantwortlich sind. Die
Ventilation folgt dabei sehr genau einer Zu- oder Abnahme
des pH der extrazellulären Flüssigkeit in der Umgebung dieser
Neurone, d.h. bei der Liquorazidose nimmt die Ventilation zu
und umgekehrt bei einer Liquoralkalose ab.
Wird nun beispielsweise eine chronische metabolische Azidose,
die zu einer Abnahme des $\left[HCO_3^-\right]$ und des pCO_2 im Plasma und
adaptiv zu den oben besprochenen Änderungen im Liquor geführt
hat, rasch durch Infusion von Bikarbonat normalisiert, so
kommt es in der ersten Phase zu einer Abnahme des Liquor-pH
(Abb. 4). Dies ist bedingt durch den relativ langsamen Anstieg des Liquors $\left[HCO_3^-\right]$ gegenüber dem schnellen Anstieg des
Liquor-pCO_2 (Abb. 4). Häufig resultiert jetzt eine inadä-
quate Ventilation, so daß der pCO_2 wieder abfällt und der
Liquor-pH sich wieder im Bereich der Norm einpendelt.

Abb. 5 weist anschließend auf einen häufig nicht beachteten,
klinisch jedoch sehr wichtigen Gesichtspunkt hin, nämlich
die unterschiedliche Auswirkung einer metabolischen und respiratorischen Azidose auf Liquor-pH und Hirnfunktion, d.h.
den Bewußtseinszustand. Patienten mit metabolischer Azidose
können zwar krank wirken, sind jedoch bewußtseinsklar und
kooperativ solange der Liquor-pH normal bleibt. Patienten
mit respiratorischer Azidose und einem sauren Liquor-pH sind
häufig stuporös bzw. sogar im Koma. Diese Befunde geben eine
Erklärung für die manchmal zu beobachtende paradoxe vorübergehende klinische Verschlechterung, wenn eine metabolische
Azidose zu rasch mit Bikarbonat normalisiert wird. Sie geben
auch eine Erklärung für die Ursache der Enzephalopathie im
Rahmen einer chronischen pulmonalen Insuffizienz und die Not-
wendigkeit zur Senkung des arteriellen pCO_2 als adäquate
Therapie (7).

b) <u>Veränderungen des Wasser- und Elektrolyt-Haushalt</u>
   Wie oben bereits angeführt, wird das Gehirn durch die Blut-
   Hirn-Schranke sehr gut gegenüber akuten Schwankungen der
   K^+, Na^+ und Cl^- Konzentration im Plasma bzw. EZR geschützt.
   Dies kann jedoch dann ein Nachteil sein, wenn sich als Folge
   solcher rascher Plasma-Veränderungen - z.B. Hyponatriämie
   und Hypochlorämie - auch eine rasche Abnahme der Plasma-
   Osmolarität entwickelt. Auf diesem Wege kann eine extraneu-
   rale Störung im Elektrolyt- und Wasser-Haushalt zu einer
   Schädigung des Gehirns führen. Dies läßt sich am besten am
   Beispiel der Wasserintoxikation demonstrieren. Bei der Über-
   wässerung des Körpers mit einer hypotonen Flüssigkeit bzw.
   bei einem Verlust von osmotisch aktiven Partikeln aus dem
   EZR entwickelt sich ein osmotischer Druckgradient zwischen
   Blut einerseits und dem Gehirn und Liquor andererseits. Im
   Rahmen des nun folgenden osmotischen Ausgleiches diffundiert
   Wasser gemäß dem osmotischen Gradienten von Plasma in das Ge-
   hirn und den Liquor, während Elektrolyte oder andere osmotische aktive Substanzen nur sehr verzögert in das Blut zurück-
   wandern. Es bildet sich also ein Hirnödem aus (Abb. 5). Als
   Folge der Zunahme des Hirn- und Liquorvolumens entwickelt
   sich ein Mißverhältnis zwischen verfügbarem knöchernem Schä-
   delinnenraum und dem Schädelinhalt, d.h. es kommt zu einem
   Anstieg des intrakraniellen Druckes. Das osmotisch ausgelöste
   Hirnödem wie auch der erhöhte intrakranielle Druck sind an-
   teilig für die resultierende Reduktion der Hirndurchblutung
   verantwortlich. Interessant ist, daß das Ausmaß der Wasserintoxikation bzw. die Abnahme der Plasmaosmolarität direkt
   proportional der Abnahme der Hirndurchblutung ist. Im Ex-
   periment kann bei einer Wasserintoxikation von 15 - 2o %
   des Körpergewichtes der intrakranielle Druck und das Ödem
   so stark ausgeprägt sein, daß es zu einem zerebralen Kreis-
   laufstop und zum zerebralen Tod kommen kann.
   Die adäquate Therapie der Wasserintoxikation ist die Normalisierung der Blutosmolarität durch Infusion einer hypertonischen Lösung, wie z.B. 2o % Mannitol oder 4o % Sorbit,

134

bzw. die Normalisierung einer normovolämischen Hyponatriämie
durch Verabreichung der entsprechenden Menge an Natrium usw.

Es soll an dieser Stelle erwähnt werden, daß beim sogenannten
Disäquilibrium-Syndrom, welches als Komplikation einer Perito-
neal-Dialyse auftreten kann, ähnliche Zusammenhänge vorliegen.
Unbekannt hingegen ist häufig, daß ein osmotisch ausgelöstes
zerebrales Ödem während der Behandlung eines diabetischen
Koma auftreten kann. Wird eine ausgeprägte Hyperglykämie
durch Verabreichung von großen Dosen von Alt-Insulin zu rasch
gesenkt, so fällt die Plasmaosmolarität schneller als die Osmolarität im Liquor und im Hirn ab, und der entstehende osmotische Gradient ist für die Verschiebung von Flüssigkeit in
das Gehirn verantwortlich (1). Wir wurden auf diese Zusammenhänge erst aufmerksam, seit auf unserer Intensivstation die
Möglichkeit zur fortlaufenden Messung des intrakraniellen
Druckes besteht und wir indirekt als Zeichen eines Hirnödems
einen deutlichen Anstieg des intraventrikulären Druckes beobachteten.

III. Einfluß extraneuraler Störungen im Wasser-, Elektrolyt-
     und Säure-Basen-Haushalt auf das geschädigte Gehirn.

Im zweiten Teil des Beitrages soll das geschädigte Gehirn behandelt werden. Dabei stellt sich für die Praxis die entscheidende Frage, ob bei einer Schädigung des Gehirns, wie sie z.B.
nach einem Schädel-Hirn-Trauma vorliegt, und welche immer mit
einer Störung der Blut-Hirn-Schranke verbunden ist, das Gehirn
einen locus minoris resistentiae gegenüber Störungen im Wasser-
und Elektrolyt-Haushalt sowie im Säure-Basen-Haushalt darstellt.
Hierüber sind m.E. noch keine exakten Untersuchungen bekannt,
welche eine zusammenfassende Aussage erlauben würden.
Nach einer traumatischen Schädigung des Gehirns mit einer Störung der Blut-Hirn-Schranke tritt im Bereich der geschädigten
Gefäße eine plasmaähnliche Flüssigkeit in das Interstitium aus;
es entwickelt sich ein Hirnödem. Die treibende Kraft für diesen
Austritt ist der arterielle Druck. Sowohl experimentelle als

auch klinische Beobachtungen zeigen, daß sich die Entwicklung
und Ausbreitung des Hirnödems bei einer arteriellen Hypertension
verstärkt und umgekehrt verlangsamt bei einer mäßigen Senkung des
arteriellen Druckes. Es liegen auch Hinweise vor, daß sich die
Ödemausbreitung durch eine respiratorische Alkalose (therapeutische Hyperventilation) vermindern läßt (8). Auf die Besprechung
dieser Zusammenhänge soll hier nicht eingegangen werden.
Die Frage jedoch, ob und in welchem Maße bei einer notwendigen
Infusionstherapie die Ödemausbildung modifiziert werden kann, ist
noch nicht geklärt. Empirische Erfahrungen an vielen Kliniken
haben deutlich gezeigt, daß eine isotone Hyperhydrierung für das
geschädigte Gehirn eher schädlich sein kann. Deshalb besteht
heute meistens die Tendenz, bei der Gefahr oder beim Vorliegen
eines zerebralen Ödems die Gesamtflüssigkeitsbilanz des Körpers
in den ersten Tagen nach einem zerebralen Trauma negativ zu halten. Wir selbst gehen dabei so vor, daß bei einer exakten Kontrolle der Ein- und Ausfuhr die Flüssigkeitsbilanz in den ersten
4 - 5 Tagen bei etwa - 5oo ml/die gehalten wird; d.h. es wird
in dieser Zeit beim Erwachsenen ein Gesamtdefizit von etwa
2 - 2,5 l angestrebt. Es muß jedoch darauf geachtet werden, das
Blutvolumen normal zu halten. Bei Bedarf sollte Plasma verabreicht werden, um einen hohen kolloidosmotischen Druck im Intravasalraum zu gewährleisten.

IV. Die Säure-Basen-Veränderungen im Liquor beim geschädigten
    Gehirn und ihre Auswirkung auf das extraneurale System.

Im letzten Teil meines Beitrages möchte ich ein sehr interes-
santes Beispiel einer lokalisierten Störung des Säure-Basen-
Stoffwechsels vorstellen. Es handelt sich um eine metabolische
Azidose, welche als Folge zerebraler Läsionen selektiv im Hirn-
gewebe und im Liquor auftritt und welche sich wegen der Existenz
der Bluthirnschranke nicht im übrigen Extrazellulärraum des
Körpers ausbreiten kann.

Seit einigen Jahren ist bekannt, daß bei einer Reihe von zerebralen Erkrankungen, die mit einem Hirnödem vergesellschaftet sind, eine Laktatvermehrung im Liquor und EZR des Gehirns vorliegt. Sie führt zu einer Abnahme des Liquor-Bikarbonates und bei zunächst konstantem PCO_2 zu einem Abfall des Liquor-pH (Abb. 7). Es handelt sich somit um eine Liquor-Laktatazidose. Ihre Ursache ist vermutlich das lokale Ödem, welches regional zu einer Durchblutungsminderung und einer Hypoxie der ödematösen Gewebsareale führt. Von diesem ödematösen Fokus wird die Laktatazidose ständig aufrechterhalten. Es muß noch einmal betont werden, daß dies ohne Beteiligung des übrigen Organismus abläuft.

Eine solche Liquor-Laktatazidose konnte bei schweren Schädel-Hirn-Traumen, nach Hirnoperationen, bei Hirntumoren sowie bei zerebrovaskulären Insulten nachgewiesen werden (4, 13). Infolge der pH-Abhängigkeit der zentralen medullären Kontrolle der Atmung kann eine "Fehlsteuerung" mit einem manchmal Tage anhaltenden schweren inadäquaten Hyperventilations-Syndrom mit oft erheblicher respiratorischer Alkalose (4, 12, 13) auftreten. Zusätzlich werden die Hirngefäße bei der bestehenden extrazellulären Laktatazidose dilatiert und verlieren ihre Reaktionsfähigkeit gegenüber Schwankungen des arteriellen Druckes, d.h. es findet sich eine Einschränkung oder Aufhebung der Autoregulation der Hirndurchblutung. Je nach Ausmaß und Schwere der Laktatazidose entwickelt sich dann eine regionale oder eine globale Vasoparalyse. Neuerdings wurde auch gezeigt, daß ein enger Zusammenhang zwischen dem Ausmaß der zerebralen Laktatazidose und der Prognose bei schweren Schädel-Hirn-Traumen vorliegt (Abb. 8). Eine sehr ausgeprägte Laktatazidose mit einem Liquor-pH unter 7,15, welche meist auch einen Anstieg des intrakraniellen Druckes nach sich zieht, wurde im allgemeinen nicht überlebt.

Es wird heute meist versucht, diese zerebrale Laktatazidose mittels einer apparativen Hyperventilation und Senkung des arteriellen pCO_2 auf etwa 3o mm Hg zu beeinflussen. Dabei wird von der

Vorstellung ausgegangen, über die respiratorische Alkalose den
Liquor-pH wieder in den Normalbereich zu verschieben und damit
die Vasoparalyse und die anderen Folgeerscheinungen zu beseitigen.
Der klinische Erfolg dieser Therapie ist inzwischen bei Schädel-
Hirn-Traumen nachgewiesen worden (1o). Eine neuere, bisher allerdings nur experimentell erprobte Therapie stellt die intrathe-
kale Verabreichung von Bikarbonat dar. Es bleibt allerdings
noch Aufgabe der klinischen Untersuchung zu klären, ob diese im
Ansatz interessante und logische Therapie die Prognose und Letalität schwerer Hirnverletzungen günstiger zu gestalten vermag.

Literaturverzeichnis

1.   Arieff, A. I. and C. R. Kleemann: Brain Water and Electro-
      lytes in non-ketotic diabetic coma; etiology of cerebral
      edema during therapy. Clin. Res. 2o (1972)235.

2.   Davson, H.: Physiology of the cerebrospinal fluid.
      I. a. A. Churchill, London, 1967.

3.   Fieschi, C., A. Agnoli, N. Battistini, M. Nardini and
      M. Prencipe: Cerebral Vasomotor control and CSFpH in
      metabolic and respiratory coma. In: Cerebral blood flow.
      Springer, Berlin, 1969.

4.   Gordon, E., M. Rossanda: The importance of the cerebrospinal
      fluid acid-base status in the treatment of unconscious
      patients with brain lesions. Acta anaesth. scand. 12 (1968)
      51.

5.   Halmágyi, M.: Veränderungen des Wasser- und Elektrolyt-
      haushaltes durch Osmotherapeutika. In: Anaesthesiologie
      und Wiederbelebung, Bd. 46, Springer-Verlag, 197o.

6.   Lassen, N.: Brain extracellular pH: the main factor con-
      trolling cerebral blood flow. J. clin. Lab. Invest. 22
      (1968) 247.

7.   Posner, J. B., F. Plum: Spinal-Fluid pH and Neurologic
      Symptoms in Systemic Acidosis. New England Journal of
      Medicine 277 (1967) 6o5-613.

8. Reulen, H.J., A. Hadjidimos and K. Schürmann: The effect
    of dexamethasone on water and electrolyte content and on
    rCBF in perifocal brain edema in man. In: Steroids and
    Brain Edema (H.J. Reulen and K. Schürmann (eds.);
    Springer, Berlin-Heidelberg-New York, 1972.

9. Reulen, H.J.: Veränderungen der regionalen Hirndurchblutung
    beim zerebralen Ödem und ihre therapeutische Beeinflussung
    durch Hyperventilation. Z.f.Prakt. Anästhesie und Wieder-
    belebung, Heft 6, (1971) 426 - 43o.

1o. Rossanda, M., M. Bozza-Marrubini, A. Beduschi: Clinical
    results of respirator treatment in unconscious patients
    with brain lesions. In: Cerebral Blood Flow. Springer,
    Berlin, 1969.

11. Siesjö, B.K. and S.C. Sørensen: Ion Homeostasis of the
    Brain. Munksgaard, Copenhagen, 1971.

12. Steinbereithner, K., O. Wagner: Untersuchungen über das
    Verhalten des Säurebasenhaushaltes und der Atemgase im
    Liquor und arteriellen Blut bei schweren Schädel-Hirn-
    Traumen mit besonderer Berücksichtigung des Hyperventi-
    lationssyndroms. Klin. Wschr. 45 (1967) 126-133.

13. Zupping, R.: Cerebral acid-base and gas metabolism in brain
    injury. J. Neurosurg. 33 (197o) 498-5o5.

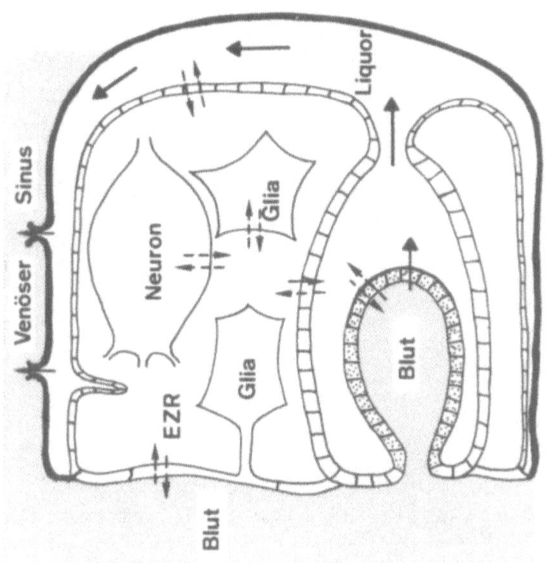

Abbildung 1: Schematische Darstellung der Flüssigkeitskomparti-
mente im Gehirn und ihre Beziehungen zueinander.
Dargestellt ist der Austausch zwischen Blut und
EZR des Gehirns (Blut-Hirn-Schranke), zwischen
Blut und Liquor (Blut-Liquor-Schranke = Plexus
choroideus) sowie zwischen EZR des Gehirns und
Liquor. Die Neubildung von Liquor erfolgt am
Plexus choriodeus und vermutlich an der Blut-
Hirn-Schranke; der Abtransport über venöse Sinus
in das Blut. (Aus H. DAVSON und K. WELCH, in
SIESJÖ und SØRENSEN).

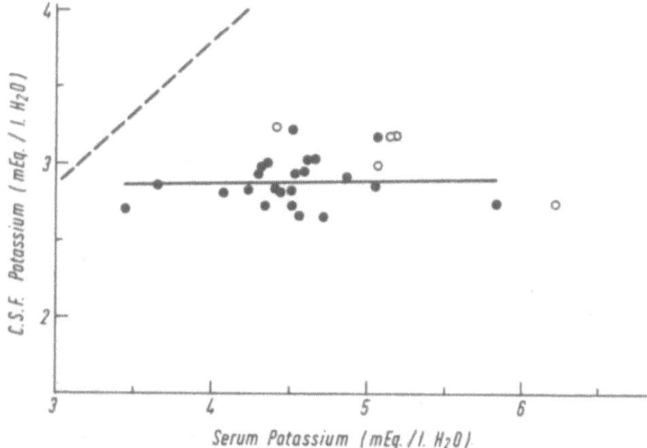

Abbildung 2: Die Beziehung zwischen lumbalem Liquor-Kalium
und Serum-Kalium bei Patienten mit normaler Blut-
Hirn-Schranke (Punkte) und Patienten mit aktiver
tuberkulöser Meningitis (Kreise). Die ausgezogene
Linie ist die Regressionsgerade für die Normfälle;
die gestrichelte Linie gibt zum Vergleich die Verhältnisse eines Plasma-Dialysats wieder. (Aus
M.W.B. BRANDBURY, in SIESJÖ und SØRENSEN).

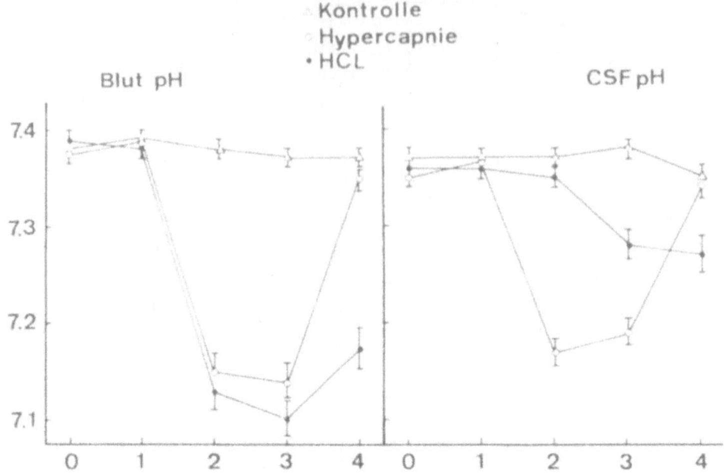

Abbildung 3: Arterieller pH und Liquor-pH bei anästhesierten
Hunden während einer metabolischen Azidose (i.v.
Infusion von o,3 N HCL) sowie einer respiratorischen Azidose (Inhalation von 1o% CO_2). Zum Vergleich sind Kontrolltiere angegeben. Angegeben
sind Mittelwerte $\pm$ Standardabweichungen der Mittelwerte (Aus J. R. CAMERON, in SIESJÖ und SØRENSEN).

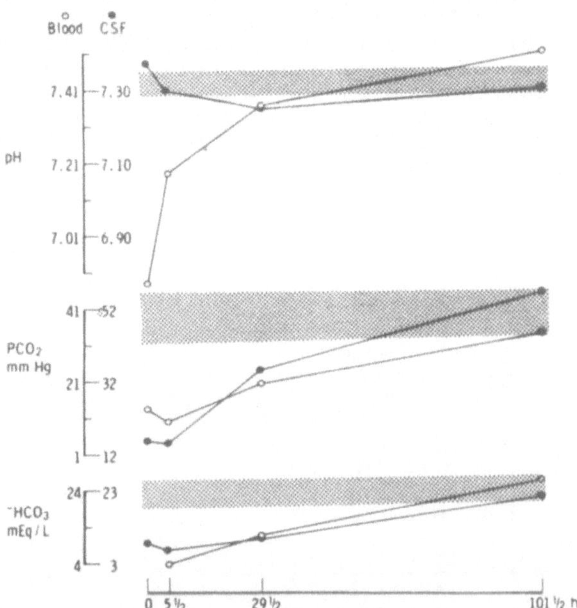

Abbildung 4: Bei diesem Patienten war der Liquor-pH bei der Aufnahme alkalisch trotz einer schweren und chronischen metabolischen Azidose (SPRUE). Es erfolgte
eine relativ langsame Korrektur der Azidose mittels
Natriumbikarbonat (3oo-5oo m Äqu/die). Dabei wurde
der Liquor-pH leicht azidotisch, weil sich die Bi-
karbonat-Konzentration nur langsam ändert, während
der pCO_2 parallel mit dem des Blutes anstieg. Die
schraffierten Areale repräsentieren die Normalbe-
reiche.(Aus POSNER J. B. und F. PLUM).

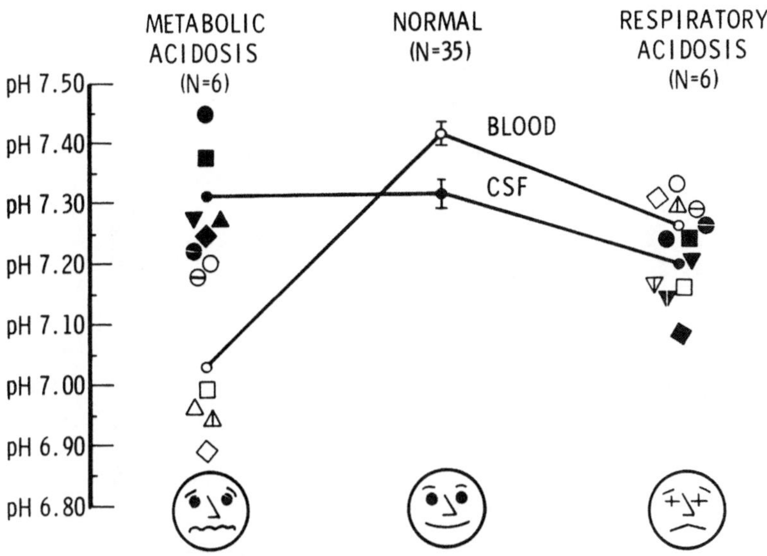

Abbildung 5: Unterschiedliche Wirkungen von metabolischer und
respiratorischer Azidose auf den Liquor-pH und den
Bewußtseins-Zustand. (Aus POSNER J. B. und F. PLUM)

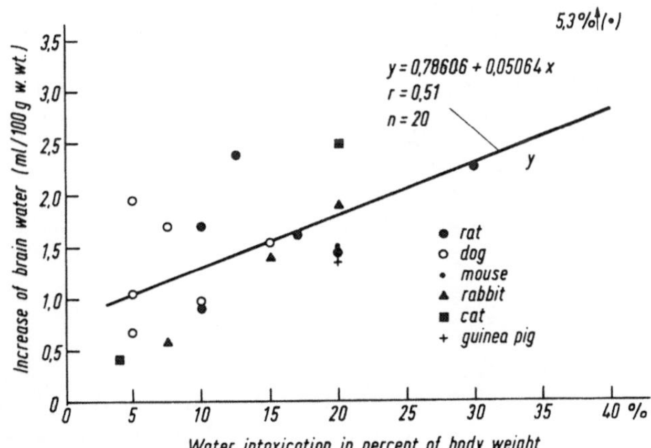

Abbildung 6: Der Zusammenhang zwischen einer Wasserintoxikation
(Angabe der Menge der Überwässerung in Prozent des
Körpergewichtes) und der Zunahme des Flüssigkeits-
gehaltes des Gehirns. Die Werte sind aus der Litera-
tur zusammengestellt; die Regressionsgerade und der
Korrelations-Koeffizient sind errechnet.

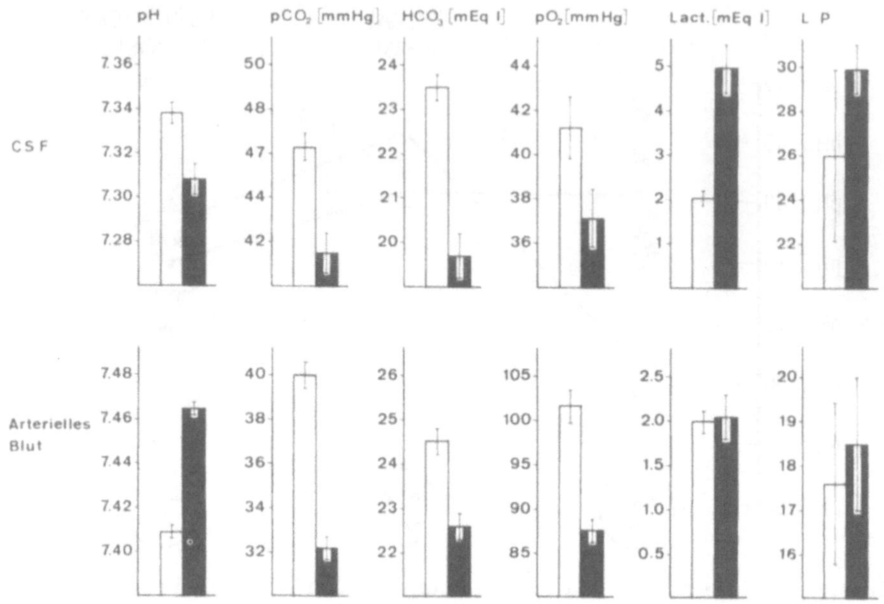

Abbildung 7: Veränderungen von pO_2, pCO_2 sowie der Säure-Basen-
Verhältnisse im Liquor und arteriellen Blut bei
45 Patienten mit traumatischer Hirnverletzung.
Lact.= Lactat; L/P = Lactat/Pyruvat-Quotient. Im
Liquor besteht eine Laktazidose, im arteriellen
Blut eine respiratorische Alkalose mit Hypokapnie
und erhöhtem pH. Die Hyperventilation stellt eine
kompensatorische Reaktion als Versuch zur Normali-
sierung der Gewebsazidose im Gehirn dar. (Aus
ZUPPING, R.).

Aus der II. Medizinischen Klinik der Universität München
(Direktor: Prof. Dr. E. Buchborn)

SPEZIELLE KORREKTURPROBLEME BEI RENALEN ERKRANKUNGEN

von

J. Eigler

Wie aus den einleitenden Referaten ersichtlich wurde, kommt
den Nieren als Erfolgsorgan bei der physiologischen Regulierung
des Wasser-, Elektrolyt- und Säure-Basen-Haushaltes größte Bedeutung zu. Störungen in der quantitativen und qualitativen Zusammensetzung des Elektrolytbestandes sind daher u.a. zu erwarten, wenn die renalen Regulationsmechanismen überfordert
werden, entweder durch Einflüsse von außen oder durch Erkrankung-
en des Organs selbst, obwohl insbesondere BRICKER (2) betont hat,
zu welch außerordentlicher Adaptionsfähigkeit auch die chronisch
kranke Niere noch fähig ist (Abb. 1). Einige therapeutische
Aspekte zur Korrektur des Wasser- und Elektrolyt-Haushaltes beim
akuten Nierenversagen, bei der chronischen Niereninsuffizienz
und bei alten Menschen, die physiologischerweise eine Reduzierung
ihrer renalen Funktionsreserven zeigen, sollen Gegenstand dieser
Übersicht sein.

<u>Akutes Nierenversagen</u>
Voraussetzung für die richtige Therapie eines oligurischen
oder anurischen Patienten ist die umgehende diagnostische Klärung der Frage, ob es sich um ein prärenal, intrarenal oder
postrenal bedingtes Sistieren der Harnausscheidung handelt.
Ohne auf Einzelheiten eingehen zu wollen, sei - weil in ihrer
Bedeutung meist überschätzt - die sogenannte reflektorische

Anurie erwähnt. Wahrscheinlich ist auf diesem Wege. ein Versiegen der Harnausscheidung über einige Stunden möglich, eine anhaltende reflektorische Anurie, die schließlich den Grad der Niereninsuffizienz erreicht, gibt es jedoch nicht und sollte deshalb aus den differentialdiagnostischen Überlegungen ausscheiden.

Ist die Oligurie Folge einer Hypovolämie und eines Kreislaufschocks, also primär prärenalen Ursprungs, ist Schocktherapie mit entsprechender Volumensubstitution unter Kontrolle des zentralen Venendrucks vordringlich, um die Entstehung eines akuten Nierenversagens zu vermeiden (Abb. 2). Kommt nach Wiederherstellung normaler Kreislaufverhältnisse die Urinsekretion nicht wieder in Gang, ist ein Versuch mit hohen Furosemid-Dosen (bis zu 1.ooo mg/12 Stunden) bzw. die Gabe von zunächst 1oo ml 2o%iger Mannit- oder Sorbit-Lösung innerhalb von 15 Minuten i.v. indiziert. Läßt sich auch durch diese Maßnahmen ein Urinvolumen von wenigstens 5o ml pro Stunde nicht erreichen, hat jede weitere Flüssigkeitszufuhr, die Bilanzprinzipien außer acht läßt, als zwecklos und gefährlich zu unterbleiben. Das allgemein gültige Prinzip der Bilanzierung (vgl. Abb. 3) muß man dann besonders sorgfältig beachten, weil erfahrungsgemäß die Zufuhr nicht genügend eingeschränkt wird und dem Patienten die lebensbedrohliche Überwässerung droht. Als Regel gilt für den Erwachsenen eine Zufuhr von 5oo ml Flüssigkeit plus der am Vortag über Urin, Drainage und dergleichen ausgeschiedenen Menge. Unter den Elektrolyten bedürfen Natrium und Kalium ebenfalls sorgfältiger Bilanzierung. Da der extrarenale Natriumverlust unter Ruhebedingungen und Normothermie mit 5 - 1o mval/24 Std. außerordentlich gering ist, müssen nur größere Natriumverluste, etwa durch Schwitzen, Erbrechen oder gastrointestinale Sonden quantitativ ersetzt werden. Ein zuviel an Natrium kann durch Expansion des Extrazellulärraumes zu Hypertonie sowie akuter kardialer und pulmonaler Insuffizienz führen.

Im oligurischen Stadium des akuten Nierenversagens (Abb. 2)
ist außerdem, wenn auch im Einzelfall in unterschiedlichem Ausmaß, mit einer Erhöhung des Serumkaliumspiegels zu rechnen.
Wegen seiner akut kardiotoxischen Wirkung darf deshalb eine
enterale oder gar parenterale Kaliumzufuhr im Stadium der
Oligurie nur dann erfolgen, wenn erhebliche extrarenale Kaliumverluste durch tägliche Kontrolle des Serumkaliumspiegels
nachgewiesen worden sind. Die Therapiemöglichkeiten der Hyperkaliämie sind auf Tab.1 zusammengestellt. Bei bedrohlicher Erhöhung über 7 mval/l besteht eine absolute Indikation zu so-
fortiger Hämodialyse. Lediglich für einige Stunden lassen sich
kardiale Komplikationen durch die intravenöse Infusion von
hochprozentiger Kochsalzlösung, Kalziumglukonat und Natriumbikarbonat sowie Glukose und Insulin überbrücken. Effektiv
ist die enterale Elimination von Kalium durch die Gabe der
Kationenaustauscher Resonium A® oder Calcium-Serdolit® als
Klysma (Abb. 4).

Mit Beginn der polyurischen Phase (vgl. Abb. 2) sind die
Patienten umgekehrt durch erhebliche Elektrolyt- und Wasserverluste bedroht. Die tägliche Zufuhr von bis zu 2oo mval
Kalium kann dann notwendig werden. Ist der Patient zu oraler
Flüssigkeitsaufnahme imstande, ist in der Regel eine ausreichende Zufuhr über das Durstgefühl gewährleistet. Bei
bewußtseinsgetrübten Patienten oder wenn die Zufuhr aus anderen
Gründen parenteral erfolgen muß, sind Bilanzbedingungen weiterhin streng einzuhalten, da infolge einer ADH-Refrakterität
während der polyurischen Phase die Wasserkonservierung unzu-
reichend ist und verlorengegangene Mengen quantitativ ersetzt
werden müssen.

Hinsichtlich Verhütung und Therapie des akuten Nierenversagens
sei noch auf zwei Gesichtspunkte hingewiesen. Die Pathogenese
des akuten Nierenversagens ist noch immer nicht eindeutig geklärt. In zunehmendem Maß wird jetzt der Einfluß des Renin-
Angiotensin-Systems diskutiert, und es wird darauf hingewiesen,

146

daß Patienten mit vermindertem Gesamtkörpernatrium mehr als
andere durch die Entstehung eines akuten Nierenversagens bedroht sind (3). Daraus die generelle therapeutische Folgerung abzuleiten, Patienten präoperativ nicht hungern und
dursten zu lassen, sondern parenteral durch Salzinfusionen
prophylaktisch zu behandeln, um dadurch der Entstehung des
akuten Nierenversagens überhaupt entgegenzuwirken, scheint
zwar noch verfrüht, ein ausgeglichener Salz- und Wasserbestand
präoperativ ist jedoch unabhängig von diesen Überlegungen an-
zustreben.

Zum anderen sind in jüngster Zeit hinsichtlich der Therapie
Berichte erschienen, wonach sich der klinische Verlauf insgesamt durch parenterale Gabe von essentiellen Aminosäuren
günstig beeinflussen läßt (1). Auch hier scheint sich also
eine therapeutisch bedeutsame Änderung anzukündigen, ohne daß
es bisher möglich wäre, abschließend dazu Stellung zu nehmen.

Chronische Niereninsuffizienz
Bei allen Patienten mit chronischer Niereninsuffizienz jeder
Genese ist in fortgeschrittenen Stadien u.a. die Fähigkeit zur
prompten Elimination von überschüssigem Wasser und zur renalen
Konservierung von Natrium vermindert (vgl. Abb. 5). Durch die
überreichliche Wasserzufuhr kann es daher zu Verdünnungshyponatriämie und bei ungenügender Natriumzufuhr zu Natriummangel
kommen. Der zwangsläufige renale Natriumverlust bei diesen
Patienten beträgt mindestens lo - 15 mval/24 Std., also etwa
1 g Kochsalz. Das scheint auf den ersten Blick nicht viel,
kann jedoch für das Schicksal des Patienten entscheidend
werden, wenn man ihm konsequent die Natriumzufuhr in der Nahrung stark einschränkt oder er etwa durch Erbrechen zusätzlich
extrarenale Natriumverluste erleidet. Die vielfach noch ge-
übte strenge Natriumrestriktion bei Patienten mit chronischer
Niereninsuffizienz ist also höchstens dann indiziert, wenn
gleichzeitig eine schwere Hypertonie und massive Ödeme vorhanden sind.

Darüber hinaus gibt es eine Reihe von Nephropathien, bei denen
eine Zerstörung der Nierenmarkanteile besonders ausgeprägt und
die Ansprechbarkeit der betroffenen Tubuluszellen auf endogen gebildete oder exogen zugeführte Mineralkortikoide vermindert
ist. Hier kann es im Stadium der Niereninsuffizienz zu schweren Natriumverlusten (bis zu 4oo mval - entsprechend etwa
3o g Kochsalz in 24 Std.) kommen. Diese Gruppe wird als Salz-
verlustniere oder Pseudoaddison bzw. Diabetes salinus bezeichnet (Tab. 2). Es handelt sich dabei um bakterielle und
um primär abakterielle Formen der chronisch interstitiellen
Nephritis, Hydronephrose und Zystennieren und um die insgesamt sehr seltene sogenannte Markschwammniere. Große renale
Salzverluste werden auch nach Dekompression obstruktiver Uropathien und, wie bereits erwähnt, im polyurischen Stadium des
akuten Nierenversagens gelegentlich beobachtet und bedürfen
dann selbstverständlich nach Bilanzprinzipien der oralen oder
enteralen Substitution. Natürlich sind diese extremen Natriumverluste nicht obligates Symptom der genannten Erkrankungen,
man findet in praxi fließende Übergänge, die alle Grade verminderter renaler Salzkonservierung umfassen. Pathophysiologisch
spielt wahrscheinlich die osmotische Überladung der Restnephrone
in der erkrankten Niere eine wichtige Rolle (5).

Auch bei Gesunden führt ja die osmotische Diurese zu einer
Überforderung der renalen Mechanismen der Elektrolytkonser-
vierung, wenn der Harnfluß dabei so zunimmt, daß - etwas bild-
haft gesprochen - den Tubuluszellen nicht mehr genügend Zeit
bleibt, andere Bestandteile, also vor allem Elektrolyte, aus
dem Filtrat in normaler Weise zu resorbieren. In relativ
kurzer Zeit, wie beispielsweise beim dekompensierten Diabetes
mellitus, können daraus klinisch bedrohliche Situationen entstehen. Das Ausmaß der durch osmotische Diurese erzwungenen
Elektrolyt- und Wasserverluste ist sehr unterschiedlich, weshalb
häufige Kontrollen nicht zu vermeiden sind. Mit einer Ausscheidung von mindestens 5o mval Natrium und 1o bis 2o mval
Kalium/l Urin muß man jedoch in jedem Falle rechnen.

Für die Ausscheidung harnpflichtiger Substanzen ist das
Glomerulusfiltrat die entscheidende Funktionsgröße. Eine
klinisch brauchbare Messung dieser glomerulären Filtrationsrate
gelingt mit der Clearance des endogen gebildeten Kreatinins.
Zwischen Serum-Kreatinin und der so gemessenen Clearance besteht eine charakteristische Beziehung (Abb. 6). Aus dieser
Kurve wird u.a. ersichtlich, daß im Einzelfall mit einer permanenten Erhöhung des Serum-Kreatininspiegels erst bei einer Einschränkung des Glomerulusfiltrats auf über die Hälfte der Norm
zu rechnen ist, und bei hochgradig eingeschränkter Nierenfunktion bereits relativ kleine Änderungen des Filtrats von
einer erheblichen Änderung in der Höhe des Serum-Kreatininspiegels gefolgt sind. Eine ähnlich charakteristische Beziehung
entsteht, wenn man die glomeruläre Filtrationsrate mit den
Harnstoff-Stickstoffwerten im Serum in Beziehung setzt; da
die Bildung des Harnstoff-Stickstoffs jedoch von der Eiweiß-
zufuhr bzw. vom Katabolismus abhängig ist, resultiert gewissermaßen eine Parallelverschiebung dieser Kurve (Abb. 7).

Die besondere Bedeutung dieser Beziehung für die Geriatrie
wird aufgrund der Abb. 8 verständlich. Im Laufe des Lebens,
etwa vom 4o. Lebensjahr an, ist mit einer kontinuierlichen Verminderung von Glomerulusfiltrat und renaler Durchblutung zu
rechnen und beim über 8ojährigen ein Glomerulusfiltrat von
etwa 6o ml/Min. als normal anzusehen (6). Da die Muskelmasse im
Alter ebenfalls abnimmt, bleibt der Kreatininspiegel länger als
beim jugendlichen Erwachsenen normal.

Die Funktionsreserven des alternden Menschen sind also eingeschränkt und zusätzliche Belastungen, die zu einem weiteren,
wenn auch scheinbar geringen Abfall der glomerulären Filtrationsrate führen, ziehen relativ schnell die Niereninsuffizienz nach sich (vgl. auch Abb. 6 und 7).

Außerdem ist die osmotische Konzentrierfähigkeit, also die
Fähigkeit der Wasserkonservierung, sowohl beim chronisch nieren-
insuffizienten als auch beim alternden Menschen vermindert. Da
die Menge an osmotisch wirksamer Substanz, die über den Urin
ausgeschieden werden muß, jedoch in der Regel konstant bleibt,
ist mit zunehmender Einschränkung des Konzentriervermögens ein
größeres Volumen zur Ausscheidung an Harnfixa notwendig. Im
Stoffwechsel fallen pro Tag etwa 6oo bis 9oo mosm zur Ausscheidung an, ein Patient mit Isosthenurie, d.h. dem Unvermögen den
Urin über etwa 3oo mosm/1 osmotisch zu konzentrieren, benötigt
also zwangsläufig 2 - 3 1 Urin zur Ausscheidung dieser Harnfixa.
Das ist ein wichtiger Grund, warum bei diesen Menschen schneller
als beim völlig Gesunden eine Exsikkose beobachtet wird, wenn
beispielsweise in der postoperativen Phase oder bei gastrointestinalen Erkrankungen nicht genügend große Mengen an Elektrolyten und Wasser parenteral angeboten werden, um diese zwangs-
läufigen Verluste zu ersetzen.

Die enorme Leistungsbreite und Regulationsfähigkeit der gesunden Niere bürgen in der Regel dafür, daß ein per os oder
per infusionem zugeführter Überschuß an Wasser und Elektrolyten prompt eliminiert und die extrazelluläre Flüssigkeit
konstant erhalten werden kann. Je stärker jedoch die Regulationsmechanismen durch renale Erkrankungen eingeschränkt werden,
um so mehr sollte man sich daran erinnern, daß es sich auch
bei der Elektrolyttherapie um Pharmakotherapie handelt, die
entsprechend sorgfältiger Dosierung bedarf.

150

Literaturverzeichnis

1. Beck, C. H., R. M. Abel, W. H. Abbott, J. A. Ryan, G. O. Barnett and J. E. Fischer: Effect of intravenous Essential Amino Acids and Glucose on Recovery from Acute Renal Failure: Results of a Prospective Double-Blind Study. Abstr. Internat. Congr. of Nephrol., Mexico City, 1972.

2. Bricker, N. S., S. Klahr and H. Lubowitz: The Kidney in Chronic Renal Disease. In: M. H. Maxwell and C. R. Kleeman (Hrsg.): Clinical Disorders of Fluid and Electrolyte Metabolism. 2. Aufl. McGraw-Hill, Inc. New York, 1972.

3. Brown, J. J., R. I. Gleadle, D. H. Lawson, A. F. Lever, A. L. Linton, R. F. Macadam, E. Prentice, J. I. S. Robertson and M. Tree: Renin and Acute Renal Failure: Studies in Man. Brit. med. J. 1 (1970) 253.

4. Buchborn, E. und H. Edel: Akutes Nierenversagen. In: Hdb. d. Inn. Medizin, H. Schwiegk (Hrsg.), VIII/1-3. Springer, Berlin, 1968.

5. Coleman, A. J., M. Arias, N. W. Carter, F. C. Rector, jr. and D. W. Seldin: The Mechanism of Salt Wastage in Chronic Renal Disease. J. Clin. Invest. 45 (1966) 1116.

6. Davies, D. F., N. W. Shock: Age Changes in Glomerular Filtration Rate, Effective Renal Plasma Flow and Tubular Excretory Capacity in Adult Males. J. Clin. Invest. 29 (1950) 496.

7. Eigler, J.: Renal bedingte Störungen des Elektrolythaushalts. Monatsk. f. ärztl. Fortbildg. 22 (1972) 344.

8. Reubi, F.: Nierenkrankheiten. 2. Aufl. Huber, Bern, 1970.

9. Seldin, D. W., N. W. Carter and F. C. Rector, jr.: Consequences of Renal Failure and Their Management. In: M. B. Strauss and L. B. Welt (Hrsg.): Diseases of the Kidney. Little, Brown, Boston, 1971.

<u>Behandlung der bedrohlichen Hyperkaliämie</u>

jede Kaliumzufuhr unterbinden

+++

5o ml 1o%ige NaCl-Lösung i.v.

+++

1oo ml 8%ige Na-bicarb.Lösung
bzw.
25o ml 4%ige Na-bicarb.Lösung i.v.

+++

2o-5o ml 1o%iges Ca-gluconat i.v.

+++

hochprozentige Glucoselösung i.v.
(z.B. 25o ml 2o%)
mit 1o E Alt Insulin pro 5o g Gluc.

+++

kaliumbindende Kunstharze
(Resonium A oder Serdolit)

+++

- Hämodialyse -

Tabelle 1

<u>"Salzverlustniere"</u>
- Pseudo - Addison oder Diabetes Salinus -

Chronische Pyleonephritis)
)
Chronische interstit.Nephritis)
(Analgetica-Nephropathie))
) mit Niereninsuffizienz
Nephrocalzinose)
)
Hydronephrose)
)
Zystennieren)
)
Markschwammniere)

Dekompression obstruktiver Uropathien

Polyurische Phase des akuten Nierenversagens

Idiopathische Tubulopathie des Säuglings
(Pseudohypoaldosteronismus)

Tabelle 2

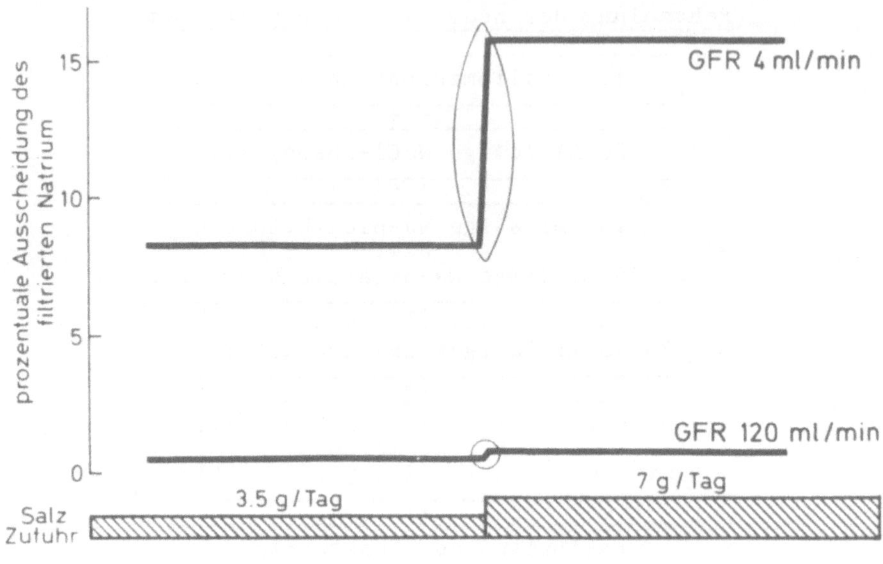

Abbildung 1

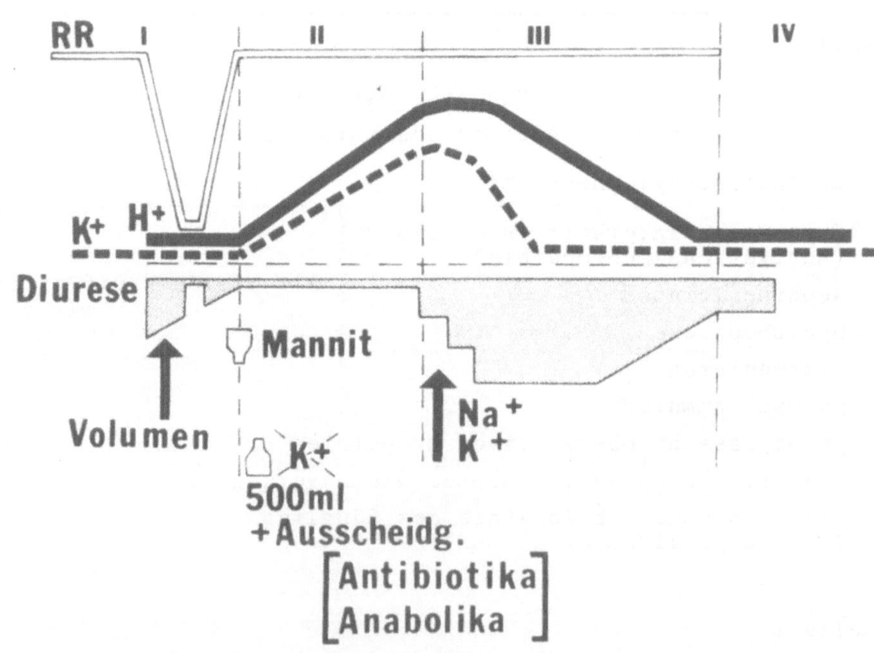

Abbildung 2: Akutes Nierenversagen

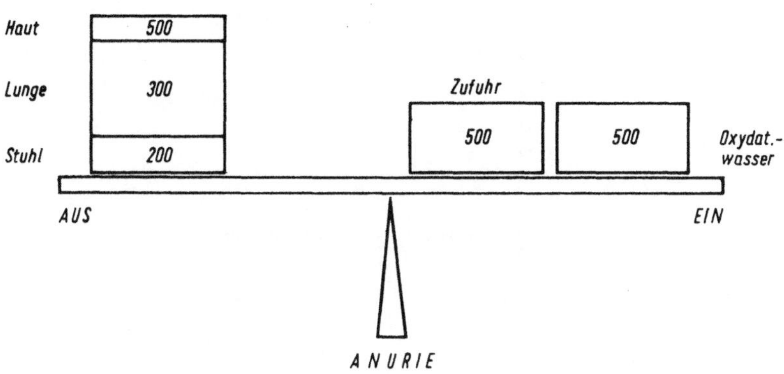

Abbildung 3: Flüssigkeitsbilanz bei Anurie

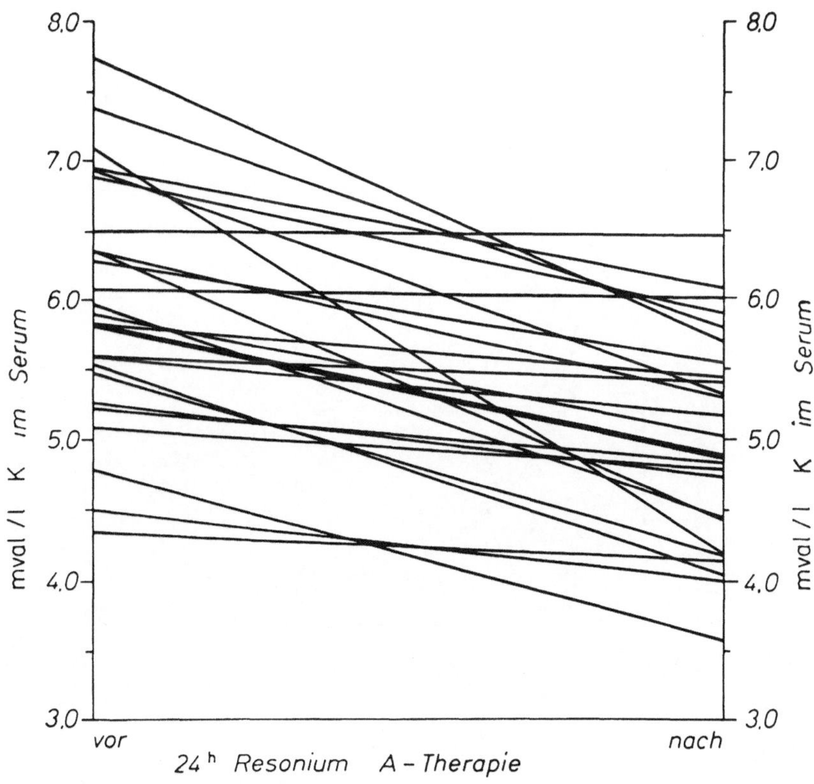

Abbildung 4

154

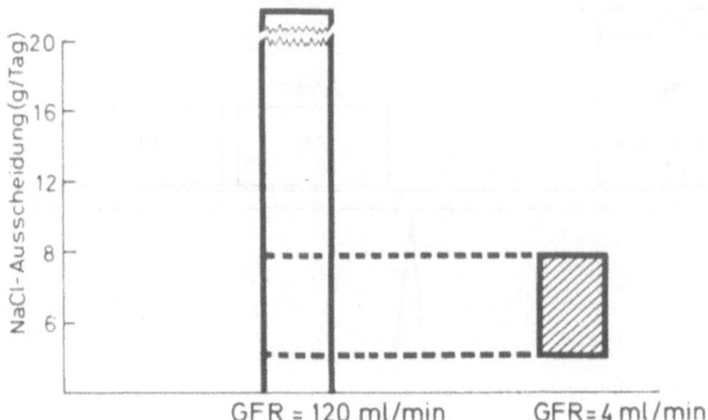

Abbildung 5: Umfang der möglichen renalen Natrium-Ausscheidung

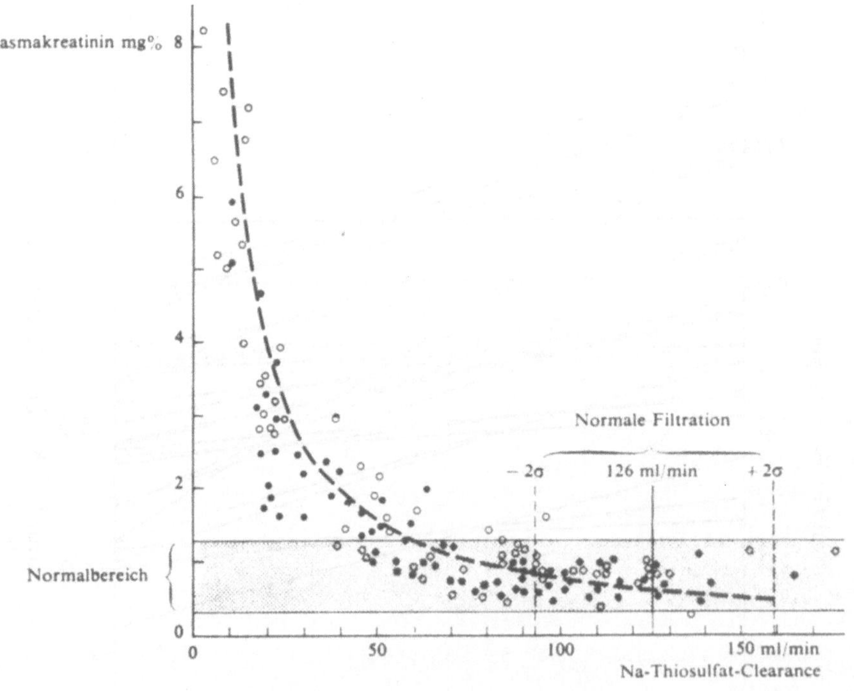

Abbildung 6

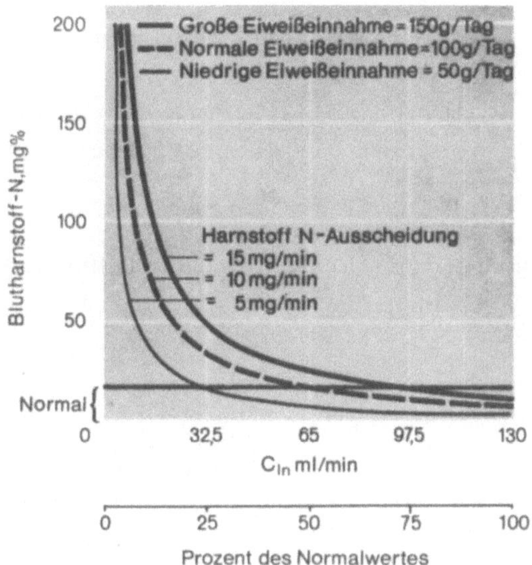

Abbildung 7

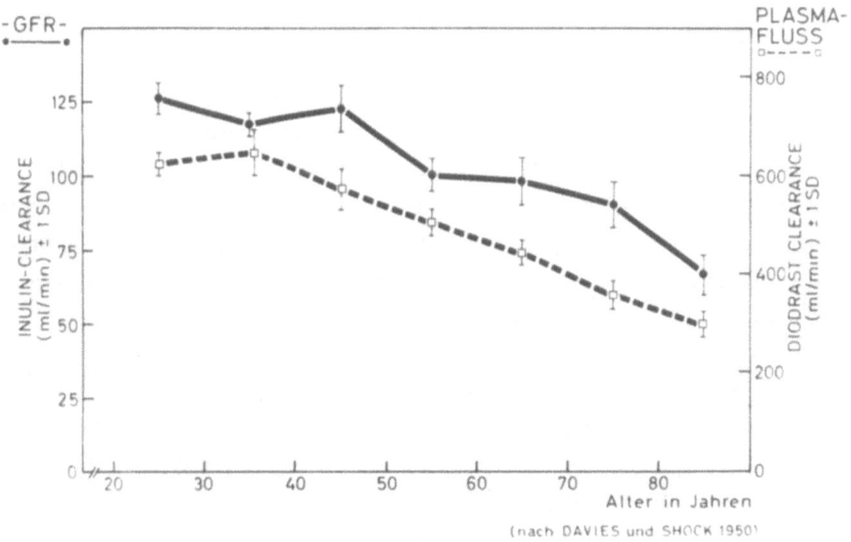

Abbildung 8: Altersabhängige Änderungen der Nierenfunktion

Aus der Abteilung für Unfallchirurgie des Departments für
Chirurgie der Universität Ulm (Leiter: Prof. Dr. C. Burri)

DER ELEKTROLYTHAUSHALT IN DER VERBRENNUNGSKRANKHEIT

von

B. Pfarr und C. Burri

Obwohl bereits 1863 BARADUC die Hämokonzentration bei Verbrennungen beschrieb und um die Jahrhundertwende SNEEVE die
Verwendung von Elektrolytlösungen empfahl, ging man erst seit
1940 nach grundlegenden pathophysiologischen Überlegungen
(COPE, EVANS, MOORE, MOYER u.a.) von der rein die örtlichen
Schädigungen beachtenden Betrachtungsweise ab und erfaßte
unter dem Begriff der Verbrennungskrankheit den Gesamtorga-
nismus mit seinen gefährdeten vitalen Systemen. In diesem
Zusammenhang ist auch das Verhalten der Elektrolyte zu sehen,
weshalb zunächst einige grundsätzliche Anmerkungen zum Ablauf der Verbrennungskrankheit notwendig sind. Sie ist gekennzeichnet durch 4 Phasen:

1. das Ödem,
2. die großflächige Wunde,
3. den Übergang aus der katabolen in die anabole Stoffwechsellage und
4. die Normalisierung und Rehabilitation.

Das akute Verbrennungstrauma verursacht die folgenden pathophysiologischen Veränderungen:

1. thermische Permeabilitätsschädigung der Kapillaren,

2. Eiweißverlust, insbesondere der Albuminfraktion,

3. Anämie ab dem 3. Tag,

4. eine primäre Nierenfunktionsstörung bei zu spät ein-
setzender oder insuffizienter Volumensubstitution,

5. eine sekundäre Nierenfunktionsstörung durch anhaltende
Mangeldurchblutung und fehlendes Angebot an Wasser und
Elektrolyten,

6. eine extreme Hypersekretion der Nebennierenrinde bereits
innerhalb der Initialphase der Verbrennungskrankheit,

7. Veränderungen des Elektrolythaushaltes.

Die Störungen im Wasser- und Elektrolythaushalt werden von
dem Ausmaß der Schädigung bestimmt, welches abhängt von der
Temperatur und der Einwirkungsdauer der Wärmequelle (ALLGÖWER,
SIEGRIST). Ob es nur zu begrenzten Verschiebungen innerhalb
der einzelnen Flüssigkeitsräume kommt oder ob schwere, klinisch
in Erscheinung tretende Störungen resultieren, ist fast ausschließlich von der Therapie und dem Zeitpunkt des Therapie-
beginnes abhängig.

Im Gegensatz zu früheren Auffassungen konnte AHNEFELD zeigen,
daß zur Vermeidung von erst in der zweiten Phase zur Auswirkung
kommenden Schäden eine möglichst früh einsetzende Therapie notwendig ist. Darüber dürfen die anfänglich häufig im Normbereich
liegenden Ergebnisse der Elektrolytbestimmungen nicht hinweg-
täuschen. Infolge Hämokonzentration und der Bestrebung des
Organismus, die Elektrolytkonzentration im intravasalen Raum
aufrechtzuerhalten, sind Serum-Ionogramme nur schwer zu deuten.

158

Deshalb sollte bei schweren Verbrennungen in der ersten Be-
handlungsphase das Ionogramm mindestens zweimal täglich bestimmt werden. Nicht aus den Absolutwerten, jedoch aus der sich
zeigenden Tendenz können Störungen erkennbar werden.

Für eine exakte Steuerung der Elektrolyttherapie benötigt man
außerdem eine genaue Bilanzierung und Gewichtskontrolle, die
Feststellung der Elektrolytverluste im 24-Stunden-Urin sowie
eine möglichst exakte Beurteilung der Ausdehnung des Ödems,
des Zustandes der nicht verbrannten Hautgebiete und der Ausdehnung der verbrannten Hautgebiete.

In der Initialphase nach der thermischen Schädigung können
große Mengen Natrium im Ödem retiniert werden (6 - 48 g in
3 Tagen (MOORE 195o)). Im Wundexsudat werden 45 bis 9o % des
total ausgeschiedenen Natriums verloren und entziehen sich
der Bilanzierung (AHNEFELD, MOORE u.a.). Die aufgrund der im
Ödem befindlichen Natriummengen deutlich positive Bilanz, die
beim Verbrannten wie bei keinem anderen Verletzten festzu-
stellen ist, führt zu dem Begriff der Natriumretention. Daraus
Konsequenzen im Sinne einer verminderten Natriumzufuhr abzuleiten, entspräche nicht den physiologischen Gegebenheiten, da
das im Ödem befindliche Natrium zumindest während der ersten
3 bis 4 Tage einem Verlust gleichzusetzen ist. Das gegen eine
hohe Natriumzufuhr vorgebrachte Argument, daß das Ödem un-
nötigerweise verstärkt würde, widerspricht klinischen Erfahrungen.
Versuche, die Natriumzufuhr wegzulassen und ausschließlich mit
Makromolekülen und Plasma-Volumen zu substituieren und damit eine
Ausdehnung des Ödems zu verhindern, schlugen fehl (BLAND, ROSEN-
THAL u.a.) (Abb. 1).

Bei jedem Trauma mit Permeabilitäts- und Zellschäden resultiert
ein vermehrter Einstrom von Kalium in den intravasalen Raum.
Eine entsprechende Erhöhung des Serum-Kaliumspiegels wird meß-
bar. Ausgelöst wird dieser Kaliumstrom durch Zerstörung von
Zellen und Austauschvorgänge der Elektrolyte zwischen extra-

und intrazellulärem Raum. Bei diesem werden für jeweils 3 Kaliumionen, die aus der Zelle austreten, 2 Natrium- und 1 Wasserstoffion in die Zelle verlagert (BLAND, ELKINTON und DANOWSKI).

Die **Transmineralisationsvorgänge** bedingen
1. einen weiteren Natriumverlust,
2. eine intrazelluläre Azidose und
3. die Möglichkeit einer Hyperkaliämie im Serum.

Aus letzterer wurde wegen der Gefahr einer toxischen Kalium-
wirkung abgeleitet, in der Anfangsphase nur kaliumfreie Lösungen zu verwenden. Im Gegensatz dazu fanden AHNEFELD,
HARTENBACH und BORST bei 164 zweit- bis drittgradigen Verbrennungen mit einer Ausdehnung von 24 - 7o % der Körperoberfläche zwar auch eine deutlich negative Kaliumbilanz mit in
den ersten 2 Tagen stark vermehrter Ausscheidung des Kaliums
im Urin, jedoch nie eine wesentliche Hyperkaliämie. Bei Überprüfung der Ergebnisse stellte sich heraus, daß bei genügender
Nierenleistung aufgrund ausreichender Wasser- und Elektrolytzufuhr, die **neben** der Abdeckung der Verluste Flüssigkeit und
Salze für die obligatorischen Abgaben zur Verfügung stellt,
eine Oligurie oder Anurie als Ursache der Hyperkaliämie vermieden wird (Abb. 2).

Plasmakolloide können ihre Wirkung nur entfalten, falls das
Volumen und die Osmolarität des extrazellulären Raumes intakt
sind. Nur die gleichzeitige Zufuhr kolloidaler und kristalloider
Lösungen ersetzt die im gleichen Zeitraum eintretenden Verluste
in adäquater Weise. Die in der Verbrennungsbehandlung zum Ersatz der Elektrolytverluste verwandte Ringer-Laktat-Lösung
enthält gegenüber der physiologischen Kochsalzlösung einen
reduzierten Natrium- und vor allem Chloranteil. Von AHNEFELD
wird wegen des konstanten Verhältnisses von Elektrolyt- und
Zuckerlösungen, das auch durch Änderungen des Körpergewichtes
und der Ausdehnung der Verbrennung nicht beeinflußt wird, eine
kombinierte Infusion mit einer Elektrolyt-Zuckerlösung angegeben.

160

Sie enthält: Na 7o mval, K 4 mval, Ca 3,5 mval, Mg 1,5 mval,
Cl 51,5 mval, Azetat oder Laktat 27,5 mval, Invertzucker 5o g/l.
Nach ALLGÖWER wird die Elektrolyt-Zuckerlösung über ein Y-Stück
gleichzeitig mit einer Kolloidlösung infundiert.Die Dosierung
der Infusionslösungen ist von der Schwere der Verbrennung abhängig. Elektrolyte und Wasser müssen soviel wie nötig infundiert werden, um die Nierenfuktion und die Osmolarität des
extrazellulären Raumes aufrechtzuerhalten. An Eiweiß soll man
dagegen soviel wie möglich verabreichen, um der Hypoproteinämie
vorzubeugen.

Bei der Einleitung der Behandlung ist der Ausgleich des Defizits, im weiteren Verlauf die Substitution der anhaltenden Verluste sicherzustellen. Entsprechend den neuen Erkenntnissen
der allgemeinen Behandlung eines Verbrennungsverletzten wurde
von AHNEFELD eine Modifikation einer von ALLGÖWER angegebenen
Berechnungsregel entwickelt, die den jeweiligen Verläufen angepaßt werden muß.

Es werden 3 Gruppen unterschieden:

Gruppe I: Oberflächliche Verbrennungen ohne Schock-
                       gefahr.

Zufuhr: Von AHNEFELD modifizierte Haldane Lösung
                       per os in einer Dosierung von 2 bis 3 1
                       für den Erwachsenen.
                       Im Notfalle auch eine Lösung von 1 Eßlöffel
                       Kochsalz auf 1 1 Wasser.

Gruppe II: Oberflächliche Verbrennungen mit Schock-
                       gefahr (Erwachsene und Kinder ab dem 3. Le-
                       bensjahr bis 3o % leichter Verbrennung,
                       bis 15 % schwerer Verbrennung).

Zufuhr:

1. kombinierte Elektrolyt-Kohlenhydratlösung 1,5 ml oral oder i.v.,

2. biologische Kolloide (Albuminkonzentration) o,5 ml je 1 % verbrannter Oberfläche + je kg Körpergewicht in 24 Stunden.

Gruppe III:

a) kombinierte Elektrolyt-Kohlenhydratlösung
   2,o ml

b) biologische Kolloide (Albuminkonzentration) l,o ml je % verbrannter Oberfläche + kg Körpergewicht in 24 Stunden.

Die angegebenen Berechnungsregeln gelten für die Volumensub-
stitution des 1. Tages. Am 2. Tag gilt es, die anhaltenden Ver-
luste zu substituieren, wobei im allgemeinen die Hälfte der
Infusionsmenge des 1. Tages ausreicht. Zwischen dem 3. und 4.
Tag liegt das Stadium der Rückresorption des Ödems. In dieser
Zeit muß die Wasser- und Elektrolytzufuhr stark eingeschränkt
werden, um eine Überfüllung des Kreislaufes zu verhindern.
Die Elektrolyttherapie erübrigt sich in den meisten Fällen,
sobald es gelingt, dem Patienten 5oo g eines vollbilanzierten
Nährpräparates zuzuführen.

<u>Literaturverzeichnis</u>

1.   Ahnefeld, F.W.: Die initiale Phase der Verbrennungskrank-
     heit. Verlagsgesellschaft, Darmstadt, 1966.

2.   Ahnefeld, F.W.: Hippokrates 43 (1972) 323.

3.   Allgöwer, M. und J. Siegrist: Verbrennungen. Springer,
     Berlin, 1957.

4.   Allgöwer, M. und J. Siegrist: J. Internat. Coll. Surgeons
     38 (1962) 421.

5.   Artz, C.P. and J.A. Moncrief: The treatment of burns.
      W.B. Saunders, Philadelphia, 1969.

6.   Bland, J.H.: Clinical metabolism of body water and
      electrolytes. W.B. Saunders, Philadelphia, 1963.

7.   Bull, J.P.: Proc. roy. Soc. Med. 47 (1954) 229.

8.   Ganzoni, N.: Dtsch.med. Wschr. 93 (1968) 765.

9.   Hartenbach, W. und F.W. Ahnefeld: Verbrennungsfibel.
      Thieme, Stuttgart, 1967.

lo.   Haynes, B.W.: J. Trauma lo (197o) 811.

11.   Moore, F.D.: Metabolic care of the surgical patient.
      W.B. Saunders, Philadelphia, 1959.

12.   Müller, F.E.: Verbrennungskrankheit. Schattauer Verlag,
      Stuttgart, 1969.

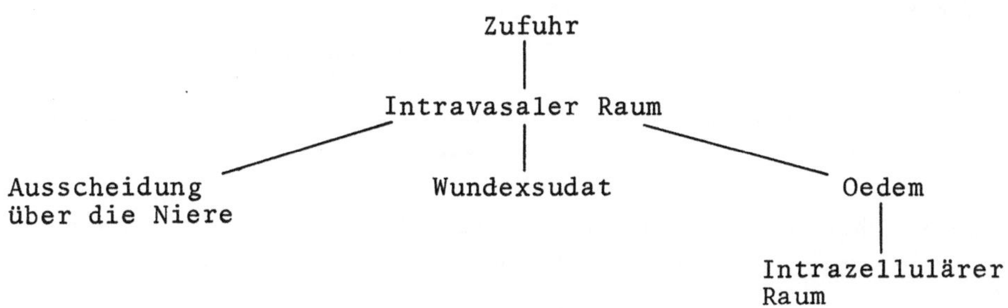

Abbildung 1: Verhalten des Natriums nach Verbrennungstrauma

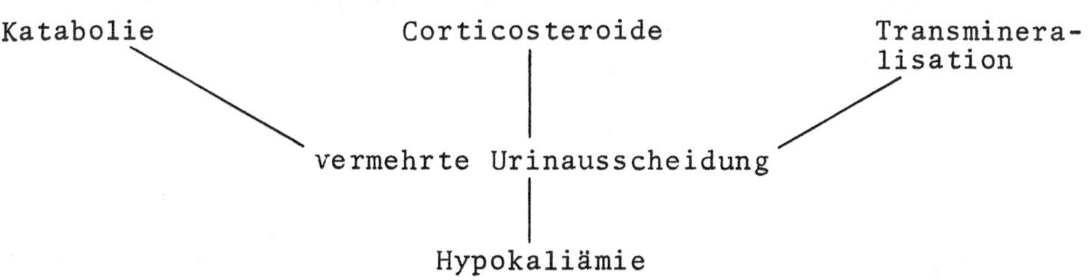

Abbildung 2: Verhalten des Kaliums nach Verbrennungstrauma

Zusammenfassung der Diskussion zum Thema:
"Korrekturbedarf im Wasser-, Elektrolyt- und Säure-Basen-Haushalt"

Frage: Wie soll man in der Notfalltherapie bei Störungen im Wasser-Elektrolyt-Haushalt (WELH) vorgehen?

Antwort: Einmütig besteht die Ansicht, daß in der Notfalltherapie die Auffüllung des Kreislaufes zunächst am vordringlichsten erscheint. Das bedeutet eine V o l u - m e n s u b s t i t u t i o n   mit der mutmaßlich fehlenden Flüssigkeit (bei akuten Volumenverlusten, Blutung oder Plasmaverlusten am besten zunächst mit normotonen, kolloidhaltigen Lösungen, deren Elektrolytgehalt vor allem bei ausgedehnter Volumensubstitution weniger dem einer physiologischen Kochsalzlösung, als dem einer Ringer-Lösung entsprechen sollte). Sobald als möglich folgt nach dieser notfallmäßigen, auf rein klinischer Diagnostik beruhenden initialen Volumensubstitution die N o t f a l l d i a g n o - s t i k .

Es bedarf der Klärung, welche Labormethoden obligatorisch in der Notfalldiagnostik von Störungen im WELH erforderlich sind. Folgende Laborwerte im Serum, die für die differenzierte Substitution im WELH eine Rolle spielen, sind auf Notfallpatienten ausgerichtet, bei denen ein nicht blutungsbedingter Voluemenmangel vorliegt:
Natrium
Kalium
Harnstoff (dem Kreatinin vorzuziehen, weil rascher auf extrazelluläres Volumendefizit reagierend).
Hämatokrit

Osmolarität (kann allenfalls durch das Serum-Natrium
ersetzt werden - Ausnahmen: bei Hyper-
glykämie, Mannitoltherapie, Hyperlipidämie,
Hyperproteinämie)
Blutgasanalyse
Blutzucker.

Diese Laborwerte erlauben eine Beurteilung des Wasser-
und Natriumbestandes und vermindern die Gefahr, daß
trotz verbesserter Rettungssysteme Patienten erst in
der Klinik wegen unzureichender, aber auch zeitrauben-
der unnötiger Diagnostik und Therapie zu Notfallpatienten werden.

Sofern vorhanden, leitet bereits der Notarzt am Orte
des Geschehens oder während des Transportes aufgrund
der Anamnese und des klinischen Befundes therapeutische Maßnahmen ein. In der Klinik, und die dürfte in
Normalzeiten innerhalb von 3o bis 6o Minuten zu erreichen sein, werden die obengenannten Laborbefunde
dazu führen, die Substitution den pathophysiologischen
Gegebenheiten anzupassen. Dabei erweist sich die exakte
Berechnung der Substitution im WELH als klinisch nicht
relevant, da zum Zeitpunkt der vorhandenen Laborergeb-
nisse bereits infolge des zugrundliegenden pathologischen Geschehens (Herz-Kreislaufstillstand, diabeti-
sche Ketoazidose, Salizylatvergiftung etc.) oder durch
körpereigene Kompensationsmechanismen erneut andere
Verhältnisse vorliegen. Das bedeutet: Die notwendige
Korrektur wird in der definierten Richtung eingeleitet.
Die Ergebnisse neuer Laboruntersuchungen (Zwischen-
bilanz) bestimmen das weitere Vorgehen in Bezug auf
M e n g e , Z u s a m m e n s e t z u n g und
Z e i t . Insbesondere gilt dies für den Säure-Basen-
Haushalt, der quantitativ wegen der unkalkulierbaren
Kompensationen nicht in eine "Formeltherapie" einzu-

beziehen ist. Auch hier muß in vorläufige und endgültige Korrekturen unterteilt werden. Auf die Blutgasanalyse kann heute bei der Einleitung und Weiterführung einer Korrekturbehandlung nicht mehr verzichtet werden, sie ist u.a. für eine Beurteilung des Kalium-Haushaltes von entscheidender Bedeutung.

Sobald neue Labordaten zur Verfügung stehen, wird die Substitution entsprechend der analysierten, noch bestehenden Störung weiterkorrigiert. Folgendes Vorgehen ist in Bezug auf die Störungen im Wasser- und Natriumbestand angezeigt:

Bei einem Serum-Natriumwert über 155 mval/l (bzw. bei einer Osmolarität über 35o mval/l) und anhaltenden Zeichen eines Volumendefizits gilt als Faustregel die Empfehlung, mindestens 1 Liter elektrolytfreie 5 %ige Kohlenhydratlösung innerhalb einer Stunde zu infundieren, um dann erneut den Effekt dieser Therapie klinisch und labormäßig zu überprüfen. Bei Hyponatriämien unter 13o mval/l bestimmt das klinische Bild das therapeutische Prozedere. In jedem Fall muß das bestehende Volumendefizit durch isotone Natriumlösungen weiter korrigiert werden. Die Zufuhr freien Wassers ist zu drosseln. Bei bedrohlicher Hyponatriämie mit zerebraler Symptomatik sind ausnahmsweise, jedoch nur i n i t i - a l , hypertone Lösungen (NaCl 2 %, Mannitol 1o-2o %) gerechtfertigt, bis die zerebrale Symptomatik verschwindet bzw. bis die Anzeichen der Hypoosmolarität eine deutlich rückläufige Tendenz zeigen.

Das Zeitintervall, in dem Laborkontrollen wiederholt werden müssen, hängt in wesentlichem Umfang einmal von dem Ausmaß der Störungen im WELH und zum anderen von den Erfahrungen des Therapeuten ab. Je schwerer die Störungen und je unerfahrener der Arzt, um so häufiger sind die genannten Kontrollen notwendig.

Als Faustregel kann angegeben werden, daß die Erst-
überprüfung der therapeutischen Maßnahmen etwa eine
Stunde nach Einleiten der Substitutionstherapie erfolgen sollte.

Wenn auch die Forderungen in Bezug auf den Umfang der
Laboruntersuchungen hoch erscheinen, muß dennoch betont werden, daß man heute in der modernen Notfall-
medizin ohne diese Befunde nicht auskommt. Das bedeutet für die Zukunft sicherlich eine notwendige Um-
strukturierung des Krankenhauswesens. Für die Versorgung von Notfallpatienten können nur die Kliniken zu-
gelassen werden, die die hier genannten Voraussetzungen
"rund um die Uhr" erfüllen.

Im Zusammenhang mit der Notfalldiagnostik wurde von
einem Teil der Diskussionsteilnehmer hervorgehoben,
daß das EKG bei der Diagnostik von Kaliumstörungen
sicher nicht die Rolle spielt, wie sie immer noch in
Lehrbüchern dargestellt wird. Diese Ansicht blieb jedoch auch nach langer Diskussion umstritten. Der Wert
des EKG-Befundes ist mindestens im Hinblick auf das
therapeutische Vorgehen insofern von Bedeutung, als
schwere, durch Störungen des Kaliumstoffwechsels hervorgerufene EKG-Veränderungen zum schnelleren und
konsequenteren therapeutischen Handeln zwingt. Übereinstimmung herrscht jedoch, daß eine sichere Korrelation zwischen Serum-K-Wert und EKG-Befund nicht gegeben ist. Der pathologische EKG-Befund darf jedoch
als verbindliche Aussage über eine Störung im Kalium-
Haushalt angesehen werden.

DIAGNOSTISCHES UND THERAPEUTISCHES PROZEDERE BEI KLINISCH MANI-
FESTEM - ABSOLUTEM ODER RELATIVEM - INTRAVASALEM VOLUMENDEFIZIT
(TRUNIGER, SIEGENTHALER).

1.) Erste Notfalltherapie aufgrund alleiniger klinischer
    Kriterien:

    Anamnese: Art der Flüssigkeitsverluste?
    Mutmaßliche Ursache des Volumendefizits?

    Klinische Befunde: Puls, BD, Halsvenen - Füllung, Lungen-
    stauung?

    Bis zur Spitalaufnahme bzw. bis zum Vorliegen der ersten
    Laborresultate initiale Volumenkorrektur durch Infusion
    von
    a) kolloidhaltigen Lösungen (Plasmapräparate, Volumenex-
       pander),
    b) (falls keine dieser Lösungen greifbar oder aber vor-
       wiegend eiweißfreie Flüssigkeitsverluste anzunehmen
       sind) rein kristalloide Lösungen vom Typ isotoner NaCl -
       oder Ringer-Lösung.

2.) Spitalphase
    a) Fortsetzung der bisherigen Infusionstherapie, allen-
       falls Ersatz durch klinisch adäquatere Infusionsflüssig-
       keit,
    b) sofortige Notfalldiagnostik als Ausgangspunkt für ge-
       zielte Therapie und spätere Therapiekontrolle:

       Serum (allenfalls Plasma) Kalium
                                 Natrium
                                 (Osmolarität)
                                 SB-Status
                                 Harnstoff
                                 Glukose
                                 Eiweiß
                                 Hämatokrit.

c) Start Kontrolle der Urinproduktion (oft Dauerkatheter
   erforderlich).

Alternativen

2.1. Serum-Natrium $=$ 13o, $=$ 145 mval/l
      (Osmolarität $=$ 28o, $=$ 32o mval/l)

Fortsetzung der reinen extrazellulären Volumenkorrektur,
diesmal mit gezieltem Flüssigkeitsersatz:

Vollblut - nach Blutverlusten oder
         - bei Hämatokrit   35 %

Plasma   - nach Verbrennungn
         - bei vermindertem Serumeiweiß und normalem
           oder erhöhtem Hämatokrit

o,9 % NaCl bzw. Ringers
           - nach intestinalen (evtl. renalen)Flüssigkeits-
             verlusten
           - bei Volumendefizit und normalem oder erhöhtem
             Serumeiweiß und Hämatokrit.

Infusionsraten: rasch genug, um baldige Normalisierung
der Kreislauf. und Nierenfunktion zu gewährleisten, langsam genug, um allenfalls Zeichen der Linksinsuffizienz zu
vermeiden.

Kaliumzusatz: je nach Ausgangskalium, Säure-Basen-Status
und Nierenfunktion.

2.2. Serum-Natrium $=$ 145 mval/l
      (Osmolarität $=$ 32o mosm/l)

Während der folgenden Stunde 1.ooo ml freies Wasser
(reine Kohlenhydratlösung) infundieren (bzw. peroral verabreichen, soweit vertretbar). Anschließend je nach Aus-

maß der ursprünglichen Hypernaträmie/Hyperosmolarität
erneut Volumenersatz wie unter 2.1 oder aber weitere
Zufuhr reiner Kohlenhydratlösungen in verlangsamter
Rate (1 Liter alle 2 - 3 Stunden). Kontrolle des Serum-
natrium nach max. 2 Stunden. Reine KH-Lösungen bis zur
eindeutigen (aber keineswegs normalisierenden) Senkung des
Serum-Natriums bzw. der Osmolarität.
<u>Kaliumzusatz</u> je nach Ausgangskalium, Säure-Basen-Status
und Nierenfunktion.

2.3.   Serumnatrium $<$ 13o, $>$ 115 mval/l
        (Osmolarität $<$ 29o, $>$ 25o mosm/l),
        <u>ohne zerebrale Symptomatik.</u>

        Fortsetzung der extrazellulären Volumenkorrektur wie
        unter 2.1.
        Restriktion der freien Wasserzufuhr bis zur eindeutigen
        Besserung der Hyponaträmie/Hypoosmolarität.

2.4.   Serumnatrium $<$ 115 mval/l
        (Osmolarität $<$ 25o mosm/l), ohne zerebrale Symptome:
        wie 2.3.,
        konsequente, völlige Restriktion jeder Zufuhr von freiem
        Wasser.

2.5   Serumnatrium $<$ 115 mval/l
        (Osmolarität $<$ 25o mosm/l) <u>mit zerebralen Symptomen</u>
        (Verwirrung, Krämpfe, Koma).

        Zufuhr hypertoner (2 %) NaCl-Lösung, bis zu 5oo ml in
        1 - 2 Stunden,
        Restriktion freier Wasserzufuhr bis zum Verschwinden der
        zerebralen Symptomatik bzw. bis zur deutlichen Besserung
        der Hypoosmolarität. Keine kurzfristige Normalisierung
        der Osmolarität anstreben.

<u>Kaliumzufuhr</u> nach Maßgabe des Serum-Kalium, des Säure-
Basen-Status und der Nierenfunktion.

Sobald der Kreislauf durch diese "grobe" Notfalltherapie
wiederhergestellt ist, erfolgt die schrittweise Normalisierung des Flüssigkeitshaushaltes unter Verwertung aller
erreichbaren klinischen und labormäßigen Informationen.

Frage: Welcher Informationswert ist der Bestimmung des Serum-
           Chlorids im Rahmen der Notfall-Labordiagnostik zuzu-
           messen?

Antwort: Mit Hilfe des Serum-Chlorids und der Alkalireserve
           läßt sich die R-Fraktion errechnen. Daraus läßt sich
           unter Umständen ableiten, ob es sich primär um etwa
           eine renale Störung, eine Salizylatvergiftung oder
           einen Diabetes handelt. Insofern kommt der zusätz-
           lichen Chloridbestimmung eine qualitativ informatori-
           sche Bedeutung zu.

Frage: Soll bei einem bestehenden Flüssigkeitsdefizit im
           extrazellulären Raum der intrazelluläre Raum in die
           Substitutionsberechnung einbezogen werden?

Antwort: Wie aus dem auf Seite 169 wiedergegebenen Schema
           (TRUNIGER/SIEGENTHALER) hervorgeht, ist bei normaler,
           extrazellulärer Osmolarität (bzw. normalem Serum-
           Natrium) nicht mit signifikanten Störungen des intra-
           zellulären Flüssigkeitsbestandes zu rechnen. Vielmehr
           wäre eine rechnerisch ermittelte "Korrektur" des intra-
           zellulären Flüssigkeitbestandes fehlerhaft! Während
           bedrohliche Störungen des extrazellulären Volumens
           durchaus rasch korrigiert werden sollten (mit Aus-
           nahme des extrazellulären Volumenersatzes bei älteren,
           potentiell linksinsuffizienten Patienten) ist von
           einer übereilten Korrektur einer Hyperosmolarität

abzuraten.Letztere bringt lediglich die Gefahr erhöhten Hirndruckes bzw. eines Hirnödems mit sich. Entscheidend ist dagegen eine rasche "Umkehr des Trends", während für die Vollkorrektur 24 bis 48 Stunden zur Verfügung stehen. Dieser Hinweis, nach Analyse der Störung den Trend der Störung sofort durch geeignete Maßnahmen zu durchbrechen, für die Vollkorrektur aber Zeit zur Umstellung der beanspruchten körpereigenen Kompensationen zu lassen, kehrt immer wieder. Der Patient kann - zu schnell voll korrigiert - auch schneller sterben!

Frage: Wie ermittelt man den Korrekturbedarf an freiem Wasser bei vorhandenem extrazellulärem Defizit?

Antwort: Die Wasserzufuhr richtet sich nach der Konzentration des Serum-Natriums. Wir kommen auch hier wiederum mit einer Faustregel aus: Je lo mval/l Abweichung des Serum-Natriums vom Sollwert entsprechen bei einem 7o kg schweren Patienten einer Veränderung des freien Körperwassers um 3 Liter (bei einem 5o kg schweren Patienten um 2 Liter, bei 9o kg KG um 4 Liter). Als Infusionsgeschwindigkeit des osmotisch inaktiven freien Wassers soll die Zufuhr von einem Liter pro Stunde nicht überschritten werden. Je ausgeprägter sich die Hyperosmolarität zeigt, um so rascher ist von einer raschen Vollkorrektur abzuraten. Eine Hyperosmolarität sollte bei Erwachsenen frühestens innerhalb von 24 Stunden, bei Kindern in nicht weniger als 48 Stunden auskorrigiert werden. Diese Regel gilt bis zu einem gewissen Grade auch für das hyperosmolare (diabetische) Koma, bei dem allerdings rechtzeitig für eine genügende Glukoseverwertung zu sorgen ist.

Frage: Gehört die Bestimmung der Natrium- und Kaliumwerte im
           Urin bereits zur Notfalltherapie?

Antwort: Die Bestimmung des Natrium und Kalium im Urin am An-
           fang der Notfalltherapie wird als nicht nötig erachtet,
           da in der Regel unbekannt ist, wie lange sich der Harn
           bereits in der Blase befindet. Allerdings ist für den
           weiteren Verlauf innerhalb der Intensivtherapie auch
           die Erfassung der Urinelektrolyte von Bedeutung. Das
           stündliche Urinvolumen jedoch sollte in jedem Fall
           möglichst frühzeitig gemessen werden.

Frage: Wann sollte eine Kaliumsubstitution bereits innerhalb
           der genannten notfallmäßigen Therapie bei Störungen im
           WELH durchgeführt werden?

Antwort: Diese Substitution ist nach den ersten diagnostischen
           Resultaten unter Berücksichtigung des Säure-Basen-
           Haushaltes und der Urinausscheidung anzustreben.

Frage: Nach welchen Regeln erfolgt die Kaliumsubstitution?

Antwort: Sinnvoll wäre es, den intrazellulären Kaliumgehalt zu
           bestimmen, um danach die Höhe des Kaliumersatzes fest-
           zulegen. Aber selbst, wenn man den Kaliumgehalt der
           Erythrozyten mißt, ist dieser Wert nicht repräsentativ
           für den Kaliumgehalt anderer Zellen. Deshalb müssen
           wir uns erneut an eine Faustregel halten: Falls keine
           Störung im Säure-Basen-Haushalt vorliegt, erfolgt die
           Substitution eines Kaliummangels entsprechend den im
           Referat von Truniger angegebenen Empfehlungen. Danach
           können zum Ausgleich eines Kaliumdefizits initial
           pro Stunde 2o mval Kalium parenteral zugeführt werden,
           wobei häufige Kontrollen des Serum-K-Wertes erforder-
           lich sind.

174

Besteht eine Störung des Säure-Basen-Haushaltes im
Sinne einer Azidose, mit normaler oder verminderter
Serum-Kalium-Konzentration, kann ebenfalls ein Defizit
des Kaliumbestandes angenommen werden. Somit erfolgt
simultan die Korrektur der Säure-Basen-Verhältnisse
und ein Kaliumersatz von ca. 2o mval pro Stunde, wobei
die erste Laborkontrolle des Säure-Basen-Haushaltes
nach einer Stunde durchgeführt wird.

Bei einer bestehenden Alkalose und einem normalen
Serum-Kalium sollte erst die Alkalose behoben und
dann wiederum das Kalium kontrolliert werden.

Bei einem Kaliumersatz ist dem Kaliumchlorid gegenüber allen anderen Kaliumzusammensetzungen der Vorzug zu geben.

Frage: Wie hoch ist der Verlust an sauren Valenzen bei liegen-
          der Magensonde oder an alkalischen Substanzen beim
          Dünndarmileus anzusetzen?

Antwort: Bei dieser Frage geht es im wesentlichen darum, ob
          die Verluste durch eine konfektionierte Lösung abge-
          deckt werden können. Andernfalls müßte eine Basis-
          lösung mit entsprechenden Konzentraten angereichert -
          den individuellen Verlusten adaptiert - parenteral
          verabreicht werden. Man war sich einig darüber, daß
          man bei kurzzeitiger Substitution sowie bei einer
          weitgehenden Übereinstimmung in der Zusammensetzung
          der Verluste mit der magensaft- oder dünndarmsaft-
          adaptierten Konfektionslösung eine ausreichende Sub-
          stitution erreichen kann. Bei allen kombinierten Ver-
          lusten und länger andauerndem Ersatz ist der mit la-
          bormäßig ermittelten Korrekturzusätzen versehenen
          Basislösung der Vorzug zu geben.

Beim D ü n n d a r m i l e u s ist der Verlust an
alkalischen Substanzen nur durch Laborkontrollen des
Serums möglich, d.h. durch Bestimmung des Säure-Basen-
Haushaltes, so daß hier ebenfalls nur Basislösungen
mit Anreicherung durch Konzentrate zu verwenden sind.
Wenn bei einem Ileus zu einem bestimmten Zeitpunkt
die Rückresorption der verlorengegangenen Flüssigkeit
einsetzt, geschieht dies so langsam, daß - und das
gilt jedenfalls für den Erwachsenen - keine Beein-
trächtigung des Säure-Basen- und Elektrolyt-Haushaltes
zu erwarten ist, sofern eine normale Nierenfunktion
besteht.

Im übrigen war sich die Diskussionsrunde einig, daß
die Zahl der durch die Industrie angebotenen Infusionslösungen drastisch reduziert werden sollte. Es bietet
sich an, lediglich einige wenige Basislösungen herzu-
stellen, die entsprechend den Gegebenheiten mit Kon-
zentraten angereichert werden. Hierfür ist allerdings
eine vereinfachte Technik zu entwickeln. Die drasti-
sche Reduzierung wird auf jeden Fall die Sicherheit
in der Elektrolyttherapie wesentlich erhöhen. Auch Ex-
perten können die Vielzahl der Modifikationen nicht
mehr übersehen. Diese Entwicklung trägt maßgeblich
Schuld an dem auch heute noch fehlenden klaren Konzept
in der Elektrolyttherapie, sie beinhaltet aber auch
nicht unbeträchtliche Gefahren.

Frage: Welchem der beiden alkalisierenden Substanzen, THAM
oder Natriumbikarbonat ist der Vorzug zu geben?

Antwort: Trotz einiger Vorteile des THAM - verwendbar auch bei
Patienten mit respiratorischer Azidose - wird auch
heute noch wegen der deutlichen Nachteile des THAM dem
Natriumbikarbonat in der Regel der Vorzug gegeben
(siehe Referat MAY). Es wird jedoch darauf hingewiesen,

daß sich bei azidotischem Liquor cerebro spinalis der Liquor-pH nach rascher Infusion von Natriumbikarbonat noch weiter in Richtung Azidose bewegen kann. Unter Umständen kann dies die Ursache einer auftretenden Bewußtseinstrübung sein.

Frage: Welche ansäuernden Substanzen sind bei einer metabolischen Alkalose zu verwenden?

Antwort: Dieses Problem erscheint noch nicht völlig gelöst. Häufig kommt man allein mit physiologischer Kochsalzlösung aus, wobei in vielen Fällen eine Kaliumsubstitution notwendig wird. Die Anwendung von Lösungen mit Aminosäurehydrochloriden kann bei wiederholter Zufuhr zu Veränderungen im Spektrum der Plasmaaminosäuren führen. In diesen Fällen ist der Salzsäure der Vorzug zu geben.

Frage: Wie weit sollte bei einem Hirnödem entwässert werden?

Antwort: Bei der diuretischen Behandlung eines Hirnödems ist darauf zu achten, daß das Plasmavolumen konstant gehalten wird, wenn nötig durch Zufuhr von Humanalbumin. Unter den Kautelen einer gesicherten Perfusion und Überwachung des Ionogramms kann man über 3 bis 5 Tage lang dem Extrazellulärraum täglich 5oo ml Flüssigkeit gefahrlos entziehen (vorübergehende negative Flüssigkeitsbilanz).

Frage: Wie weit wird die Flüssigkeitseinschränkung für den alten Patienten gefährlich?

Antwort: Aus den Referaten ist zu entnehmen, daß im Alter eine Einschränkung des Flüssigkeitsgehaltes, insbesondere im intrazellulären Raum besteht. Außerdem sind im Alter alle adaptiven Prozesse der Kreislaufregulation erschwert. Eine typische Folge ist das raschere Auftreten

einer prärenalen Insuffizienz bei extrazellulärem
Volumendefizit. Insbesondere ist auch das Durstgefühl
des alten Menschen vermindert. Vor jeder Operation
sollte unbedingt darauf geachtet werden, daß ein be-
stehendes Flüssigkeitsdefizit oder auch eine Hypalbuminämie korrigiert wird.

Frage: Welche Substanzen sollten für die Osmotherapie bei
der Behandlung von Patienten mit Gehirnödem zur Anwendung kommen?

Antwort: Die Osmotherapie stellt heute noch die am meisten ver-
breitete Maßnahme zur Bekämpfung des Hirnödems dar.
Von den verschiedenen hochprozentigen Lösungen sollte
nur noch Mannit 2o % bzw. Sorbit 4o % verwandt werden.
Über Glyzerol, welches bei oraler Anwendung eine lang-
anhaltende Wirkung entfalten soll, sind erst in neuerer
Zeit Mitteilungen erschienen. Die Osmotherapie besitzt,
wie man heute weiß, jedoch eine Reihe von Nachteilen.
Der Flüssigkeitsentzug folgt aus normalen, ungeschädig-
ten Hirnanteilen, während die ödematösen Hirnanteile
leider nicht beeinflußt werden. Deshalb kann mit hypertonischen Lösungen lediglich der intrakranielle Druck
gesenkt werden, das Ödem jedoch wird nicht direkt beeinflußt. Die Senkung des intrakraniellen Druckes kann
jedoch bei Patienten mit akuter intrakranieller Druck-
steigerung von großer Bedeutung sein. Zum anderen können
hypertonische Lösungen bei Patienten mit drohender Ein-
klemmung am Tentoriumschlitz oder Foramen Magnum gleichzeitig mit Steroiden verabreicht werden, so daß die
akute Phase mittels hypertonischer Lösung kupiert wird,
bis die eigentliche Wirkung der Steroide auf das Hirnödem nach etwa 24 bis 36 Stunden beginnt. Es sollte als
Regel gelten, eine Osmotherapie bei erhöhtem Schädel-
innendruck erst nach sicherem Ausschluß einer intrakraniellen Blutung zu beginnen. Als weiterer Nachteil
tritt der sogenannte R e b o u n d - E f f e k t nach
3 bis 6 Stunden auf, d.h. früher als bisher immer ange-

nommen wurde. Messungen des intrakraniellen Druckes
zeigen einen Anstieg über den Ausgangswert vor Beginn
der Behandlung. Wegen der relativ kurz andauernden
Wirkung wird häufig eine "protrahierte Osmotherapie"
durchgeführt. Dazu wird Sorbit bzw. Mannit im 6 bzw.
8stündigem Rhythmus innerhalb des normalen Infusions-
planes verabreicht (Infusionsdauer 6o Minuten).

Frage: Was muß man hinsichtlich der Substitutionstherapie
bei hirngeschädigten Patienten unter Anwendung von
Decadron und hyperosmolarer Lösung berücksichtigen?

Antwort: Die Gefahr der hypertonischen Lösungen liegt vor allem
bei der wiederholten Anwendung in der starken osmotischen Diurese. Die Konzentration von Natrium, Kalium
und Chlorid pro Liter Urin ist während dieser osmotischen Diurese signifikant gegenüber dem normalen Urin
reduziert. Wenn dieser Verlust an Wasser und Elektrolyten nicht fortlaufend durch eine adäquate E r -
s a t z t h e r a p i e wieder ausgeglichen wird,
besteht die Gefahr einer Hypovolämie und Hämokonzentration. Beide Störungen können für eine Oligurie bzw.
Anurie verantwortlich sein. Deshalb muß bei täglicher
Kontrolle der Serum-Elektrolyte, des Hämatokrit und
des zentralen Venendruckes die renal verlorene Flüs-
sigkeits- und Elektrolytmenge zusätzlich der Verluste
über die Haut, die Lungen und den Verdauungstrakt genau ersetzt werden. HALMAGYI hat diese Frage an einem
größeren Patientengut untersucht und die Elektrolytzusammensetzung der notwendigen Ersatzlösung bestimmt.
Die Elektrolytkonzentrationen einer solchen Ersatzlösung sollten in etwa einer normotonen Natrium-Chlorid-
Lösung, angereichert mit 3o - 4o mval Kalium/1 entsprechen. Dieser Kaliumzusatz ist wichtig, da sonst
eine Hypokaliämie auftreten kann. In keinem Fall jedoch
dürfen elektrolytfreie Lösungen nach der Osmotherapie
zur Anwendung kommen.

Frage: Kann die Entwässerung des ödematösen Gehirns mit Diuretika erfolgen?

Antowrt: D i u r e t i k a vom Typ der Ethacrynsäure bzw. des Furosemid werden ebenfalls häufig in der Therapie des Hirnödems angewandt. Es muß jedoch betont werden, daß mit diesen Medikamenten auch nach mehrtägiger Verabreichung nur eine mäßige Verminderung des Ödems bzw. eine mäßige Reduktion des intrakraniellen Druckes erzielt werden kann. Die Wirkung auf das Ödem ist im Vergleich zu den Glukosteroiden wesentlich geringer und auch die Senkung des intrakraniellen Druckes ist im Vergleich zu den hypertonischen Lösungen wesentlich schwächer. Deshalb sollte diese Therapie heute nur dann durchgeführt werden, wenn Steroide nicht benutzt werden können, z.B. beim Vorliegen eines Ulcus ventriculi oder eine Diabetes mellitus. Hinsichtlich der Substitutionstherapie bzw. Ersatztherapie gilt das gleiche wie für die hyperosmolaren Lösungen.

Frage: Welche Komplikationen können während der Steroidbehandlung bei Patienten mit Gehirnödem auftreten?

Antwort: Als günstigste Therapie die Hirnödems darf heute die Behandlung mit S t e r o i d e n bezeichnet werden. Steroide, insbesondere Dexamethason, haben die Letalität bei geplanten Eingriffen am Gehirn, z.B. bei Tumoren, Aneurysmen, Angiomen usw., erheblich reduziert. Optimal ist eine etwa 2 bis 4tägige V o r behandlung mit 16 mg (6stündlich 4 mg i.m.) und eine 4 bis 7tägige N a c h behandlung. Bei Patienten mit Hirntumoren wird mit dieser Therapie oft eine dramatische Besserung, d.h. Aufhellung des Bewußtseinszustandes und Verbesserung der neurologischen Symptomatik erzielt.

Auch bei Patienten mit schweren Schädel-Hirnverletzungen hat die Behandlung mit Dexamethason die Ergebnisse verbessert. Da hier naturgemäß eine Vorbehandlung nicht möglich ist, sollte die Behandlung so rasch als möglich im erstversorgenden Krankenhaus einsetzen. Als Initialdosis werden lo mg Dexamethason empfohlen, fortgeführt wiederum durch eine 6stündige Verabreichung von 4 mg i.m.. Zweifellos können die Ergebnisse bei der Art der schweren Verletzung nicht so günstig sein wie die bei Hirntumoren.

Bei der angegebenen Dosierung und der relativ kurzfristigen Behandlung kann die Komplikationsrate niedrig gehalten werden. Es ist allerdings mit gastrointestinalen Blutungen, vor allem bei Patienten mit schweren Schädel-Hirnverletzungen zu rechnen. Eine signifikant erhöhte Infektionsrate bzw. Infektionsgefährdung oder verzögerte Wundheilung wurde nicht beobachtet. Gelegentlich findet sich eine leichte Hyponaträmie, die sich jedoch immer gut ausgleichen läßt.

Abschließend soll - wohl nicht direkt in den Rahmen dieser Diskussion gehörend - die Behandlung des erhöhten intrakraniellen Druckes und des Hirnödems mittels a p p a r a t i v e r H y p e r v e n t i - l a t i o n angeführt werden. Dies ist zweifellos eine zusätzliche Maßnahme, welche zukünftig gemeinsam mit den Steroiden die Ergebnisse weiter verbessern wird.

Aus der Universitäts-Kinderklinik Wien (Vorstand:
Prof. Dr. H. Asperger)

PHYSIOLOGIE DES WASSER-, ELEKTROLYT- UND SÄURE-BASEN-HAUSHALTES
BEIM SÄUGLING UND KLEINKIND

von

E. Zweymüller

Bewußt möchte ich die Akzente auf eine Periode des Lebens
setzen, die im Titel dieser Vortragsserie nicht ausdrücklich
angeführt ist, die aber die größten Besonderheiten im Wasser-
haushalt aufweist; es handelt sich um die Neugeborenenperiode.
Um die Situation in dieser Lebensperiode zu verstehen, ist
die Darstellung der Wasserverschiebung von der Fetalperiode
her erforderlich.

Vom 1. bis zum 1o. Lunarmonat findet sich eine Verminderung
des Gesamtkörperwassers von 94% auf 76% des Körpergewichtes
(FRIIS-HANSEN). Die Extrazellulärflüssigkeit sinkt vom 5. zum
1o. Lunarmonat von 62% auf 43%, während im gleichen Zeitraum
die intrazelluläre Flüssigkeit von 25% auf 32% ansteigt. Somit
ist das Gesamtresultat eine Abnahme des Gesamtkörperwassers
von 88% auf 76% während der letzten 5 Monate des intrauterinen
Lebens.

Dieser Trend bleibt auch noch nach der Geburt bis zum ersten
bis zweiten Lebensjahr bestehen. Dabei nimmt das Gesamtkörperwasser weiter von 79% auf 59% ab, das extrazelluläre Wasser
von 44% auf 26%, während die intrazelluläre Flüssigkeit annähernd konstant bleibt und nur während der ersten drei

Lebensmonate vorübergehend von 35% auf 43% ansteigt. In diesem
Lebensabschnitt kreuzt die Kurve des intrazellulären Wassers
die der extrazellulären Flüssigkeit, denn von diesem Zeitpunkt
an stellt die intrazelluläre Flüssigkeitsphase einen größeren
Prozentsatz des Gesamtkörperwassers als die extrazelluläre.

Worauf können nun diese Veränderungen in den einzelnen Flüssigkeitsräumen zurückgeführt werden?

Dazu kann man zusammenfassend sagen, daß die relative Abnahme
des Gesamtkörperwassers während des Wachstums einer relativen
Abnahme der Extrazellulärflüssigkeit entspricht, welch letztere
wieder bedingt ist
a) durch eine Zunahme des relativen Gehaltes an Zellen in den
   meisten Geweben,
b) durch eine wesentlich stärkere Entwicklung von solchen
   Organen wie der Muskeln, die einen hohen Anteil an intrazellulärer Flüssigkeit haben und
c) durch Zunahme an Fettgewebe, das lediglich lo - 2o% Wasser
   enthält.

Die bisherigen Ausführungen haben gezeigt, daß vom intrauterinen Leben an ständig Veränderungen des Wassergehaltes in
den einzelnen Räumen erfolgen, wobei es nun aufzuzeigen gilt,
ob dieselben in der Neugeborenenperiode bereits so abgeschlossen
sind, daß der Wasserhaushalt als eine nicht mehr sehr verletz-
liche physiologische Funktion anzusehen ist. Mit dem Wasser-
haushalt zusammen muß aber auch der Regulator desselben, nämlich
die Nierenfunktion, ebenso beurteilt werden, wie Quellen von
Wasserverlusten, z.B. auf unsichtbarem Wege.

Betrachten wir als erstes die Wasserverteilung im Vergleich
zum Erwachsenen, dann erhebt sich sofort die Frage, ob ein
Neugeborenes ein wasserarmes oder ein wasserreiches Individuum
ist. Bei ihrer Beantwortung ist von ganz entscheidender Bedeutung, ob wir als Bezugsgröße das Körpergewicht (kg) oder
die Körperoberfläche (m^2) nehmen.

Wählen wir als Bezugsgröße das Körpergewicht, so kann das Neugeborene als ein wasserreiches Individuum gelten; es hat sogar einen wesentlich größeren Gesamtwassergehalt als der Erwachsene, wobei der intrazelluläre Flüssigkeitsanteil in diesem frühen Lebensabschnitt noch etwas geringer als der extrazelluläre ist, während beim Erwachsenen das Verhältnis EZF : IZF 1/3 : 2/3 ausmacht.

Das Neugeborene ist reich an Natrium und Chlor, hingegen ärmer an Kalium und Trockensubstanz; letzteres beruht darauf, daß die Extrazellulärflüssigkeit proteinarm ist.

Wesentlich schlechter allerdings schneidet hinsichtlich seines Wasservorrates das Neugeborene im Vergleich mit dem Erwachsenen ab, wenn man seinen Wasservorrat mit der Körperoberfläche in Beziehung setzt. Dies ist dadurch zu erklären, daß der große Nachteil klein zu sein darin liegt, daß dabei die Körperoberfläche groß ist. Wie groß die Körperoberfläche ist, geben folgende Vergleichszahlen wieder: die Körperoberfläche eines Neugeborenen macht bereits 9% derjenigen eines Erwachsenen aus, sein Körpergewicht hingegen nur 2,4%. Bei einem 15 Tage alten Neugeborenen liegen die Werte noch bei 4,8% des Körpergewichtes eines Erwachsenen, während seine Körperoberfläche bereits bei 15% eines Erwachsenen liegt. Bei einem 6 Monate alten Säugling schließlich ist das Gewicht 8% desjenigen eines Erwachsenen, die Körperoberfläche aber bereits bei 21%. Demnach ist die Körperoberfläche eines Säuglings zwei- bis dreimal so groß, wie die eines Erwachsenen im Vergleich zu seiner Körpermasse. Und darin liegt, es sei nochmals gesagt, der große Nachteil, klein zu sein.

Aus dieser relativ großen Körperoberfläche ergibt sich zwangsläufig die Folgerung, daß all die Funktionen des Organismus, die zur Körperoberfläche in Beziehung stehen, beim Säugling gesteigert sind; hängen sie mit dem Wasserhaushalt zusammen oder beanspruchen sie denselben, so werden sie zu einem

184

raschen Wasserverlust beitragen und mit Ursache dafür sein,
daß der Säugling das Dursten schlecht verträgt. Je kleiner die
Körpermasse relativ zur Körperoberfläche ist, um so größer ist
der Umsatz von Wärme und Wasser.

Die große Körperoberfläche des Säuglings bedingt eine hohe
Perspiratio insensibilis, wobei zusätzlich die höhere Atemfrequenz des Säuglings eine Rolle spielt. In diesem Zusammenhang ist auf eigene Untersuchungen (ZWEYMÜLLER und PREINING)
zu verweisen, da dieselben erstmals eine direkte Bestimmung
der unsichtbaren Wasserabgabe ermöglichten, also derjenigen
Wasserabgabe, die ständig vom gesamten Atemtrakt und der Körperoberfläche in Form von Wasserdampf an den umgebenden Luft-
raum abgegeben wird.

Das zu untersuchende Neugeborene lag unbekleidet in einem für
diesen Zweck adaptierten Inkubator. Dieser wurde mit Luft vor-
gegebener konstanter und genau bekannter Feuchte und Temperatur in definierter Weise versorgt. Die durch die Anwesenheit
des Neugeborenen im Inkubator verursachte Erhöhung der Feuchte
wurde gravimetrisch bestimmt.

Der Wert der unsichtbaren Wasserabgabe unter Ruhebedingungen
bei gesunden Neugeborenen liegt in den ersten 24 Lebensstunden
bei 39o - 46o mg/kg KG und Stunde bzw. 6,36 - 7,47 g/m^2 Körperoberfläche und Stunde.

Weiterhin wurde festgestellt, daß die unsichtbare Wasserabgabe
mit der Aktivität des Neugeborenen stark ansteigt. Dieser Anstieg wurde bisher zwar vermutet, aber in seinem Ausmaß auch
nicht annähernd quantitativ bestimmt. Er beträgt nach unseren
Messungen mindestens einen Faktor 1,7, kann aber noch wesentlich größer sein. Ebenso ist die Höhe der unsichtbaren Wasserabgabe von der Schlaftiefe abhängig; so haben lange und ruhig
schlafende Neugeborene mit einer niedrigen Atemfrequenz eine
geringere unsichtbare Wasserabgabe als kurz und unruhig schlafende.

Da sich auch der Grundumsatz zur Körperoberfläche proportional
verhält, ist das Angebot von durch die Niere auszuscheidenden
Substanzen ein großes, woraus die Forderung nach einer größeren
Menge von Harnwasser resultiert. Der große Kalorienbedarf pro
kg Körpergewicht im Kindesalter im Vergleich zum Erwachsenen-
alter weist darauf hin, daß ganz besonders bei Säuglingen und
Kleinkindern mit einem höheren Anfall insbesondere auch saurer
Metaboliten zu rechnen ist. Daher beträgt bei einem 7 kg schweren Säugling die minimale Harnmenge 1oo ml und nicht 5o ml, wie
man im Vergleich zu einem 1omal schwereren Erwachsenen annehmen
möchte, dessen minimale Harnmenge 5oo ml beträgt.

Die relativ große minimale Harnmenge beim Säugling führt zu
allgemeinen Betrachtungen der Nierenfunktion im frühen Lebens-
alter. Die glomeruläre Filtrationsrate erreicht bei einem
7 Tage alten Neugeborenen lediglich 4o% des Wertes eines Erwachsenen und liegt im Alter von 6 Monaten noch immer bei erst
8o% der glomerulären Filtrationsleistung eines Erwachsenen.

Die Verdünnungsfähigkeit der Niere hingegen ist gut ausge-
bildet, da sie nach einer Wasserbelastung die Mol-Konzentration
des Harnes auf den gleichen Minimalwert wie beim Erwachsenen,
nämlich auf etwa 5o mosm/l zu erniedrigen vermag. Aus vorigen
Ausführungen ergibt sich allerdings, daß beim Neugeborenen und
auch beim Frühgeborenen die zugeführte Flüssigkeit wesentlich
langsamer ausgeschieden wird; das Harnminutenvolumen ist nur
etwa halb so groß wie beim Erwachsenen.

Die Fähigkeit hingegen, den Harn maximal zu konzentrieren,
eine Wasserbelastung auszuscheiden oder im Durstzustand Wasser
einzusparen, beträgt bei einem 7 Tage alten Neugeborenen lediglich 4o - 5o% derjenigen eines Erwachsenen. Während letzterer
seinen Harn auf 1.2oo - 1.4oo mosm/l konzentrieren kann, können
Neugeborene auch unter extremen Bedingungen nicht über 6oo
mosm/l konzentrieren; der Erwachsene kann also seine Urinkon-
zentration auf das Vier- bis Fünffache seiner Serumosmolarität,

Neugeborene hingegen nur etwa auf das Doppelte der Plasmakonzentration erhöhen. Die Mindestmenge an Harn, um 1 mosm an ge-
löster Substanz auszuscheiden, beträgt beim Neugeborenen 1,4 ml,
gegenüber o,7 ml beim Erwachsenen. Die hohe Harnkonzentration
beim Neugeborenen wird außerdem nur dann erreicht, wenn es vorher zu einer abnorm hohen Plasmakonzentration gekommen ist, also
eine Situation erreicht wurde, bei der auch ein Diabetes insipi-
dus-Kranker einen konzentrierten Harn auszuscheiden vermag;
es muß also erst eine Durstexsikkose mit einem Anstieg in der
Plasmaosmolarität erreicht werden, um eine höhere Konzentrations-
leistung zu erreichen, die dann aber keineswegs für eine bereits abgeschlossene Reifung diesbezüglicher tubulärer Funktion
als Beweis dienen kann. Man hat daher wohl mit Recht von einer
"physiologischen Isosthenurie der ersten Lebenstage" gesprochen.

Besprechen wir noch die Nierenfunktion im Säuglingsalter und
jenseits desselben. Während der gesamten Säuglingsperiode erfolgt eine stete, aber unterschiedliche Leistungssteigerung
der einzelnen Nierenfunktionen. Die glomeruläre Filtrationsleistung gleicht sich mit Ende des ersten Lebensjahres der
späteren Norm an, deren Wert im Verlauf des 2. Lebensjahres
erreicht wird. Die Werte der PAH-Clearance liegen nach Untersuchungen von FRIEDERISZICK im ersten Lebenshalbjahr noch unter der
Hälfte des Erwachsenenmittelwertes und erreichen zumeist erst
gegen Ende des 2. Lebensjahres Werte im Erwachsenenbereich.
Auch bei Tm_{PAH} fanden RUBIN, BRUCK und RAPOPORT nur bei wenigen Säuglingen bereits im 1. Lebensjahr den mittleren Erwachsenenwert von 75 mg/min/1,73 m^2. Die Filtrationsfraktion
erreicht in der Säuglingsperiode nicht mehr die extrem hohen
Quotienten der Neugeborenenperiode, liegt aber noch immer über
dem Normwert der Erwachsenen.

Außer der ungünstigen Lage im Wasservorrat besteht auch noch
ein sehr ungünstiger Wasserumsatz.

An dieser Stelle ist die Beschreibung von GAMBLE über das unterschiedliche Verhalten der Wasserökonomie bei einem 7 kg schweren

Säugling und einem 7o kg wiegenden Erwachsenen anzuführen, die
wohl mit Recht berühmt geworden ist. Es zeigt die ungünstige
Lage des Säuglings hinsichtlich der Menge seiner EZF im Vergleich zu seinem Einfuhr- und Ausfuhrminimum. Die EZF bei einem
7 kg schweren Säugling beträgt 1.4oo ml, bei einem 7o kg schweren Erwachsenen 14.ooo ml. Während nun der obligate Flüssigkeitsverlust, d.h. die minimale Harnmenge, der insensible
Wasserverlust in Ruhe und der - nur geringe - Flüssigkeitsverlust im Stuhl beim Erwachsenen 1.4oo ml pro Tag beträgt, macht
derselbe beim Säugling 3oo ml aus, also 1/5 des bei dem lomal
schwereren Erwachsenen bestehenden Flüssigkeitsverlustes. Die
sich aus diesen Zahlen ergebende Folgerung ist, daß der Säugling im Zustand des Durstens seine EZF bereits in 5 Tagen aufge-
braucht hat, während der Erwachsene hierzu lo Tage benötigt.

Da wir die durchschnittliche Tagesmenge der Einfuhr bzw. Ausfuhr von Flüssigkeit beim Säugling mit je 7oo ml und beim Erwachsenen mit je 2.ooo ml annehmen müssen, so beträgt beim
Säugling das Verhältnis der täglichen Aufnahme und Abgabe von
Flüssigkeit zur Menge der EZF 1 : 2, beim Erwachsenen hingegen
1 : 7, was bedeutet, daß beim Säugling die Menge der täglichen
Flüssigkeitsabgabe die Hälfte seiner EZF, beim Erwachsenen
hingegen nur 1/7 der EZF ausmacht. Anders ausgedrückt heißt
das, daß beim Säugling der Wasserumsatz 3mal rascher als beim
Erwachsenen erfolgt.

Damit sind die hauptsächlichsten Faktoren aufgezeigt, die dar-
legen, daß es von großem Nachteil ist, klein zu sein, wenn es
sich um Fragen des Wasserhaushaltes handelt und um die Fähigkeit, Durst zu ertragen.

Die Verhältnisse des Säure-Basen-Stoffwechsels sind beim Neugeborenen wieder kompliziert, vor allem aber sehr labil.

Die ausschlaggebenden Untersuchungen des Säure-Basen-Status
bei Neugeborenen im Augenblick der Geburt liegen von JAMES und
Mitarb. sowie von REARDON und Mitarb. vor. Lebhafte Neugeborene
wiesen im arteriellen Nabelschnurblut einen durchschnittlichen
pH-Wert von 7,26 und ein Durchschnitts-PCO_2 von 55 mm Hg auf.
Während der ersten 5 Minuten nach einer normalen Geburt nimmt
das Blut-pH weiter ab, PCO_2 steigt an. Im Alter von einer Stunde
reicht das arterielle pH von 7,3o - 7,35, BE von -6 bis -2 mäq/1,
PCO_2 durchschnittlich nahe an 4o mm Hg.

24 Stunden nach einer normalen Entbindung sind weitere Veränderungen im arteriellen Säure-Basen-Status des Neugeborenen
vor sich gegangen, wobei diese Werte bis zum 3. Lebenstag ihre
Gültigkeit haben: im arteriellen Blut beträgt das pH um 7,38,
Base excess -4,5 mäq/1, PCO_2 33,4 mm Hg.

Fassen wir diese Befunde zusammen, so bestehen im Vergleich
zu den Werten Erwachsener im arteriellen Blut im Augenblick
der Geburt beim Neugeborenen die biochemischen Charakteristika
einer kombinierten respiratorischen und einer nicht-respiratorischen Azidose, welche vorübergehend während der ersten
wenigen Minuten des Lebens akzentuiert wird. Diese durch Wehen
und Entbindung bedingten Veränderungen schwinden im Verlauf
von 24 Stunden und machen einer relativen respiratorischen
Alkalose und einer beständigen milden nicht-respiratorischen
Azidose von einigen Tagen Dauer Platz.

Wie stellt sich nun die Leistungsfähigkeit der Niere als Regulator des Säure-Basen-Haushaltes in der Neugeborenen- und frühen
Säuglingsperiode dar und welche Rolle spielt hierbei die ver-
fütterte Milch?

WIDDOWSON und McCANCE haben Untersuchungen über die Entwicklung
der Säure-Basen-Kontrolle durchgeführt. Dabei wurde die Ausscheidung der überschüssigen Anionen durch die Niere in Kombination mit titrierbaren Wasserstoffionen, also die titrierbare

Azidität, und in Form von Ammoniumsalzen am 1., 2. und 7. Lebenstag sowie bei 1 Jahr alten Säuglingen im Vergleich zur Größe dieser Ausscheidung bei Erwachsenen überprüft. Trotz niedrigerem Harn-pH als der von Erwachsenen war die Ausscheidung von überschüssigen Anionen in den ersten 48 Lebensstunden geringer; dies ist nach Untersuchungen von McCANCE und FINCK wohl darauf zurückzuführen, daß in dieser Lebensperiode der Harn nur sehr wenig Phosphat und Sulfat enthält. Vom 7. Lebenstag an erhielten die Neugeborenen Muttermilch entsprechend 3 g Eiweiß/kg KG; die Ausscheidung erreichte damit den Erwachsenenwert, vor allem durch vermehrte Ausscheidung von Sulfat, bei noch immer sehr geringer Phosphatausscheidung. Mit einem Jahr ist die Ausscheidung der überschüssigen Anionen wesentlich größer als bei Erwachsenen, was wohl infolge des hohen Eiweißkonsums in dieser Altersperiode bedingt ist, der mit 3,5 g Eiweiß/kg KG 2 - 3mal größer als bei Erwachsenen ist. Dabei werden nur 8 - 1o% für das Wachstum verwendet, im Gegensatz zur Neugeborenenperiode mit 5o%.

Bestimmt man jetzt die Titrationsazidität, so zeigt sich eine ständige Zunahme derselben, wobei sie mit einem Lebensjahr wesentlich größer als bei Erwachsenen ist.

Von Interesse ist der Prozentsatz der titrierbaren Säure, der auf das Phosphat entfällt. Dieser macht bei einem brustmilchernährten Säugling nur einen Bruchteil der titrierbaren Säuren aus. Im Gegensatz zum Bikarbonatpuffer, dessen Wirkungsschwerpunkt in der Extrazellulärflüssigkeit liegt, hat der Phosphatpuffer seinen entscheidenden Effekt bei der Eliminierung von H-Ionen durch die Niere. Dabei zeigt sich die Wichtigkeit exogener Zufuhr von Phosphat. Wird der Säugling ausschließlich mit phosphorarmer Muttermilch ernährt, muß er die H-Ionen fast ausschließlich mit der Ammoniogenese eliminieren, während bei Ernährung mit phosphorreicher Kuhmilch die H-Ionen-Ausscheidung vor allem über den Phosphatpuffer erfolgt, mit der Folge einer Erhöhung der titrierbaren Azidität des Harnes.

190

Wie sieht es nun mit der Ammoniogenese aus? Der Prozentsatz
der überschüssigen Anionen, der in Form von Ammoniumsalzen ausgeschieden wird, ist in den ersten 8 Lebenstagen größer als
bei Erwachsenen. Dies ist aber keineswegs darauf zurückzuführen,
daß die Niere des Neugeborenen die Fähigkeit hat, mehr Ammoniak
zu produzieren als der Erwachsene. Im Gegenteil, alles spricht
dagegen. Die Erklärung ist wohl darin gelegen, daß eben die
Ausscheidung von Phosphat eine geringere ist, damit ist die
Titrationsazidität niedrig im Verhältnis zu der Gesamtmenge der
überschüssigen Anionen, die ausgeschieden werden müssen.

Von Interesse erschien uns die Bestimmung der organischen Säuren
im Harn des Fetus und des Neugeborenen. Diese von uns in Cambridge
durchgeführten Untersuchungen (ZWEYMÜLLER) ergaben folgendes:
Mittels der zweidimensionalen Papierchromatographie konnten
18 organische Säuren identifiziert werden, wobei 6 dem Zitronensäurezyklus angehören. Oxalessig- und Oxalbernsteinsäure sind
zu unstabil, um mit dieser Methode nachgewiesen zu werden. Die
Größe des Zitronensäurefleckes ist von Bedeutung für die
Titrationsazidität des Harnes vor und unmittelbar nach der Geburt. Zwei organische Säuren konnten wahrscheinlich bestimmt
werden, zwei blieben unbestimmt.

Ein großer Milchsäurefleck fand sich bereits im Harn des Fetus,
aber auch im Blut der Nabelschnur. Der Fleck der Milchsäure im
Harn verschwand am 7. Lebenstag, war aber auch nachweisbar,
wenn die Atmung bereits vollkommen unauffällig war. Die Milchsäure könnte aus dem zum Teil anaeroben Stoffwechsel des Fetus
stammen oder infolge der Muskeltätigkeit der Mutter während der
Geburt mit Übergang in die Plazenta oder teils fetalen und
teils mütterlichen Usprungs sein.

Ein wesentlicher Unterschied gegenüber den Chromatogrammen Erwachsener scheint zu sein, daß bei diesen die aromatischen
Säuren, bei den Neugeborenen die aliphatischen Säuren, insbesondere die des Zitronensäurezyklus überwiegen. Dieser Unter-

schied konnte durch die verschiedenen Ernährungen bei den unter-
suchten Altersgruppen bedingt sein, da die aromatischen Säuren
vor allem aus den pflanzlichen Bestandteilen der Nahrung stammen.

Besprechen wir abschließend die respiratorische Kompensationsmöglichkeit. Wie für die Niere gilt auch für die Lunge, daß es
anatomisch wie funktionell erst zu einer ausreifenden Leistung
von der Neugeborenenperiode an kommt. Mit zunehmendem Lebens-
alter nimmt die Ventilationsgröße, d.h. die bei jedem Atemzug
aufgenommene Luftmenge zu. Die in der Neugeborenenperiode an-
fangs kleineren Volumina bedingen eine hohe Atemfrequenz bereits
unter Normalbedingungen, zumal die durchschnittliche Ventilation
des jungen Säuglings mit 24o ml/kg KG und Minute 2 - 3mal so
hoch als bei Erwachsenen ist. Die daraus resultierende respiratorische Tachypnoe beschränkt daher die zur Kompensation einer
metabolischen Azidose notwendige zusätzliche Hyperventilation
zumindest über einen längeren Zeitraum, aber auch aus ener-
getisch dynamischen Gründen.

Daß aber die Situation des respiratorischen Kompensations-
mechanismus nicht ganz so schlecht ist, wie man aus diesen Ausführungen entnehmen könnte, zeigten Untersuchungen von
KERPEL-FRONIUS und HEIM. Diese Untersuchungen ergeben bei
8 - 24 Tage alten Frühgeborenen, daß bei steigender Säurean-
häufung auch die Kompensationsbestrebung stärker wird.
Interessant ist dabei folgender Vergleich zwischen einem diabetischen Erwachsenen und einem Frühgeborenen. Bei beiden Fällen handelt es sich um sehr schwere Azidosen mit gleich niedrigen Bikarbonatwerten. Die CO_2-Tension war beim Erwachsenen
etwas stärker gesunken. Es wurde nun der pH-Wert ohne Kompensation errechnet und mit dem gefundenen verglichen:
der Unterschied betrug beim Erwachsenen o,4, beim Frühgeborenen
o,29 pH-Einheiten, d.h. daß das Frühgeborene 2/3 der Leistung
eines Erwachsenen erreicht.

Literaturverzeichnis

1. Friederiszick, F.K.: Die Nierenphysiologie im Kindesalter.
    In: Einführung in die Entwicklungsphysiologie des Kindes,
    Hg.H. Wiesener, S. 234 - 253, Springer, Berlin-Göttingen-
    Heidelberg.

2. Friis-Hansen, B.: Changes in body water compartments during
    growth. E. Munksgaard, Copenhagen, 1956.

3. Gamble, J.L.: Chemical anatomy, physiology and pathology
    of extracellular fluid. Harvard University Press,
    Cambridge, 1954.

4. James, L.S., I.M. Weisbrot, C.E. Prince, D.A. Holaday and
    V. Apgar: The acid-base status of human infants in relation
    to birth asphyxia and the onset of respiration. J.Ped.
    52 (1958) 379-394.

5. Kerpel-Fronius, Ö.: Das Azidoseproblem in der Neonatologie,
    Pädiatrie und Pädologie. 7 (1972) 1o9-119.

6. McCance, R.A. and M.A. von Finck: The titratable acidity,
    pH, ammonia and phosphates in the urine of very young
    infants. Arch. Dis. Childh. 22 (1947) 2oo-2o9.

7. Reardon, H.S., M.L. Baumann and E.J. Haddad: Chemical
    stimuli of respiration in the early neonatal period.
    J.Ped. 57 (196o) 151-17o.

8. Rubin, M.I., E. Bruck and M. Rapoport: Maturation of renal
    function in Childhood. Clearance studies. J. clin.Invest.
    28 (1952) 1144-1162.

9. Widdowson, E.M. and R.A.McCance: The development of acid-
    base control. Ciba Foundation Colloquia on ageing.
    Vol. 4. Water and electrolyte metabolism in relation to
    age and sex. Churchill Ltd. London, 1958.

1o. Zweymüller, E. und R.A. MacCance: Die Ausscheidung organi-
    scher Säuren im fetalen Harn und in den ersten Lebenstagen.
    Mschr. Kinderheilk. 1o7 (1959) 134-136.

11. Zweymüller, E.: Renal aspects of acid-base control in the
    newly born. Acta Paed. 49 (196o) 591-598.

12 Zweymüller, E. und O. Preining: The insensible water loss
    of the newborn infant. Acta Paed. Scand. Suppl. 2o5, 197o.

Aus dem Department für Anästhesiologie (Leiter:
Prof. Dr. F.W. Ahnefeld und Prof. Dr. W. Dick) des Zentrums
für Operative Medizin der Universität Ulm

PATHOPHYSIOLOGIE DES WASSER-, ELEKTROLYT- UND SÄURE-BASEN-HAUSHALTES

von

W. Dick

Anatomische und funktionelle Besonderheiten der Physiologie
des Wasser-, Elektrolyt- und Säure-Basen-Haushaltes im Kindesalter prägen sich auch im Ablauf pathophysiologischer Prozesse
aus (Abb. 1). Zwei klinische Beispiele mögen als Leitschema
die Darstellung der Pathophysiologie im Wasser-, Elektrolyt-
und Säure-Basen-Haushalt einleiten,

1. die perforierte Appendizitis mit Peritonitis des Kindes
   und
2. die hypertrophische Pylorusstenose des Säuglings.

Ein zweijähriges, 12 kg schweres Kind wird unter der Verdachts-
diagnose "perforierte Appendizitis mit Peritonitis" nach einer
Anamnese von 5 Tagen - Erbrechen, Bauchschmerzen, Fieber -
stationär aufgenommen.

Das Kind ist apathisch und blaß, die Augen sind eingefallen,
Haut und Schleimhäute trocken. Darüber hinaus fallen Tachypnoe
und Tachykardie, kaum meßbare Blutdruckwerte sowie Temperaturen
über 39° C auf.

Die klinische Diagnose der akuten Elementargefährdung durch die
Erkrankungsfolgen - Volumenmangel, Exsikkose, metabolische Azi-
dose - wird durch das Ergebnis der Laboruntersuchungen er-
härtet: Hämatokrit 5o%, Natrium 125 mval/l, Chlorid 92 mval/l,
Kalium 3,3 mval/l, Standardbikarbonat 11,4 mval/l, pCO_2 92 mm
Hg, spezifisches Uringewicht 1.o39, Azeton +++.

Die klinisch imponierenden direkten und indirekten Auswirkungen
der Grundkrankheit waren:
Fieber - d.h. Erhöhung der Perspiratio insensibilis und des
Metabolismus,
Reduktion der aufgenommenen Flüssigkeits- und Nahrungsmengen
- d.h. Kalorien - und Flüssigkeitsdefizit,
Erbrechen - d.h. pathologische Flüssigkeits- und Elektrolytverluste,
Immobilisation von Flüssigkeit in den Darm und das Peritoneum
- d.h. pathologische Flüssigkeits-, Elektrolyt- und Eiweiß-
verluste.

Pathologische Flüssigkeitsverluste können vom Organismus
grundsätzlich nicht mit einer Einschränkung der physiologischen Perspiratio insensibilis kompensiert werden. Vielmehr
ist die im Gefolge eines entzündlichen Prozesses auftretende
Temperatursteigerung ihrerseits mit zusätzlichen Flüssigkeits-
verlusten verbunden. Setzt man für die normale Perspiratio
insensibilis des Kindes rund 3o ml/kg KG ein, addiert dazu
ca. lo% pro Grad Temperatursteigerung über 37° C, schätzt
die erbrochenen Flüssigkeitsmengen mit 4oo bis 5oo ml/Tag,
so resultiert ein Nettoverlust von fast 3oo ml/Tag. Über
3 bis 4 aufeinanderfolgende Tage entspricht das einem Gesamtdefizit von 9oo bis 1.2oo ml, wobei die in Darm und Peri-
tonealhöhle sequestrierten Flüssigkeitsmengen noch nicht annähernd berücksichtigt sind (Abb. 2).

Grundsätzlich und in erster Linie wird durch derartige Verluste der gesamte Extrazellulärraum angegriffen. Die vorderste
Front des Extrazellulärraums wird durch den intravasalen Plasmaraum gebildet, über den alle Verluste initial ablaufen. Die
funktionelle Einheit zwischen Plasmaraum und übrigem Extrazellulärraum führt dazu, daß sofort und gleichzeitig auch das Interstitium betroffen wird.

Die in den extrazellulären "Totraum" - Darm, Peritoneum usw. -
sequestrierten Flüssigkeitsmengen sind vorwiegend isotoner
Zusammensetzung und schränken nach und nach das Volumen des
Plasmaraums wie des interstitiellen Raums ein, ohne zunächst
den Intrazellulärraum in Mitleidenschaft zu ziehen (Abb. 3).
Das gesamte Defizit verteilt sich auf die einzelnen Anteile
des Extrazellulärraums entsprechend deren physiologischer
Relation wie 1 : 4 bis 1 : 5. Wird also im Plasmaraum ein
Minus von 2oo ml gemessen, so steht dahinter ein Minus im
interstitiellen Raum von rund 8oo bis 1.ooo ml.

Zusätzlich gehen über die entzündlichen Ex- bzw. Transsudate
der Peritonitis erhebliche Albuminmengen zu Verlust, die ihrerseits neben der negativen Volumenwirkung zur Reduktion des
kolloidosmotischen Drucks und zur Reduktion des Wasserbindungs-
vermögens führen.

Mit zunehmender Reduktion des extrazellulären Flüssigkeitsvolumens und mit zunehmender Dauer des Krankheitsprozesses
ändert sich der Charakter der Dehydration. Einmal führt von
einer bestimmten Stufe ab jede weitere Einschränkung des extrazellulären Volumens auch bei erhaltener Osmolarität zur vermehrten Produktion von ADH und damit zur Resorption von mehr
Wasser als Soluta. In diesem Augenblick gibt der Organismus
die Erhaltung der Osmolarität zugunsten der Volumenkonser-
vierung auf.

Zum anderen ändert sich die Elektrolytzusammensetzung der Verluste. Die orale Aufnahme vorwiegend freien Wassers, der erhöhte Anfall von Oxydationswasser aus dem gesteigerten Metabolismus sowie der Austausch von Natrium- und Wasserstoffionen gegen Kaliumionen aus dem Extrazellulärraum in den Intrazellulärraum transformieren schließlich die primär isotone Dehydration in einen überwiegenden relativen Natriummangel mit Flüssigkeitsmangel, d.h. eine hypotone Dehydration.

Damit wird in osmotischer Hinsicht gegenüber der ersten Phase der Erkrankung eine bestimmte - osmotisch bedingte - Wasserstromrichtung in Gang gesetzt. An Stelle einer möglichen kompensatorischen Mobilisation von intrazellulärer Flüssigkeit findet zusätzlich zur extrazellulären Flüssigkeitsverarmung ein Abstrom von Flüssigkeit aus dem ohnehin hypotonen Extrazellulärraum in den relativ hypertonen Intrazellulärraum statt, bis der osmotische Ausgleich wieder erreicht ist. Das wachsende intrazelluläre Ödem ist mit einer maximalen Konstriktion des Extrazellulärraums vergesellschaftet (Abb. 4).

Die Elektrolytbefunde bedürfen jedoch noch einer etwas weitergehenden Analyse. Das Endresultat Hyponatriämie und Hypochlorämie besagt, daß Natrium und Chlorid mit etwas mehr als 10% des extrazellulären Natrium - und Chlorbestandes in etwa gleichem Ausmaß verlorengegangen sind. Das legt den Schluß nahe, daß die überwiegende Verlustquote aus dem Dünndarm stammt. Für diese Folgerung spricht auch, daß mit einem Bikarbonatgehalt von 11,4 mval/l rund die Hälfte des extrazellulären Bikarbonats fehlt; die zugehörigen Bikarbonatmengen können letztlich nur über Dünndarmsekrete verlorengegangen sein.

Der Mechanismus des Bikarbonatdefizits erklärt sich aus der physiologischen Produktion von Wasserstoffionen und Bikarbonationen in Magen und Darm. Bekanntlich dissoziiert die im Magen unter dem Einfluß der Karboanhydrase gebildete Kohlensäure in Wasserstoffionen und Bikarbonationen. Physiologischerweise

werden die Bikarbonationen in den oberen Dünndarmabschnitten
wieder ins Blut resorbiert, die Wasserstoffionen bilden mit
Chlorid Salzsäure. Im Darm läuft grundsätzlich der gleiche
Prozeß ab, hier wird jedoch das Wasserstoffion resorbiert,
während das Bikarbonation in das Darmlumen abgegeben wird
(Abb. 5).

Im Falle der Peritonitis mit Darmatonie bleibt die Resorption
des Bikarbonatanteils aus dem Magen in den Dünndarmabschnitten
aus, der Wasserstoffionenanteil wird trotzdem resorbiert, damit
entsteht ein Überschuß an Wasserstoffionen - eine metabolische
Azidose. Hinzu kommt, daß gleichzeitig organische Säuren aus
der im Hungerzustand erhöhten Fettverbrennung anfallen.

In unserem klinischen Beispiel war die Kaliumkonzentration im
Serum mit 3,3 mval/1 bereits deutlich erniedrigt. Würde man
eine Gesamtkaliumkapazität von rund 47 mval/kg KG zugrunde
legen, so käme das bei einem normalen pH-Wert einem Kaliumdefizit von 5 bis 6% = 3o bis 35 mval gleich. Da der Extrazellulärraum bei unserem Kind nur ca. 13 bis 14 mval Kalium
enthalten konnte (4,5 mval x 3 1), mußte ein nicht unerheb-
licher Teil des intrazellulären Kalium mobilisiert worden sein.
Es bestand jedoch gleichzeitig eine schwere metabolische Azidose mit einem pH-Wert von 7,22. Daraus läßt sich ein reales
Defizit von ca. 15% oder 85 mval kalkulieren, also mehr als
das Doppelte des ursprünglich angesetzten Fehlbestandes. Diese
Diskrepanz muß über die vorliegenden Störungen im Säure-Basen-
Gleichgewicht gedeutet werden (Abb. 6).

Bei der metabolischen Azidose wird Kalium aus der Zelle mobilisiert und über die Niere ausgeschieden. Dadurch wird der im
Urin sonst charakteristische Kalium-Stickstoff-Quotient in
Richtung des Kalium verschoben. Das intrazelluläre Ionengleich-
gewicht ist gestört, das eliminierte, aus dem Intrazellulärraum
stammende Kalium wird durch Natrium und Wasserstoffionen ersetzt, die Funktion des zellulären Stoffwechsels leidet.

198

In diesem Stadium würde jede Azidosetherapie ohne gleichzeitige
Kaliumsubstitution deletäre Folgen haben; das Serumkalium würde
durch Rückstrom des extrazellulären Kaliums im Austausch gegen
Natrium und Wasserstoffionen in den Intrazellulärraum zusätzlich
abfallen.

Änderungen des normalen Säure-Basen-Gleichgewichtes können
grundsätzlich entstehen durch vermehrten Anfall oder Verlust
bzw. verminderter Ausscheidung saurer und durch erhöhten Verlust basischer Valenzen. Prinzipiell versucht der Organismus,
Störungen zur einen wie zur anderen Seite hin durch Kompensationsvorgänge in ihrer Bedeutung für den aktuellen pH-Wert
abzuschwächen.

In unserem klinischen Beispiel sind für die massive - nicht
kompensierte - metabolische Azidose sowohl vermehrter Anfall
saurer Metaboliten als auch erhöhte Verluste basischer Valenzen
anzuschuldigen (Abb. 7).

1. Nichtflüchtige Säuren fallen als Folge der über Tage unzureichenden Kalorienzufuhr bei erhöhtem Kalorienbedarf und
   damit Verstoffwechselung der Fettreserven an.

2. Die Erhöhung der Blutviskosität (Hämatokrit 5o%) mit der
   Verminderung der Organperfusion führt zur Gewebshypoxie und
   damit zum Anfall saurer Metaboliten.

3. Mit dem Verlust größerer Flüssigkeitsmengen aus dem Darmlumen gehen schließlich basische Valenzen verloren.

Dieser durch Summation mehrerer Faktoren entstehenden metabolischen Azidose versucht der Organismus durch kompensatorische Hyperventilation zu begegnen, um durch vermehrte Elimination flüchtiger Säuren den pH-Wert zu korrigieren. Das Ausmaß der metabolischen Azidose übersteigt jedoch die respiratorische Kompensationsfähigkeit, die respiratorische Kompen-
sationsbreite ist durch den Zwerchfellhochstand als Folge des

entzündlichen Abdominalprozesses behindert. Die erforderliche
Tachypnoe führt schließlich zur Erhöhung des ohnehin gesteigerten Sauerstoffverbrauchs und verstärkt die bereits existente
Gewebshypoxie. Damit schließt sich der Kreis des pathophysiologischen Ablaufs und wird zugleich zum Circulus vitiosus.

Ein ähnliches Endresultat mit jedoch teilweise anderen Vorzeichen weist unser zweites klinisches Beispiel auf, ein Säugling mit hypertrophischer Pylorusstenose.

Die wichtigsten klinischen Daten:
4 Wochen alter, 4 kg schwerer Säugling mit einer 8tägigen
Anamnese - Erbrechen im Schwall und Gedeihstörungen.

Klinischer Befund: Trockene Haut und Schleimhäute, stehen-
bleibende Hautfalten, tiefliegende Augen - Apathie.

Laborwerte: Hämatokrit 5o%, Natrium 122 mval/l, Kalium
2,8 mval/l, Chlorid 89 mval/l, Standardbikarbonat 32 mval/l,
Temperatur 38,5 ^{o} C.

Die Folgen der behinderten Pyloruspassage sind:
Nahrungs- und Flüssigkeitsrestriktion
Erbrechen
erhöhte Perspiratio insensibilis bei eingeschränkter Urinausscheidung.

Der Angriff auf den Extrazellulärraum manifestiert sich zunächst im Intravasalraum, dahinter steht jedoch wiederum ein
Flüssigkeitsdefizit, das einem Vielfachen des existierenden
Plasmavolumendefizits gleichkommt. Schätzt man das Plasma-
volumendefizit aus dem Hämatokrit auf ca. 6o ml, dann resultiert
daraus bei Annahme einer Relation Intravasalvolumen/interstitiel-
les Volumen von jetzt 1:7 bis 1:8 ein Flüssigkeitsdefizit von
42o ml, das einer schweren Dehydration (über lo% des Körpergewichts) entspricht.

Auffällig sind weiterhin Hyponatriämie und Hypochlorämie, eine
bedrohliche Hypokaliämie sowie im Gegensatz zum vorigen Falle
eine ausgeprägte metabolische Alkalose. Der Pathomechanismus
muß folglich teilweise anders verlaufen sein als beim ersten
Kind. Im Gegensatz zur Peritonitis wird bei der hypertrophischen Pylorusstenose des Säuglings ausschließlich Nahrung
und Magensaft erbrochen.

Magensaft enthält zwischen 2o und 8o mval Natrium/l, 5 bis
2o mval Kalium/l und 1oo bis 15o mval Chlorid/l. Die Relation
der Natrium- und Chloridverluste geht auch aus den Endnatrium-
und Chloridwerten im Serum hervor. Danach sind etwa 24% des
extrazellulären Chloridbestandes gegenüber "nur" 14% des
Natriumbestandes verlorengegangen. Im Vordergrund der Verluste
stehen also insbesondere Kalium und Chlorid. Darüber hinaus
gehen erhebliche Mengen an Wasserstoffionen ohne die entsprechenden Bikarbonatanteile mit dem erbrochenen Magensaft
verloren (Abb. 8).

Der mit dem anhaltenden Erbrechen einhergehende Kalorienmangel
führt zur Mobilisation von Kalium aus der Zelle wiederum im
Austausch gegen Natrium und Wasserstoffionen. Auch damit wird
die Alkalose verstärkt. Andererseits wird in Anwesenheit einer
Alkalose Kalium aus dem Extrazellulärraum in den Intrazellulärraum wieder im Austausch gegen Wasserstoffionen und Natrium-
ionen verschoben. Der gleiche Prozeß läuft jedoch auch in den
Tubuluszellen der Niere ab, die Niere verliert dadurch die
Fähigkeit, Kaliumionen gegen Wasserstoffionen auszutauschen;
auch hieraus resultiert letztlich eine Alkalose (Abb. 9).

Das Ausmaß des Kaliumdefizits läßt sich wiederum in etwa ab-
schätzen. Würde man bei einem jungen Säugling eine Kaliumkapazität von 5o mval/kg KG zugrunde legen, so errechnet sich in
unserem Beispiel eine Kaliumkapazität von rund 2oo mval. Ein
Serumkalium von 2,8 mval/l würde bei normalem pH-Wert einem
Defizit von ca. 15% = 3o mval entsprechen, macht aber bei

einem aktuellen pH-Wert von 7,52 "nur" 1o% = 2o mval aus. Diese
2o mval sind immerhin bei einem 4 kg schweren Säugling theoretisch identisch mit etwa dem 3fachen des gesamten extrazellulären Kaliumbestandes.

Die therapeutischen Überlegungen müssen folglich auch hier
wiederum das Zusammenspiel zwischen Säure-Basen-Status und
Elektrolythaushalt berücksichtigen. Zwar ist in jedem Falle
die Korrektur der metabolischen Alkalose zusammen mit einer
ausreichenden Chloridsubstitution dringend indiziert. Die
Therapie mit ansäuernden Lösungen allein würde jedoch kaum
zum Erfolg führen, erst die gleichzeitige Substitution von
Kalium kann die Störung im Elektrolyt- und Säure-Basen-Haushalt endgültig beseitigen.

In diesem Zusammenhang ist eine kompensatorische Änderung im
Säure-Basen-Gleichgewicht von Bedeutung, die primär gegen die
metabolische Alkalose gerichtet ist und als CO_2-Retention
imponiert. Bei einem pH-Wert von 7,52 und einem Standardbikarbonat von 32 mval/l ergibt sich eine CO_2-Spannung von
51 mm Hg. Diese erhöhte CO_2-Spannung kann nur über eine Einschränkung der alveolären Ventilation zustande kommen. Als
kompensatorischer Mechanismus wirkt hier also eine Maßnahme,
die initial gegen die Alkalose gerichtet ist, die aber ange-
sichts des gesteigerten Metabolismus und des erhöhten Sauer-
stoffbedarfs wie des erhöhten Sauerstoffverbrauchs letztlich
zur Ausbildung von Atelektasen, zur Pneumonie und zur Hypoxie
führt.

Störungen im Wasser-, Elektrolyt- und Säure-Basen-Haushalt
bleiben nicht auf diesen Teilbereich des Verbundsystems der
vitalen Funktionen beschränkt. Die direkten und indirekten
Auswirkungen prägen sich der Hämodynamik wie dem Gasaustausch
auf. Der physiologisch sinnvolle Regelkreis der vitalen Funktionen wird zum pathophysiologischen Circulus vitiosus.

Literaturverzeichnis

1. Bachmann, K.D.: Infusionstherapie der Störungen des Säure-
    Basen-Haushaltes. Symposion "Therapie lebensbedrohlicher
    Zustände bei Säuglingen und Kleinkindern", Mainz, 8./9.1o.
    19.71.

2. Bachmann, K.D.: Die physiologische Entwicklung des Säug-
    lings und Kleinkindes. In: Ahnefeld, F.W., C. Burri,
    W. Dick, M. Halmágyi: Klinische Anästhesiologie, Bd. 2,
    Anästhesie im Kindesalter. J.F. Lehmanns Verlag, München,
    1973.

3. Bennett, E.J., M.J. Daughety, M.T. Jenkins: Fluid require-
    ments for neonatal anesthesia and operation. Anesthesiology
    32 (197o) 343.

4. Benett, E.J., D.E. Bowyer, M.T. Jenkins: Studies in aldo-
    sterone excretion of the neonate undergoing anesthesia
    and surgery. Anesth. Analg. 5o (1971) 638.

5. Bland, J.H.: Störungen des Wasser- und Elektrolythaus-
    haltes. Thieme Verlag, Stuttgart, 1959.

6. Burnell, J.M., B.H. Scribner: Serum potassium concentration
    as a guide to potassium need. J.A.M.A. 164 (1957) 959.

7. Ewerbeck, H.: Bilanzierung des Flüssigkeitshaushaltes.
    Symposion "Therapie lebensbedrohlicher Zustände bei Säug-
    lingen und Kleinkindern", Mainz, 8./9.1o.1971.

8. Harris, F.: Paediatric fluid therapy. Blackwell Scientific
    Publications, Oxford, 1972.

9. Hill, F.S.: Practical fluid therapy in paediatrics.
    W.B. Saunders Comp., Philadelphia, London, 1955.

1o. Knutrud, O.: The water and electrolyte metabolism in the
    newborn child after major surgery. Scandinavian University
    Books, Oslo, 1965.

11. Moyer, C.A., H.W. Margraf, W.W. Monafo: Burn shock and
    extravascular sodium deficiency - treatment with ringers
    solution with lactate. Arch. Surg. 9o (1965) 799.

12. Paulsen, E.P.: Postoperative fluid, electrolyte and caloric
    requirements in children. Amer.J.Surg. 1o7 (1964) 39o.

13. Rickham, P.P.: Infusionstherapie im Neugeborenen- und
     Säuglingsalter bei chirurgisch kranken Kindern. Chirurg 35
     (1964) 193.

14. Roberts, K.D., J.M. Edwards: Paediatric intensive care.
     Blackwell Scientific Publications, Oxford, 1971.

15. Smith, R.M.: Anesthesia for infants and Children.
     C.V. Mosby Comp., Saint Louis, 1968.

16. Tetzlaff, A.O.: Der primäre Volumenersatz mit Ringer-Lactat.
     Anaesthesiologie und Wiederbelebung, Bd. 44, Springer,
     Berlin-Heidelberg-New York, 1969.

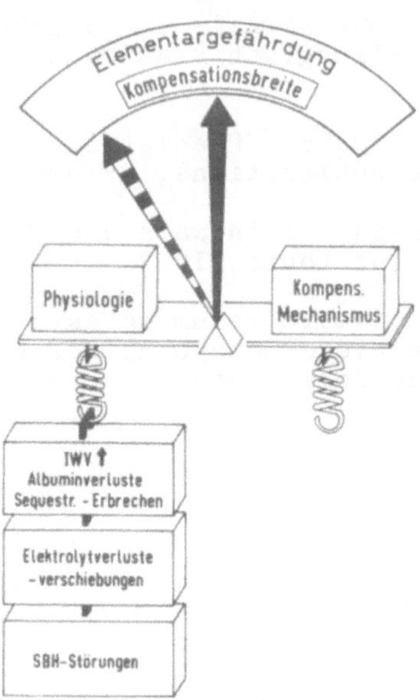

Abbildung 1: Schematische Darstellung der Pathophysiologie der akuten Elementargefährdung durch Störungen im Wasser-, Elektrolyt- und Säure-Basen-Haushalt.

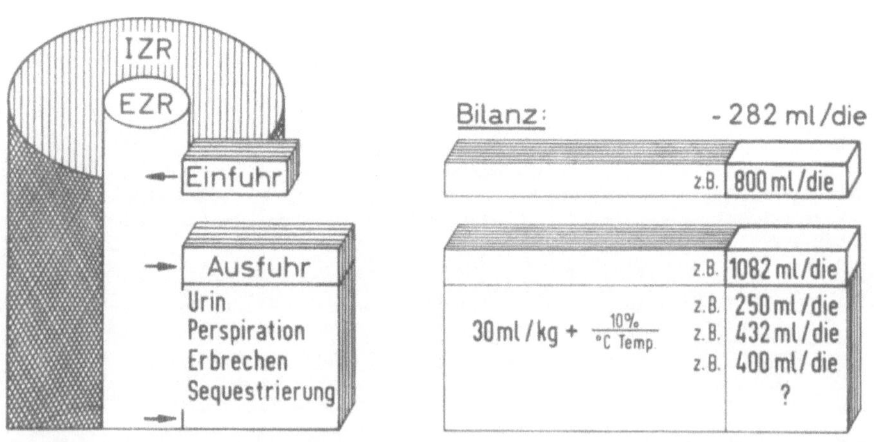

Abbildung 2: Beispiel einer Netto-Bilanz im Flüssigkeitshaushalt aus der Kalkulation physiologischer und pathologischer Verluste.

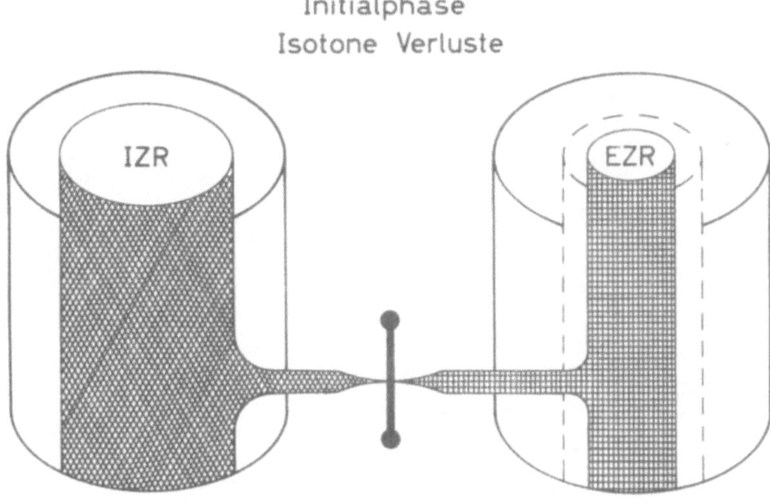

Abbildung 3: Intra- extrazelluläre Flüssigkeitsrelation bei isotoner Dehydration.

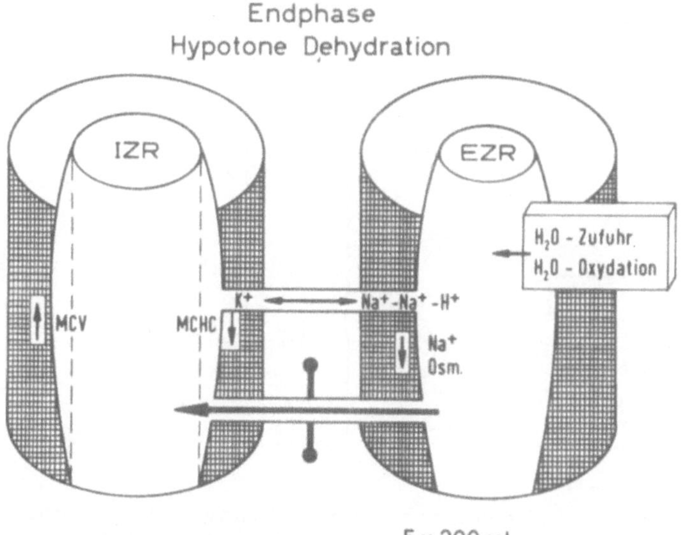

Abbildung 4: Intra- extrazelluläre Flüssigkeits- und Elektrolytverschiebungen bei der hypotonen Dehydration.

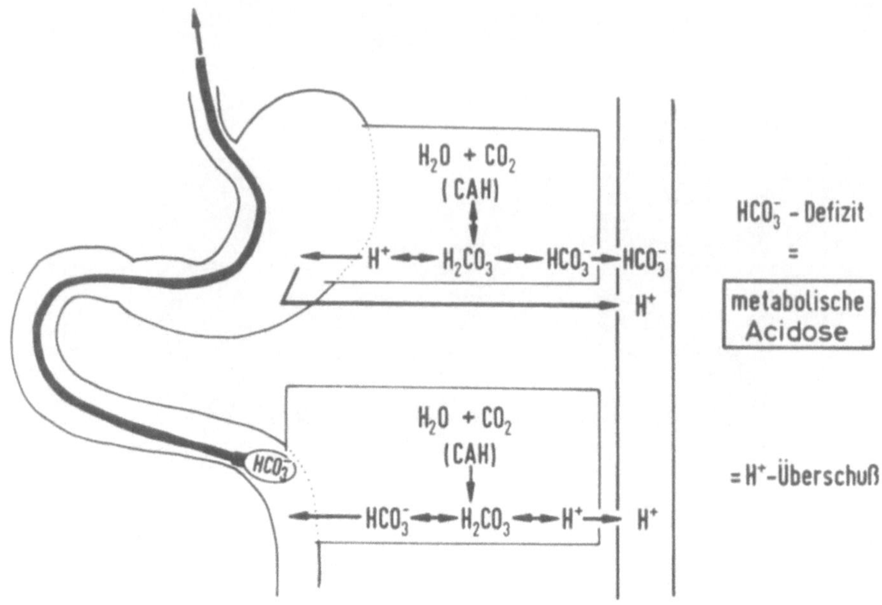

Abbildung 5: Schematische Darstellung der Genese der metabolischen Azidose bei Flüssigkeits- Elektrolytverlusten aus dem Dünndarm.

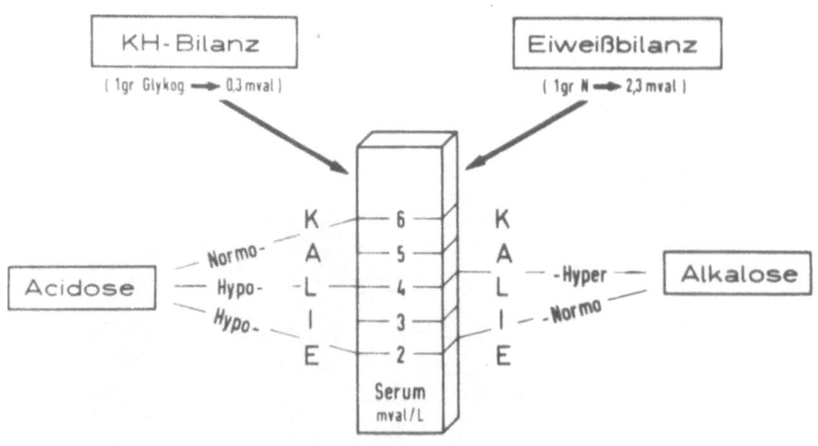

Abbildung 6: Schematische Darstellung der Beziehungen zwischen
Azidose/Alkalose und intra- extrazellulärem Kaliumbestand.

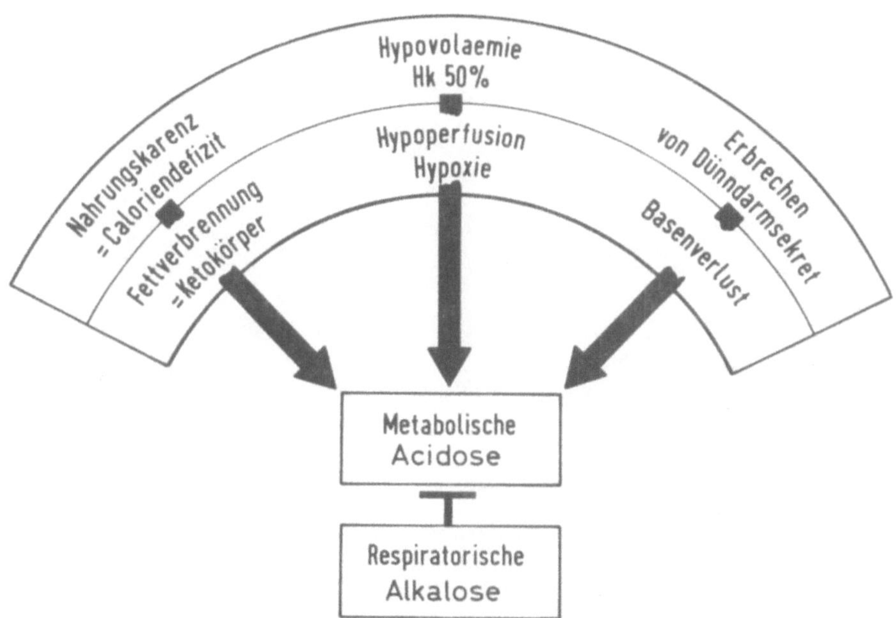

Abbildung 7: Summarische Darstellung der Genese der metabolischen Azidose bei der Appendizitis/Peritonitis.

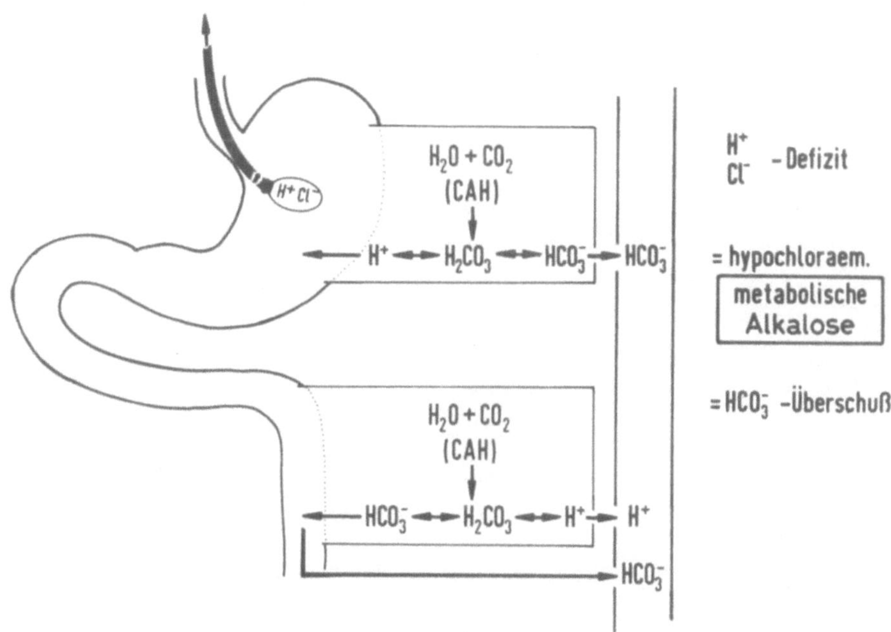

Abbildung 8: Schematische Darstellung der Genese der metabolischen Alkalose bei der hypertropischen Pylorusstenose (Magensaftverluste).

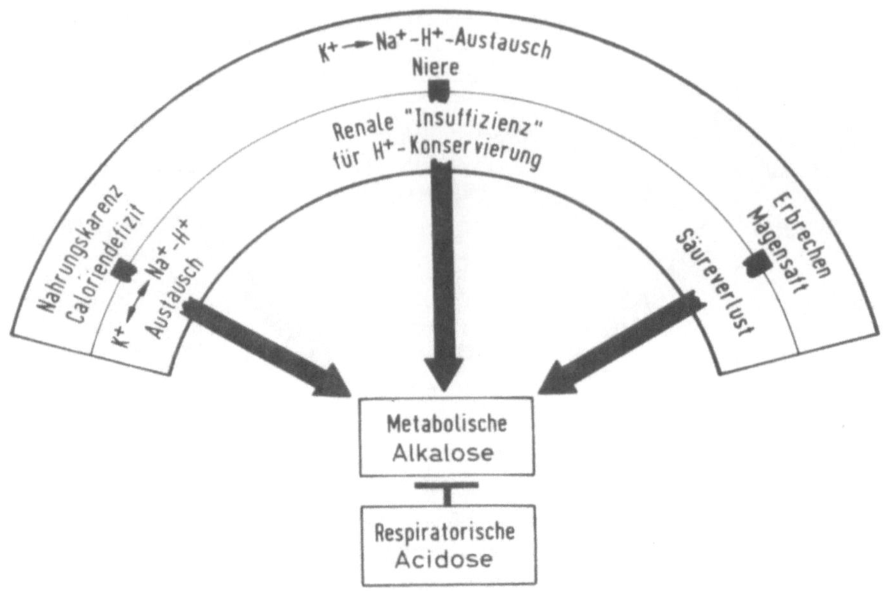

Abbildung 9: Summarische Darstellung der Genese der metabolischen Alkalose und ihrer respiratorischen Kompensation bei der hypertrophischen Pylorusstenose.

Aus dem Kinderkrankenhaus St. Hedwig, Freiburg, Chefarzt:
Priv.-Doz. Dr. H. Helwig

DER BASISBEDARF IM WASSER- UND ELEKTROLYT-STOFFWECHSEL ZUR
ERHALTUNG DER HOMÖOSTASE BEI SÄUGLINGEN UND KLEINKINDERN

von

H. Helwig

Die Toleranz der Homöostase, also der körpereigenen Regulationsmechanismen, die die Aufrechterhaltung biologisch notwendiger
Konzentrationsdifferenzen zwischen extra- und intrazellulärem
Milieu durch aktiven Transport entgegen den Regeln von Diffusion
und Osmose gewährleistet (BACHMANN 1966) ist um so geringer, je
jünger ein Kind ist. Die Körperflüssigkeiten befinden sich in
der Homöostase, wenn Osmolalität, Flüssigkeitsvolumen, Elektrolytzusammensetzung und -konzentration ausgeglichen sind. An dieser
Regulation sind in erster Linie Lungen, Nieren, Nebennieren und
Hypophyse beteiligt.
Der sogenannte Basisbedarf entspricht der Feststellung einer
Optimalmenge an Wasser und Elektrolyten, mit deren Hilfe es gelingt, beim gesunden Organismus die Homöostase ungestört im
Gleichgewicht zu erhalten. Er kann jedoch nicht in exakten Zahlen, sondern nur als unterschiedlich großer Toleranzbereich angegeben werden, in dem keine nennenswerten Störungen der Homöostase zu erwarten sind. Dementsprechend findet man bei den verschiedenen Autoren auch nur "relativ" zuverlässige Tabellen über
den etwaigen Bedarf, ohne daß dieser statistisch an einem größeren Kollektiv ermittelt ist.
Eine Überprüfung des physiologischen Bedarfs ist nur bei alters-
entsprechender, vollwertiger Kost möglich. Die parenterale Elek-
trolyt- und Flüssigkeitstoleranz setzt bereits einen unphysiolo-

gischen Zustand, nämlich die ganze oder teilweise Ausschaltung
der physiologischen, enteralen Zufuhr voraus. Das Thema meiner
kurzen Übersicht müßte daher richtiger heißen:
"Die Wasser- und Elektrolyt-Toleranz bei parenteraler Zufuhr
 und primär nicht gestörter Homöostase".

Dieser Optimalbedarf wird von einer Vielzahl miteinander zu-
sammenhängender Faktoren bestimmt, von denen die wichtigsten
hier dargestellt sind (Abb. 1).
Aufgrund der unterschiedlichen Entwicklungsgeschwindigkeit von
Körpergewicht, Oberfläche, Grundumsatz und Wasserumsatz (Abb. 2)
ist die Körperoberfläche die beste Bezugsgröße zur Angabe des
Optimalbedarfs (Abb. 3), während das Körpergewicht eine weniger
zuverlässige, aber in der Routine immer noch stärker bevorzugte
und bewährte Bezugsgröße darstellt. Gleichgültig, ob man Körpergewicht oder Körperoberfläche als Bezugsgröße wählt (Abb. 3, 4)
ist ersichtlich, daß der Flüssigkeitsbedarf beim Säugling deutlich höher liegt als beim älteren Kind und beim Erwachsenen. Die
für das Neugeborene allgemein angeführten, niedrigen Werte besa-
gen eigentlich nur, daß die Nierenfunktion noch eingeschränkt
ist und nicht jede Flüssigkeitszusammensetzung gleich gut tole-
riert wird.
Keine besondere Altersabhängigkeit ergibt sich für den Elektrolytbedarf (Abb. 5) in verschiedenen Altersstufen. Lediglich beim
Neugeborenen ist die renale Eliminationsfähigkeit für Elektrolyt-
überschüsse _ohne_ genügend freies Wasser eingeschränkt.

Die Wasserausscheidungsfähigkeit der Früh- und Neugeborenen
wurde lange Jahre unterschätzt. Es ist das Verdienst von EWERBECK,
diesen Irrtum aufgeklärt zu haben, indem er die hochdosierte
Infusionsbehandlung bei Frühgeborenen einführte. Dabei zeigte
sich, daß das Frühgeborene unter hochdosierter, intravenöser
Dauertropfinfusion (15o - 2oo ml/kg/die) sehr viel mehr Wasser
und damit auch Elektrolyte ausscheiden kann (Abb. 6, 7), als
bisher angenommen wurde. Bei Überschreiten der Toleranzgrenze -
auch kurzfristig - kommt es jedoch viel rascher zur Wasserintoxikation bzw. Hypersaliämie mit oft deletären Folgen. Genau so

empfindlich ist aber das Neugeborene auch gegen eine Unterschreitung des Mindestbedarfs. Auch das Neugeborene kann auf Hypersaliämie mit Erhöhung der Harnosmolalität $>$ 1ooo und bei Wasserintoxikation $<$ 1oo reagieren, entsprechend können auch die pH-Werte des Harns zwischen 4,5 und 8 variieren. Die Niere des Neugeborenen kann nicht nur Wasser sehr gut eliminieren, sondern auch auf Azidose und Alkalose ausgezeichnet reagieren (JEAN und BONNET). Zur Prüfung der bedarfsgerechten Zufuhr ist eine exakte Bilanzierung erforderlich. In der klinischen Routine ist man jedoch beim Säugling und Kleinkind auf die in kleinen Serummengen durchführbaren Untersuchungen - Osmolalität, Hämatokrit, Elektrolyte - angewiesen. Intrazelluläre Konzentrationsbestimmungen (in Muskelzellen oder Erythrozyten) sind in der Routine bisher nicht zuverlässig möglich. Bilanzierungen unter Zuhilfenahme von Sammelurin sind bei Säuglingen und Kleinkindern in der Routine ebenfalls nicht durchführbar. Für die Bedarfsdeckung sind die Besonderheiten der Flüssigkeitsverteilung und des Flüssigkeitsumsatzes bei Säuglingen von besonderer Bedeutung:

    Wassergehalt   7o - 75 % (Erwachsene 6o - 65 %)
    darin   5 % Plasmawasser
                   15 % interstitielles Wasser
                   5o % intrazelluläres Wasser.

Der Säugling nimmt täglich 1o - 15 % seines Gewichtes an Flüssigkeit auf,der Erwachsene nur. 2 - 4 %, was im wesentlichen auch von dem relativ hohen Kalorienbedarf abhängt. Die Wasser- und Elektrolyt-Ausscheidung geschieht zu etwa gleichen Teilen - je 4o - 5o % - durch die Nieren einerseits, Lunge sowie Haut andererseits. Der Verlust durch die Fäzes ist bei normaler Stuhlbeschaffenheit mit 3 - 1o % relativ gering. Nur o,5 - 3 % der zugeführten Flüssigkeit werden normalerweise retiniert (LAUPUS und BENNETT) (Abb. 8). Keine der fertigen Infusionslösungen kann länger als 24 Stunden ohne komplette Überwachung (Abb. 9) infundiert werden. Auf dem Wege von der ganz oder praktisch elektrolytfreien Lösung zur sinnvollen Deckung des

Basisbedarfes haben wir vor einigen Jahren die Lösung "Tutofusin
Päd" konzipiert und auch bisher erfolgreich verwendet. Sicher
ist auch gegen diese Lösung einiges einzuwenden, und man wird
sie vielleicht in einiger Zeit nochmals abwandeln. Wichtig war
uns jedoch der isotone K-Gehalt bei begrenzter Na-Zufuhr, so
daß auch bei Zufuhr großer Flüssigkeitsvolumina und Zuckermengen
die Gefahr der Hypernatriämie und Hypokaliämie gering ist. Diese
Lösung ist sicher ungeeignet zur Bedarfsdeckung mit kleinen Flüssigkeitsmengen (Abb. 1o).
In der Praxis gehen wir so vor, daß wir bei Früh- und
Neugeborenen die ersten Tage elektrolytfreie Zuckerlösung infundieren und elektrolythaltige Lösungen erst einsetzen, wenn
die orale Ernährung nicht nach spätestens 36 Stunden begonnen
werden kann. Bei Säuglingen und Kleinkindern richtet sich der
initiale Elektrolytgehalt der Lösungen auch nach der Dauer der
Nahrungskarenz, sie werden hier jedoch außer bei Gefahr des
Hirnödems oder der Niereninsuffizienz schon inital infundiert.
Prinzipiell gilt die Regel "je jünger und desto größer der
Flüssigkeitsbedarf, um so geringer der Elektrolytgehalt".
Die therapeutische Breite des Wassers ist hier größer als die
der Elektrolyte.

Bei parenteraler Ernährung ist der Flüssigkeits- und Elektro-
lyt-Bedarf jedoch keinesfalls niedriger als bei enteraler.
Die angebotenen fertigen Wasser- und Elektrolyt-Kombinationen
werden in einem bestimmten Bereich mit Hilfe der Homöostase
sinnvoll verarbeitet. Ein Zuviel an Elektrolyten wird ebenso
eliminiert wie ein Überschuß an Wasser. Erst wenn die Toleranz über- oder unterschritten wird kommt es zu Störungen.

Bei Infusionen sogenannter isotoner (= isoosmotischer) Lösungen ist für den Säugling das Angebot an freiem Wasser zu
gering, das heißt, die Gesamtmenge muß relativ niedrig gehalten werden.

Bei der Berechnung der Infusionsmengen muß man sich davor hüten,
aus der Tropfenzahl allein das 24-Stunden-Volumen zu errechnen,
da die ideale Tropfgröße nur bei einer Geschwindigkeit von
6o Tropfen/Min. gewährleistet ist, während bei der bei Säuglingen in der Regel sehr viel geringeren Geschwindigkeit die
Tropfgröße geringer ist (JEANNERET et al. 1956). Besondere
Beachtung verdient bei Früh- und Neugeborenen auch heute noch
die prä-, intra- und postoperative Flüssigkeits- und Elektrolytzufuhr. Besonders groß ist intraoperativ die Gefahr der überhöhten Zufuhr mit Hypersaliämie bzw. Hypervolämie und Wasserintoxikation, postoperativ der unterdosierten Flüssigkeitszufuhr.
Interessant sind hier die Bedarfsberechnungen von COOKE (Abb. 11).
Dies sei schließlich noch an einem Beispiel demonstriert (Abb. 12).
Dieses bei Geburt 1.77o g schwere Frühgeborene wurde während der
ersten zwei Lebenstage nur parenteral mit Glukose, dann oral und
parenteral ernährt. Dabei kam es zu keinen nennenswerten Gewichts-
und Elektrolytschwankungen, abgesehen von einer Normalisierung
der überhöhten Kaliumwerte und vorübergehendem Abfall des Serum-
Kalziums, obwohl die tägliche Gesamtflüssigkeitsmenge bis zu
3oo ml/kg betrug. Am zwölften Lebenstag kam es zu einem akuten
Abdomen, als dessen Ursache sich eine Zökum- und Appendix-Per-
foration fand. Intra- und postoperativ wurden in 4 Stunden 35o ml
Flüssigkeit infundiert, was zu einer katastrophalen Wasserintoxikation mit extremer Azidose und Lungenödem führte. Während
sich die Elektrolytverschiebungen weitgehend angleichen ließen,
konnten die Azidose und das Lungenödem nicht beherrscht werden,
so daß das Kind 15 Stunden postoperativ verstarb. Sicher war die
Überinfusion nicht allein, aber doch mit für den letalen Ausgang
verantwortlich.

Abschließend möchte ich, ohne in die parenterale Ernährung ab-
gleiten zu wollen, mit wenigen Worten auf die Bedeutung des
Kohlenhydrates in den Infusionslösungen für Neugeborene und Säuglinge hinweisen. Früh- und Neugeborene haben eine sehr starke
Hypoglykämieneigung. Besonders bei erhöhtem Energieverbrauch,
z.B. durch Atemstörungen, sind die Glykogenvorräte rasch ver-

braucht oder stehen durch Glykolysestörung nicht rechtzeitig zur
Verfügung.
Jedes gesunde, hungernde Frühgeborene und jedes kranke Neugebore-
ne ist so lange als hypoglykämisch zu betrachten, bis nicht das
Gegenteil bewiesen ist.

Nur durch Glukosezufuhr ist es möglich, eine Hypoglykämie zu verhindern oder auszugleichen. Bedarf, Utilisierungsfähigkeit und
Toleranz von Glukose ist beim Früh- und Neugeborenen nahezu un-
begrenzt. Dies erlebt der Pädiater tagtäglich, gelegentlich sehr
dramatisch. Leichte Hyperglykämien sind im allgemeinen unbedeutend
(Abb. 13), Glukosurien selbst bei Zufuhr von lo g/kg/24 Std. sind
ganz unbedeutend (Abb. 14).

Zusammenfassung:

Für Neugeborene, Säuglinge und Kleinkinder ist es noch schwieriger als für den Erwachsenen, einen exakten Wasser- und Elektrolyt-
Bedarf zu ermitteln. Es lassen sich vielmehr nur Toleranzgrenzen
angeben, die keineswegs für jeden Einzelfall Gültigkeit haben.
Ganz allgemein sollte man sich beim Neugeborenen und Säugling
nach der Regel richten:

"So viel Salze wie nötig und so viel Wasser wie möglich".

Wobei entscheidend das Nötige und das Mögliche sind.

Literaturverzeichnis

1. Bachmann, K.D.: Zur Frage der parenteralen Flüssigkeits-
    therapie. Therapie und Gegenw. 99 (1960) 97.

2. Bachmann, K.D.: Praxis der parenteralen Flüssigkeits-
    therapie. In: Handb. Kinderheilk. Bd. I/2, S. 194.
    Hrsg. H. Opitz, F. Schmid, Springer, Berlin-Heidelberg-
    New York, 1966.

3. Banholzer, Ch.: Das Verhalten der Serumelektrolyte unter
    salzarmer, hochdosierter Infusionsbehandlung bei Früh-
    geborenen. Med. Dissert. Köln, 1970.

4. Cooke, R.E.: Parenteral Fluid Therapy PP 217.
    In: Textbook of Pediatrics, ed. by W.E. Nelson. 9. Aufl.,
    Saunders, Philadelphia-London-Toronto, 1969.

5. Diekmann, L.: Parenterale Ernährung in der Pädiatrie.
    Mels. Med. Mitt. 46 (1972) Suppl. 1, 57.

6. Ewerbeck, H.: Die Bilanzierung des Flüssigkeitshaushaltes
    im Säuglings- und Kindesalter. Anaesth. und Wiederbelebung,
    Springer-Verlag, Berlin-Heidelberg-New York, 1973 (im Druck).

7. Gruber, U.F. und M. Allgöwer: Wasser- und Elektrolythaus-
    halt. In: Wissenschaftl. Tabellen Doc. Geigy, 7. Aufl.,
    Basel, 1968.

8. V. Harnack, G.: Arzneimitteldosierung im Kindesalter.
    Thieme, Stuttgart, 1965.

9. V. Harnack, G.: Pädiatrische Dosistabellen. Wissenschaftl.
    Verlagsges. Stuttgart, 3. Aufl. 1971.

lo. Helwig, H.: Möglichkeiten und Grenzen der Trispufferbe-
    handlung bei asphyktischen Neugeborenen. In: Intensiv-
    pflege beim Neugeborenen, Hrsg. H. Wiesner, Thieme,
    Stuttgart, 1971.

11. Helwig, H.: Infusions- und Acidose-Therapie. Mschr. Kinder-
    heilk. 116 (1968) 525.

12. Jean, R. und H. Bonnet: Störungen des Wasser- und Elektro-
    lythaushaltes bei Neugeborenen. Ann. Nestle 27 (1956) 139o.

13. Jeanneret, P., A.F. Essellier, B. Völlm und E. Schneider:
    Ein Nomogramm für Dauertropfinfusion. Schweiz. med. Wschr.
    86 (1956) 139o.

14. Kaplan, S.A.: Fluid Therapy in Pediatrics pp. in Current
    Pediatric Therapy 4, ed. by S.S. Gellis and B.M. Kagan,
    Saunders, Philadelphia, 197o.

15. Laupus, W.E. and M.J. Bennett: Nutritional Requirements
    pp. 127. In: Textbook of Pediatrics, ed. by W.E. Nelson,
    9. Aufl., Saunders, Philadelphia-London-Toronto, 1969.

16. Neuschütz, H.: Die Elektrolytausscheidung untergewichtiger
    Neugeborener unter erhöhter Flüssigkeitszufuhr.
    Med. Dissert. Köln, 197o.

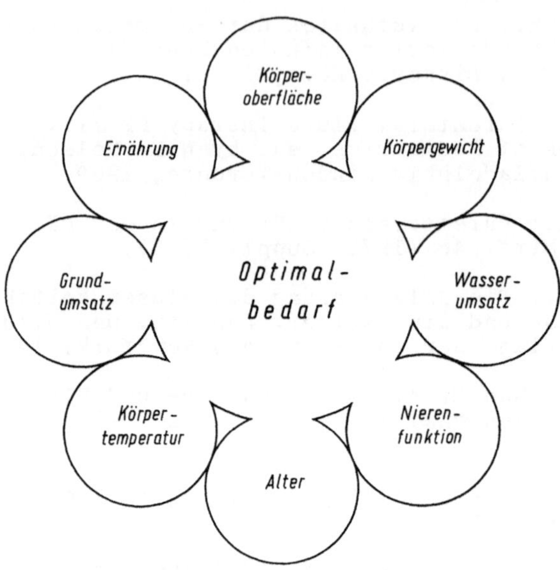

Abbildung 1: Faktoren, die den Wasser- und Elektrolytbedarf
beeinflussen

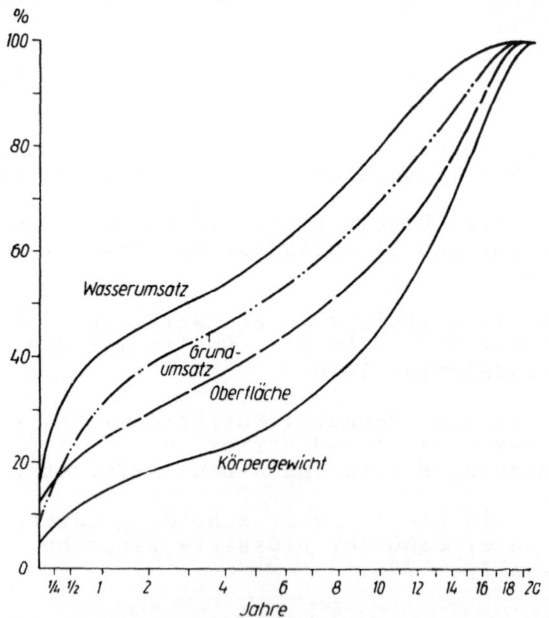

Abbildung 2: Entwicklung von Körpergewicht, Oberfläche,
Grundumsatz, Wasserumsatz (aus v. HARNACK)

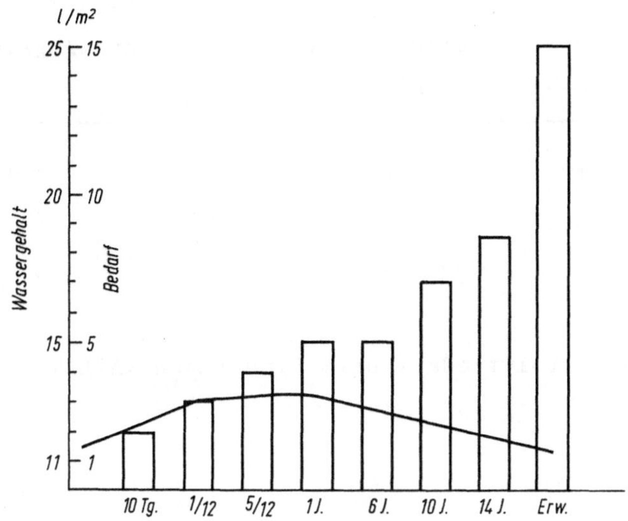

Abbildung 3: Wassergehalt und Wasserbedarf im Kindesalter
(nach COOKE) bezogen auf Körperoberfläche

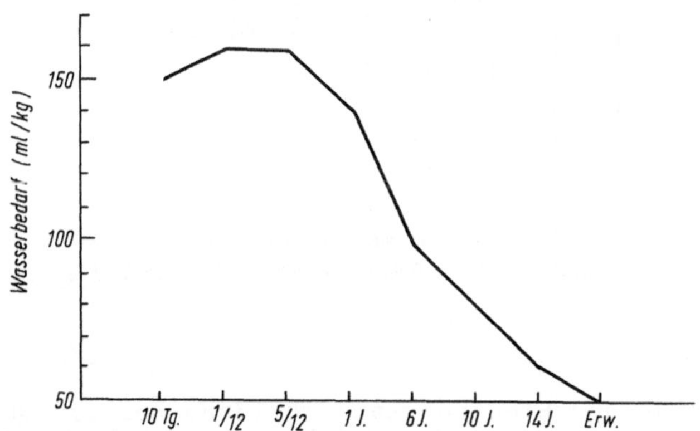

Abbildung 4: Wasserbedarf bezogen auf Körpergewicht
(nach LAUPUS und BENNETT)

		mval/m^2/24 Std.		mval/kg/24 Std.
	min.	opt.	max	
Na	1o	35 - 5o	25o	3 - 4
K	1o	3o - 4o	25o	2
Cl		3o - 4o		2

Abbildung 5: Elektrolytbedarf beim Kind (nach KAPLAN)

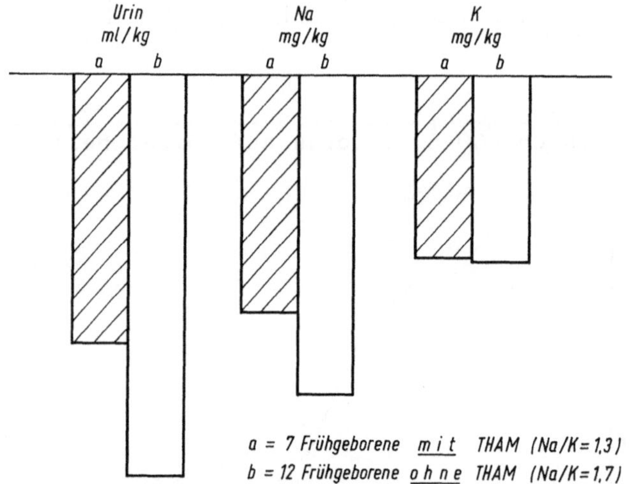

Abbildung 6: Urin- und Elektrolytausscheidung bei Frühgeborenen unter Infusionstherapie (nach HELWIG 1971)

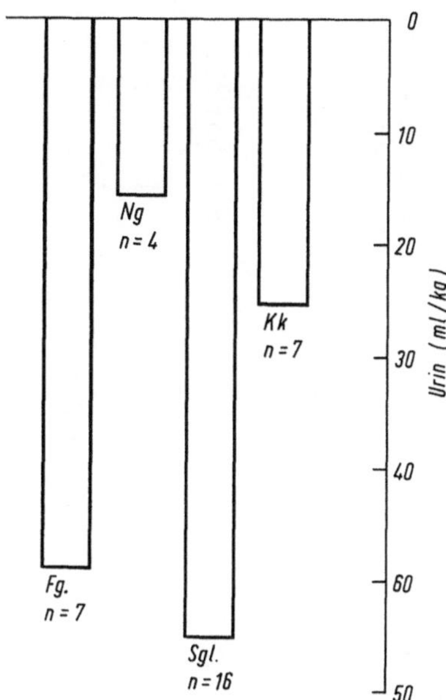

Abbildung 7: Urinvolumen in verschiedenen Altersgruppen, unter Infusionstherapie

Name	Na mval	K	Ca 1oo ml	Mg	Cl	Azet.	Lact.	Malat	Glukose 8/1ooml	Sonst.
Biosteril HG 5	6,5				4,7		1,8		5,o	
Ionosteril päd I	2,9	o,o8	o,o9		3,1				4,o	
" päd II	4,9	o,13	o,15		5,2				3,3	
" päd III	7,4	o,2	o,2		7,8				2,5	
Pädisolut	2,4	1,o		3,o	1,9	1,5				5,o Invertz. B-Kompl.
Sterofundin A.	5,4				3,2		2,3		3,6	
" HG 5	7,o	o,2	o,3	o,1	5,3		2,3		5,o	
Tutofusin HG 5	7,o	o,3	o,3	o,2	7,6				5,o	
" NS	6,o				4,5	1,5				5,o Sorbit
" päd	4,o	o,5		o,5	3,5	o,5		o,5	5,o	
Optimalbedarf/24 hrs										
mval/Kg	3-4	2			2					
mval/m^2	35-5o	3o-4o			3o-4o					
Optimallösung f.Neug.	3,o	o,5	o,5	o,5	1,o				5,o	

Abbildung 8: Infusionslösungen zur Deckung des Basisbedarfs

Bedarfsermittlung

Gewicht

Nierenfunktion

Serumelektrolyte

Serumeiweiß

Blutzucker

Hämatokrit

Osmolalität

Bedarfsüberwachung

Gewichtskontrolle

Harnstoff - N

Serumelektrolyte

Urinelektrolyte

Urinvolumen

Serumeiweiß

Hämatokrit

Osmolalität

Blutgase

EKG

Abbildung 9: Bedarfsermittlung - Bedarfsüberwachung

Frühgeborene:
    Glukose 5 % loo-2oo ml/kg/24 hrs
    + Calcium lo % 5-lo ml/kg
        (Elektrolyte als Tutofusin päd je nach
        Ionogramm oder bei längerer Nahrungskarenz)

Neugeborene:
    Glukose 5 % im Wechsel mit Tutofusin
    päd loo ml/kg/24 hrs

Säuglinge und Kleinkinder:
    Tutofusin päd loo ml/kg/24 hrs
    (weitere Elektrolytgaben gezielt nach Ionogramm
    und Verlusten)

Abbildung lo: Praxis der parenteralen Bedarfsdeckung bei Früh-
              geborenen, Neugeborenen und Säuglingen.

222

Körper-gewicht	Kal/24 hrs	Wasser-aussch.ml/hrs (9o ml/loo Kal/ 24 hrs)	Urinwasser (3o ml/loo Kal/ 24 hrs)ml/hr	Total ml/hr
3	15o	6	2	8
5	27o	1o	3	13
7	41o	15	5	2o
1o	55o	21	7	28
2o	85o	32	1o	42
3o	11oo	41	14	55
4o	13oo	49	16	65

Abbildung 11: Wasserbedarf intraoperativ (nach COOKE)

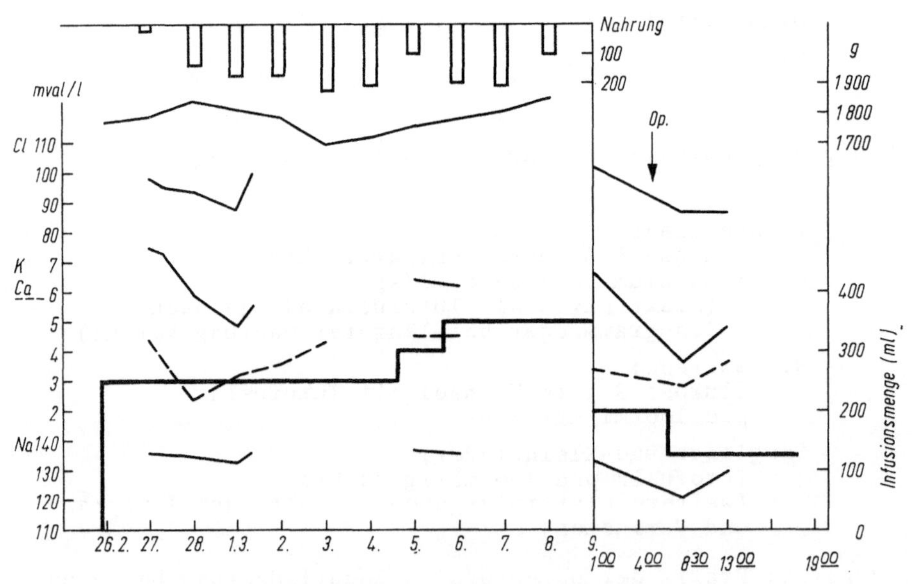

Abbildung 12: Beispiel einer intra-operativen Wasserintoxikation beim Frühgeborenen

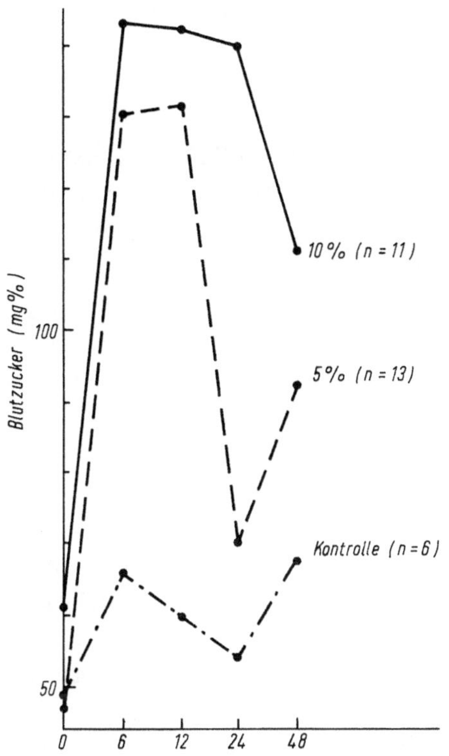

Abbildung 13: Blutglukosekonzentration (Hexokinasemethode)
bei Frühgeborenen unter Glukoseinfusion 5 - lo g/
kg/die

	Urin		Glukose			
	ml/kg/die		mg/ml		mg/kg/die	
	a	b	a	b	a	b
x̄	73,8	53,7	o,o33	o,134	2,43	7,2o
± S.D.	32,4	18,5	o,172	o,585		

Abbildung 14: Uringlukose (Hexokinasemethode) bei Frühgeborenen
unter 5 - lo g/kg/die Glukoseinfusion. (a = 7 Frühgeborene mit THAM-Behandlung, b = 12 Frühgeborene
ohne THAM-Behandlung) (nach HELWIG 1971))

Aus dem Kinderkrankenhaus der Stadt Köln (Ärztl. Direktor: Prof. Dr. H. Ewerbeck)

DIE KORREKTUR DER STÖRUNGEN IM WASSER-, ELEKTROLYT- UND SÄURE-BASEN-HAUSHALT BEI SÄUGLINGEN UND KLEINKINDERN

von

H. Ewerbeck

Bei der Korrektur eines gestörten Flüssigkeits- und Säure-Basen-Haushaltes handelt es sich weitgehend um ein physikalisches Problem (1, 3, 4, 5, 6, 7, 8, 1o), wobei das Selbstregulationsvermögen des Körpers die Therapie erleichtert. Das gilt jedenfalls für den erwachsenen Organismus. Das Kindesalter, insbesondere der Säugling (2, 14, 17), steht aber unter dem Motto: je kleiner der Topf, um so schneller ist er leer und um so leichter läuft er über. Das hat für die Therapie bei Kindern drei Konsequenzen:

1. Es drohen Störungen in Situationen, die für Erwachsene irrelevant sind, also schon etwa bei einer unsachgemäßen präoperativen Vorbereitung oder bei einer nicht genügend adaptierten Korrekturbehandlung.

2. Die Diagnose des jeweils vorliegenden Zustandes im Wasser-, Salz- und Säure-Basen-Haushalt muß exakt sein, die Therapie berechnet und Kontrollen sind um so häufiger durchzuführen, je kleiner der Patient ist.

3. Behandlungsschemata sind gefährlich, weil das Kind fehlerhafte Infusionen um so schlechter kompensiert, je kleiner es ist.

Zwei Fragenkomplexe müssen deshalb vor Beginn einer Korrekturbehandlung bei Kindern möglichst exakt abgeklärt werden, die
Vorgeschichte und das klinische Bild, d.h. die Symptomatik.

1. Vorgeschichte:

a) Welches Gewicht bestand vor der Erkrankung. Aus der Differenz zwischen dem angegebenen und dem bei der Behandlung festgestellten Gewicht kann der Flüssigkeitsverlust
   geschätzt werden.

b) Wodurch ist der Flüssigkeitsverlust eingetreten? (Erbrechen und Durchfälle mit Salzverlust, Fieber, Hyperventilation und Dursten ohne Salzverlust).

c) Welche Flüssigkeitsmengen und -arten sind bisher gegeben
   worden? (Etwa reine Glukose mit der Gefahr einer Hyponatriämie, welche Salzlösungen).

d) Welche Grundkrankheit liegt vor; denn von ihr hängt ab,
   mit welchen Elektrolytverlusten man rechnen muß (Gastro-
   enteritis, Nierenkrankheiten, Diabetes mellitus, Vergif-
   tungen) und sind schließlich Medikamente gegeben worden,
   die den Säure-Basen-Haushalt belasten, wie Salizylate
   oder Morphinderivate mit antidiuretischer Wirkung?

Die zweite Frage muß dem klinischen Bild gelten, also den
Symptomen, aus denen der Schweregrad der Elektrolyt- und Wasserverluste ablesbar ist, zumal, wie fast regelmäßig, das Gewicht
vor der Erkrankung nicht bekannt ist. Bei ihrer Beantwortung
spielt die klinische Erfahrung eine große Rolle, die Beurteilung des Turgors, der Zunge, der Atmung, die Kontrolle des
Blutdruckverhaltens, also Hypotonie oder das Absinken des Blut-
drucks vom Liegen zum Stehen, bei größeren Kindern um mehr als
1o mm Hg als Zeichen eines verminderten Kreislaufvolumens.

Dann ist die Urinproduktion und das spezifische Gewicht wichtig. Der Urin muß während der ganzen Rehydrationsphase sorgfältig gesammelt und gemessen werden, bis man wieder auf die
Mindestproduktion von 25 ml/m^2/Std. kommt.

Schließlich ist man, wie in keiner Lebensphase, bei Kindern
auf das Laboratorium angewiesen. Dabei darf nie vergessen
werden, wie schnell die Untersuchungsergebnisse bei Kindern
wechseln können. Ohne die jederzeit auch nachts nötigen Daten
von Natrium, Kalium, Chlor, Kalzium, Blutzucker und die Mikro-
blutuntersuchungen des Säure-Basen-Haushaltes kann, zumal bei
kleinen Kindern, keine sachgemäße Korrekturbehandlung verant-
wortet werden.

1. Der Flüssigkeitsersatzbedarf (12, 13, 16, 21)
   Wenn man den Basisflüssigkeitsbedarf am sichersten pro m^2
   Körperoberfläche berechnet, wird aus pragmatischen Gründen
   der Zusatzbedarf bei Flüssigkeitsverlust im Säuglings- und
   Kindesalter in der Regel pro kg Körpergewicht berechnet.
   Dabei unterscheidet man zwischen leichter, mittelgradiger
   und schwerer Dehydrierung, je nach Verlust des Körpergewichtes (s. Tab. 1). Jeweils die Hälfte des geschätzten
   Verlustes soll in 24 Stunden ersetzt werden, so daß der Zusatz zum Basisbedarf in 24 Stunden die Hälfte des Körper-
   gewichtsverlustes beträgt. Eine schnellere Rehydration ist
   ungünstig, zumal bei schweren Exsikkosen. Es können Ödeme
   provoziert werden, zu denen Kinder bei schweren Exsikkosen
   wegen der begleitenden Gewebsazidose ohnehin neigen. Be-
   stehendes Fieber muß berücksichtigt werden, wenn es über
   39 Grad geht. Man schlägt dann wegen des Hyperventilations-
   verlustes noch 1o % zum Bedarf zu. Bei Untertemperaturen
   unter 35 Grad sollte dagegen ein Abzug von 1o % der be-
   rechneten Flüssigkeit erfolgen.

2. Elektrolytsubstitution

So früh wie möglich muß das Verhalten der Elektrolyte aufs
sorgfältigste kontrolliert werden. Bis zum Erhalt der ersten
Laboratoriumswerte beginnt man die Therapie mit elektrolyt-
armen "Starterlösungen", die nach dem Schema: 1/3molare
Ringerlösung (etwa 5o mval Natrium/l) ,verdünnt mit 5%iger
Glukose, aufgebaut sind und kein Kalium enthalten. Hat man
die Natriumwerte als wichtigste und erste Orientierungs-
hilfe erhalten, kann man den ungefähren Natriumverlust, der
während der Exsikkose eingetreten sein muß, berechnen.

Bei Natriumwerten unter 13o mval/l sind mehr als 2o mval/kg
Körpergewicht verlorengegangen. Bei Natriumwerten über
15o mval/l liegt der Verlust nur bei 2 - 5 mval/kg Körpergewicht und ist in der Therapie nicht zu berücksichtigen,
während bei einer normalen Natriämie zwischen 13o - 15o mval/l
der Exsikkoseverlust etwa 8 - 15 mval/l Natrium pro kg Körpergewicht beträgt. Dieser Verlust ist bei der Therapie dem
Basisbedarf hinzuzuschlagen. Das Ziel der Rehydrierung ist,
die Urinproduktion in Gang zu bringen, die etwa 5o - 7o %
der Zufuhr und rund 25 - 35 ml/kg/Tag oder 25 ml/m^2/Std.
betragen sollte.

3. Tropfgeschwindigkeit

Sie ist bei Kindern von großer Wichtigkeit und bestimmt,
zumal bei schweren Exsikkosen, die Überlebenschance und
die Schadenshäufigkeit in der Rekonvaleszenz. Deshalb gibt
man bei schweren Exsikkosen oder moribunden Kindern in der
ersten Stunde unabhängig vom Tagesbedarf eine Schnellin-
fusion (Tab. 2) von 2o - 3o ml/kg 5%iger Albuminlösung
oder Plasmaexpander. Bei den schweren Exsikkosen wird 1/3
der Infusionsmenge in den ersten 3 - 4 Stunden, der Rest
bis zur 24. Stunde verabfolgt. Nur bei leichten Exsikkosen
sollte man es sich erlauben, die Gesamtmenge der benötigten Flüssigkeit auf 24 Stunden gleichmäßig zu verteilen.
Bei Exsikkosen mit Hypernatriämie muß die Rehydration

stärker verzögert werden.

4. Korrektur der Elektrolytstörungen
   Im Kindesalter ist auch der Elektrolythaushalt labiler und
   bei Störungen werden die klinischen Symptome deutlicher
   sichtbar und sind schneller und exakter korrekturbedürftig
   als beim Erwachsenen. Sie sollen deshalb im einzelnen be-
   sprochen werden.

   a) Hypernatriämie
      Mit ihr muß man vor allem bei durstenden Kindern (z.B.
      bei fehlerhafter Operationsvorbereitung), bei Hyperven-
      tilation (etwa bei azidotischer Atmung) und bei Fieber
      rechnen im Sinne einer Hyperosmolarämie oder Hypohydra-
      tion. Ätiologisch kommen bei Säuglingen auch krankheits-
      bedingte plötzliche Nahrungsverweigerungen und fehler-
      hafte Gaben konzentrierter Nahrung in Frage. Klinisch
      fallen die Kinder auf durch Hyperventilation, zunehmende
      Lethargie und Zeichen von seiten des Zentralnerven-
      systems, wie Hyperexzitabilität, Hypertonus der Muskula-
      tur, Nackensteifigkeit, Krampfbereitschaft bis zu Krämpfen.
      Weitere klinische Symptome sind Durst, Oligurie, hochge-
      stellter Urin und ein Turgorverlust infolge Verkleinerung
      des extrazellulären und intrazellulären Flüssigkeits-
      volumens, wobei das letztere oft stärker reduziert ist.
      Dabei kann es zu einer erheblichen Transmineralisation
      mit konsekutiver Hyperkaliämie kommen. Besteht gleich-
      zeitig eine Azidose, dann zwingen beide Fakten die Nieren
      zu einer Steigerung der Urinproduktion, wodurch sich das
      zur Verfügung stehende Flüssigkeitsvolumen noch weiter
      einengt.

      Die Therapie der Hypernatriämie darf nicht zu abrupt er-
      folgen. Man beginnt mit 1/3molarer NaCl-Lösung (der Rest
      besteht aus 5%iger Glukose), berechnet auf 5% des Körper-
      gewichtes. Übersteigt die Exsikkose 5% des Körpergewichtes,

dann wird der Rest des Flüssigkeitsbedarfes als 5%ige
Glukose gegeben. Versucht man den Natriumspiegel schneller als lo mval/l in 24 Stunden zu senken, drohen Hirn-
ödeme und Krämpfe.

b) Die Hyponatriämie
   Sie ist bei Salzmangel zu fürchten, etwa bei fehlerhafter,
   allzu strenger salzarmer Diät, bei Erbrechen, Durchfällen,
   bei Darmfisteln, bei Niereninsuffizienz, insbesondere bei
   der chronischen interstitiellen Nephritis im Sinne des
   Diabetes salinus renalis und schließlich bei der Nebenniereninsuffizienz, die im Kindesalter höchstens beim
   AGS vorkommt.

Häufiger begegnet uns die Hyponatriämie heute iatrogen
als Wasserintoxikation, etwa nach fehlerhaften Infusionen,
nach Magen-Darm-Spülungen mit salzfreien Lösungen oder
nach Operationen bei Kindern, wenn man nicht berücksichtigt hat, daß die narkosebedingte Adiuretinausschüttung
die Diurese hemmt und zu einer vermehrten Rückresorption
von Wasser führen kann. War dann vor der Operation der
Wasser- und Elektrolyt-Haushalt nicht gut balanciert,
stolpert man als nicht kindergewohnter Chirurg oder
Anästhesist nach unseren Beobachtungen nicht selten über
eine bedrohliche Symptomatik, die sich allein durch Hypoosmolarität, in erster Linie durch einen zu niederen
Natriumspiegel im Blut erklären läßt. Mit welchen
Symptomen muß man dabei rechnen?

Bei der Hyponatriämie bei Kindern kommt es sehr schnell
zu Übelkeit, Inappetenz, Erbrechen, Oligurie bis zur
Anurie, schlechtem Hautturgor und Gewebsturgor, allge-
meiner Schlaffheit und Adynamie der Muskulatur mit
schwachen bis nicht auslösbaren Reflexen, dann auch zunehmende Schmerzhaftigkeit der Muskulatur, nicht selten
verbunden mit tetanischen Symptomen, ein Hinweis dafür,

daß nun auch die Kalziumwerte abgesunken sind. Schließlich
kann es, und das ist bei Kindern insbesondere postoperativ beunruhigend, zu einem zunehmenden Meteorismus bis
zum Ileus kommen, zumal wenn auch gleichzeitig das Kalium
unter die Toleranzgrenze der Norm sinkt. Bei dieser
Symptomatik bestätigt das Labor dann die Verdachtsdiag-
nose: tiefe Kochsalzwerte, d.h. Natrium unter 125 mval/1,
Chlor unter 1oo mval/1, erniedrigtes Blut-Kalzium, dafür
hohe Phosphorwerte und oft extrem erhöhte Reststickstoff-
und Harnstoffspiegel.

Therapeutisch ist eine berechnete Korrektur notwendig bei
Natriumwerten unter 125 mval/1. Bei der Berechnung bezieht
man sich auf das Körperwasser und ersetzt aber nicht mehr
als 1o mval/1 in 12 Stunden. Die Dosierung ist mit 5,8%iger
Natriumchloridlösung (1 mval = 1 ml) einfach. Sie läßt
sich aber auch mit 1o%iger Kochsalzlösung (1 ml = 1,7 mval)
unschwer durchführen. Die berechnete Salzmenge wird der
laufenden Infusion zugefügt.

c) Hypokaliämie
Mit einer Hypokalie und/oder Hypokaliämie ist zu rechnen
bei Exsikkosen verschiedenster Ursache, bei der Niereninsuffizienz mit Salzverlust, bei und nach diabetischer
Azidose, aber auch nach chirurgischen Eingriffen und bei
der Dystrophie des Kindes sowie der psychogenen Mager-
sucht. Iatrogen kann sie ohne Dehydration bestehen oder
nach Rehydrierung auftreten bei intravenösen Kochsalz-
Glukose-Infusionen, insbesondere in Kombination mit Bi-
karbonatinfusionen, wenn die dabei verabfolgte Natrium-
menge unberücksichtigt bleibt. Im Serum bestehen dann
die Zeichen der Natriumintoxikation mit tiefen Kalium-
werten, erhöhten oder an der oberen Normgrenze liegenden
Natrium-, tiefen Chlorwerten und erhöhtem Natriumbikarbonat. Klinisch fallen die Kinder durch eine Reihe von
typischen Symptomen auf, etwa an der Muskulatur Adynamie

bis zur Lähmung, schlecht auslösbare oder fehlende Re-
flexe. Am Magen-Darm-Trakt Appetitlosigkeit, Übelkeit,
Erbrechen, zunehmender Meteorismus bis zum Ileus. Im
Urin Hyposthenurie, im EKG das typische flache T, ein
Warnungszeichen, daß nun bei normalen Digitalisdosen die
Digitalisintoxikation droht.

Die Therapie der Hypokaliämie läßt sich am einfachsten
durch Zusatz einer 5,7%igen KCl-Lösung (1 ml = 1 mval)
zur Infusionslösung betreiben. Man rechnet damit, daß bei
einer klinisch relevanten Hypokaliämie ungefähr 8 - 9 mval
K^+/kg Körpergewicht verlorengegangen sind. Man sollte
sich aber hüten, mehr als 3 mval/kg Körpergewicht in
24 Stunden zur Ersatzbefriedigung dem normalen Bedarf
von 2 mval/kg Körpergewicht zuzufügen.

d) Die Hyperkaliämie
Sie droht bei Kindern, abgesehen vom adrenogenitalen
Syndrom, vor allem bei der Niereninsuffizienz im Rahmen
der interstitiellen Nephritis mit Tubulusschaden. Es
kommt frühzeitig zu Herzsymptomen mit Tachy- oder Brady-
kardie, Arrhythmie im EKG mit hohen spitzen T und QRS-
Verbreiterung. Klinisch fallen die Kinder durch Benommen-
heit, Kribbeln und Parästhesien in den Händen und Füßen,
durch Scheinlähmungen auf sowie durch zunehmende tetani-
sche Symptome, wohl durch das reaktive Absinken des ionisierten Blutkalziums.

Die Therapie der Hyperkaliämie ist wegen der Gefahr des
akuten Herzstillstandes bei Kindern dann dringend nötig,
wenn der Blutspiegel über 7 mÄq/l ansteigt. Dann sollten
die Kinder an den Monitor angeschlossen werden, und man
versucht zuerst mit 1o%iger Kalzium-Glukose-Lösung i.v.
o,5 ml/kg Körpergewicht oder 5o%iger Glukose-Lösung 1 ml/kg
Körpergewicht i.v. den Kalziumspiegel zu senken. Entschließt
man sich zur konzentrierten Glukosezufuhr, dann sollte ein

Blutzuckerspiegel von etwa 25o mg % erreicht werden, der
durch eine anschließende intravenöse Dauertropfinfusion
von 2o - 3o%iger Glukose möglichst lange unterhalten wird,
bis etwa lo - 2o ml/kg Körpergewicht der konzentrierten
Glukose eingelaufen sind. Manche Autoren empfehlen auch
noch zusätzlich eine Einheit Alt-Insulin/kg Körpergewicht
zu geben.

Weiter kann man versuchen, mit molarer 8,4 %iger Bikarbonat-
lösung (1 - 2 ml/kg Körpergewicht) i.v. den Kaliumspiegel
zu senken. Alle Maßnahmen sollten unter Monitorkontrolle
durchgeführt werden. Wenn nicht nur eine vorübergehende
Hyperkaliämie besteht, sondern etwa eine schwere Niereninsuffizienz zugrunde liegt, wird es auf die Dauer nur
möglich sein, mit Ionenaustauscher, etwa Resonium A ®,
1 g/kg Körpergewicht/Tag oral oder als Einlauf den Kaliumspiegel zu senken.

e) Hypokalziämie
Nach Azidosen macht uns bei Kindern nicht selten die Hypokalziämie zu schaffen, weil während der Azidose vom Organismus ein Rückgriff auf das Basendepot des Skeletts erfolgt
und zu einer erhöhten Kalziumausscheidung führt, bei an-
fälligen Kindern sogar mit möglicher Nierensteinbildung.
Vergessen wir nicht, daß der Organismus, um 6o g Kalzium
einzubauen (etwa die Einbaurate des ersten Lebensjahres),
1.2oo mval, also etwa loo g Bikarbonat benötigt, damit
die H-Ionen gebunden werden. Diese Basenreserve, die im
Erwachsenenskelett etwa 7o bis 8o 1 einer 1/1o normal
NaOH-Lösung entspricht, ist beim Kind viel kleiner und
wird schneller verbraucht, so daß man erleben kann, daß
bei längerdauernden Azidosen im Kindesalter sogar ein
Wachstumsstillstand eintritt.

Die Therapie der Hypokalziämie besteht in 1o%iger Kalzium-
Glukonat-Lösung 1o ml/m^2 Körperoberfläche i.v. in 5 - 1o
Minuten gegeben. Die Dosis kann in der ersten Stunde
2 - 3mal wiederholt werden. Bei Neugeborenen gibt man
bis zu 1o ml und stoppt, wenn die Pulsfrequenz mehr als
1o/Minute abfällt. Dann kann auch die intramuskuläre
Kalziumgabe dreimal täglich 2 - 5 ml praktiziert werden,
bevor man mit der oralen Dauertherapie anfängt.

5. Korrektur des Säure-Basen-Haushaltes

a) Die Azidose
   Die Azidose bei Kindern, metabolisch oder respiratorisch,
   unterscheidet sich in ihrer Symptomatik nicht von der
   des Erwachsenen. Auch bei ihrer Therapie geht man den
   gleichen Weg mit 8,4%iger Natriumbikarbonat-Lösung
   (1 ml = 1 mval), wobei man bei der Berechnungsformel nur
   beim Säugling wegen des erhöhten Wassergehaltes das Körpergewicht mit o,5 und erst bei größeren Kindern mit
   o,3 multipliziert, um die notwendige Natriumbikarbonat-
   menge zu berechnen: Natriumbikarbonat in ml = Base-
   excess x kg Körpergewicht x o,5 bzw. o,3.

   Bei bestehender Hypernatriämie, bei Neugeborenen oder
   sehr schweren Azidosen, zieht man als erste Puffergabe
   THAM (Tris-Puffer) vor. Dabei geben wir bei Kindern
   die auf pH 8,4 bzw. pH 8,6 eingestellten Fertiglösungen
   Sterofundin Tris K ® oder Pehanorm K ® und multiplizieren
   das Körpergewicht in der Formel mit o,2, um die benötigte
   Lösungsmenge in ml zu erhalten. Tris-Puffer sollte übrigens
   wegen der drohenden Hypokaliämie immer zusammen mit
   1o%iger Glukose gegeben werden.

b) Die Stoffwechselalkalose
   Sie droht bei Kindern bei unstillbarem Erbrechen, etwa
   bei Pylorospasmus, und zeigt ihre klinischen Symptome

beim Kind wieder deutlicher als beim Erwachsenen. Man
findet eine flache, hechelnde Atmung bis zu apnoischen
Anfällen und eine auffällige graue Zyanose. Trotz der
tiefen Blutkaliumwerte als Folge des Kaliumverlustes
(etwa durch Erbrechen) besteht im alkalischen Urin eine
Kaliurie, weil die Tubuluszelle, wie alle Körperzellen,
bei der akuten Alkalose Kalium und Natrium aufnehmen und
dafür H-Ionen abgeben. Da die Tubuluszelle aber mit der
einen Seite an das Außenmilieu im Urin grenzt, kann sie
das Kalium weitergeben im Gegensatz zur Körperzelle.
Bei fortgeschrittenen Alkalosen und zunehmender Hypokaliämie kommt es dann zu einer Umkehr der Austauschvorgänge, um das lebensgefährliche Absinken des Blut-
Kalium-Spiegels zu verhindern. Nun geben die Zellen
Kalium ab und nehmen dafür H-Ionen auf, die dann im Urin
erscheinen. Bei fortgeschrittener Alkalose darf man sich
also nicht verwirren lassen, daß auch ein saurer Urin
abgegeben werden kann, der also nicht gegen die Stoffwechselalkalose spricht. Entscheidend für die Diagnose
und Therapie sind das aktuelle pH und die Bikarbonat-
werte im Blut.

Bei der Therapie der Stoffwechselalkalose setzt man entweder der laufenden Infusion 5,3%ige Ammoniumchlorid-
Lösung (1 ml = 1 mval) zu, und zwar nach der auch bei
der Azidosetherapie gebräuchlichen Formel, oder man bedient sich alkalischer Fertiglösungen, wie etwa Sterofundin H oder Tutofusion Alk, um den Säure-Basen-Haushalt
wieder zu äquilibrieren.

6. Verhalten bei Operationen (9, 12, 18, 19, 2o)
Selbstverständlich sollte bei Kindern präoperativ ein ausgeglichener Flüssigkeits-, Elektrolyt- und Säure-Basen-
Haushalt bestehen. Liegen bereits Verschiebungen vor, wie
etwa fast regelmäßig beim Pylorospasmus, dann muß dieser
vor der Operation ausgeglichen werden. Auf der anderen

Seite dürfen dringende Operationen, wie etwa bei einer akuten Appendizitis, nicht wegen eines Flüssigkeitsdefizits aufgeschoben werden. Hier hat der Ausgleich dann während und nach der Operation zu erfolgen. Besteht ein erheblicher Flüssigkeitsverlust in Körperhöhlen, wie etwa bei der Peritonitis, dann muß das Kreislaufvolumen vor der Operation ausreichend aufgefüllt werden.

Verlangt der Operateur bei Kindern die Unterbrechung der Nahrungszufuhr vor der Operation für länger als 4 - 6 Stunden, dann muß präoperativ während dieser Zeit auf intravenösem Weg der Wasser- und Elektrolythaushalt so unterhalten werden, daß kein Defizit eintritt. Die präoperative "Nüchternphase" ist bei Kindern um so gefährlicher, je kleiner der Patient ist.

Bei der Flüssigkeits- und Elektrolytzufuhr während der Operation ist zu bedenken, daß auf der einen Seite der unsichtbare Wasserverlust durch Atmung und Hautschweiß während der Operation bemerkenswert ansteigt, und auf der anderen Seite die bei der Narkose benötigten Medikamente die Adiuretinwirkung beeinträchtigen können, so daß die Urinproduktion abnimmt, bei operations- oder schockbedingtem verminderten renalen Durchfluß sogar bis zur Anurie.

Deshalb sollte man, zumindest im Säuglingsalter, auch während der Operation die Infusionsbehandlung weiterführen. Ein entsprechendes Schema stammt von E.J.BENNETT (11) (Tab. 3). Es entspricht intraoperativ einer Flüssigkeitszufuhr von rund 1,5 1/m^2/Tag. Abgesaugte Mengen an Körperflüssigkeit (Magensaft, Peritonealexsudat u.ä.) werden mengen- und elektrolytmäßig zusätzlich ergänzt. Die genannte Flüssigkeitszufuhr entspricht intra- und postoperativ nicht einem Minimal-,sondern dem Optimalbedarf. Die Arbeitsgruppe um BENNETT aber hat festgestellt, daß trotz der bemerkenswert hohen Natriumzufuhr intra- und postoperativ selbst bei Neugeborenen dabei eine Neigung zur Hyponatriämie besteht. Sie meinen und bestätigen damit die pädiatrische Erfahrung, daß ein Teil der postoperativ gerade bei Säuglingen auftretenden Ödemfälle bis hin zur Wasserintoxikation nicht durch eine zu umfangreiche Flüssigkeitszufuhr, sondern durch eine fehlerhafte Elektrolytsubstitution verursacht wird. Wir selbst haben über ähnliche Beobachtungen berichtet (12).

Postoperativ muß man in manchen Fällen mit einer Periode der Kochsalzretention und der Hyperkaliämie rechnen. Diese Entwicklung muß frühzeitig diagnostiziert werden, um ein Ansteigen des extrazellulären Flüssigkeitsvolumens mit Ödemen zu vermeiden, insbesondere wenn bereits Herzfehler vorliegen. Das bedeutet, daß man bei Kindern die postoperative Flüssigkeits- und Elektrolytzufuhr individualisieren muß und weniger nach einem Schema handeln darf als beim Erwachsenen.

7. Verhalten bei Verbrennungen (6, 7)
Bei verbrannten Kindern ist zusätzlich zur Labilität des Wasser- und Elektrolythaushaltes und ihrer Azidosebereitschaft noch zu berücksichtigen, daß die beim Erwachsenen übliche Neunerregel nicht gilt, um die Ausdehnung der verbrannten Körperoberfläche auszurechnen. Beim Kind sind Kopf und Körper relativ größer und ihre Extremitäten sind entsprechend kleiner als beim Erwachsenen. So beträgt der Kopfanteil (beim Erwachsenen 10%) beim Neugeborenen 20% und beim 5 bis 10jährigen immer noch 12 - 15% der Gesamtkörperoberfläche, während die Körperfläche, beim Erwachsenen Vorder- und Rückfläche je 18%, bei Kindern mit je rund 16% zu veranschlagen ist. Für die Praxis genügt es, davon auszugehen, daß Kopfverbrennungen bei Kindern nach der Neunerregel doppelt zu zählen sind.

Die Infusionstherapie des verbrannten Kindes muß möglichst schnell nach dem Unfall einsetzen, weil der obligate Flüssigkeitsverlust durch die verbrannte Oberfläche und in das umliegende Gewebe zur Hälfte in den ersten 12 Stunden eintritt, während nach 48 Stunden schon wieder ein Rückstrom aus dem Verbrennungsgebiet in das Blutplasma einsetzt. Deshalb muß auch die erste Flüssigkeit zur Schockbehandlung bereits Kolloide enthalten, wie 5%ige Albuminlösung (1o - 2o ml/kg Körpergewicht) oder besser 15 ml 5%iges und 5 ml 2o%iges Albumin/kg Körpergewicht. In zweiter Linie kommen noch Plasmaexpander 1o ml/kg Körpergewicht in Frage. Infundiert muß jedes Kind werden, das mehr als 5% der Körperoberfläche verbrannt hat. Gleichlaufend oder anschließend beginnt man mit Elektrolytlösungen entsprechend unserer oben geschilderten Startertherapie mit 1/3 Ringer- oder physiologischer Kochsalzlösung und 2/3 5%iger Glukoselösung.

Die Tropfgeschwindigkeit muß in den ersten 8 Stunden am höchsten sein und richtet sich nach der Ausdehnung der Verbrennung. Ein entsprechendes Schema siehe Tab. 4. Diese Tropfmenge umfaßt sowohl den Basisbedarf als auch den Zusatzbedarf, von dem 5o% in den ersten 8 Stunden gegeben werden. Nach spätestens 8 Stunden muß deshalb die Tropfgeschwindigkeit etwa auf die Hälfte reduziert werden, weil die verbleibenden 5o% der 24-Stundenmenge auf die verbleibenden 16 Stunden verteilt werden müssen.

Exakter läßt sich der Zusatzbedarf bei Verbrennungen im Kindesalter berechnen nach der Formel

Zusatzbedarf in ml = kg Körpergewicht x % der
                     verbrannten Fläche x 2

Diese Menge, zur Hälfte aus Albumin, Plasma- oder Plasmaexpander, zur anderen Hälfte aus 1/3 physiologischer Kochsalzlösung, 2/3 5 - 1o%iger Glukose bestehend, muß dem Basisbedarf zugefügt werden und 5o% werden in den ersten 8 Stunden, der Rest in den folgenden 2 x 8 Stunden verabfolgt. Am zweiten Tag nach der Verbrennung kann man die Flüssigkeitszufuhr

im allgemeinen um 5o% reduzieren. Inzwischen aber sollte
das Kind, zumal wenn über lo% der Körperoberfläche verbrannt sind, in einer Kinderklinik untergebracht sein,
am besten auf einer Intensivpflege-Station und laufend und
häufig untersucht werden auf

Hämatokrit, Natrium, Chlor, Kalium, Säure-Basen-
Haushalt, Blutdruck, Puls, Gewicht, Ausfuhr, Einfuhr,
Blutgerinnung, Leberfunktion und Nierenverhalten
und EKG.

Die dabei erhaltenen Daten entscheiden über die weitere
Elektrolytzufuhr und die Pufferanwendung.

Am Hämatokrit wird entschieden, ob Blut gegeben werden muß
(Hämatokrit unter 3o%) oder die Flüssigkeitszufuhr zu steigern ist (Hämatokrit über 5o%). Fällt die stündliche Urinmenge unter 125 ml/m^2/Std., steigert man die Tropfgeschwindigkeit, wenn dies nach einer Stunde erfolglos bleibt, kann
man versuchen, mit Mannit (lo ml einer 2o%igen Lösung) die
Urinmenge auf die genannte Höhe zu steigern. Übersteigt sie
5o ml/m^2/Std., ist die Flüssigkeitszufuhr zu reduzieren, um
eine Herzbelastung zu vermeiden.

Nach 48 Stunden beginnt im allgemeinen auch bei verbrannten
Kindern die polyurische Phase, während der besonders auf
Kaliummangel zu achten ist. Von da an gelten die üblichen,
bereits geschilderten Korrekturregeln auch für Kinder mit
Verbrennungen.

Faßt man die wesentlichsten Gesichtspunkte bei der Korrektur
der Störungen im Wasser-, Elektrolyt- und Säure-Basen-Haushalt
im Säuglings- und Kleinkindesalter zusammen, dann gelten folgende Leitsätze.

1. Je kleiner der Patient, um so geringer ist seine Kompensationsfähigkeit gegenüber eingetretenen Verlusten und
   gegenüber iatrogenen Fehlern bei der Therapie.

2. Je kleiner das Kind ist, um so exakter muß die Diagnose gestellt, um so pedantischer die Berechnung durchgeführt und
um so schneller die Therapie eingeleitet werden.

3. Je kleiner der Patient, um so wichtiger sind das Wissen
über die aus der Vorgeschichte ableitbaren Tendenzen der
Entgleisungsmöglichkeiten, um so notwendiger die Kenntnis
der klinischen Symptomatik einer möglichen Entgleisung,
weil bei Kindern Laboratoriumsuntersuchungen schwerer durchzuführen sind und ihre Ergebnisse bei der schnellen De-
kompensationsbereitschaft des Kindes oft zu spät ans Krankenbett zurückkommen.

Je kleiner der Patient, um so größer der technische und
zeitliche Aufwand bei Diagnose und Therapie. Trotzdem ist
die Korrektur der Störungen im Wasser-, Elektrolyt- und
Säure-Basen-Haushalt auch bei Kleinstkindern heute durchführbar, oft lebensrettend und erlernbar.

Literaturverzeichnis

a) Übersichtsarbeiten

1. Bachmann, K. D.: Praxis der parenteralen Flüssigkeitstherapie. Handb. Kinderheilk. Bd. II/2, S. 194, Springer,
   Heidelberg, 1966.

2. Bläker, F.: Morphologie, Physiologie und Pathologie der
   Nieren reifer und unreifer Neugeborener. Handb. Kinderheilk. Bd. I/2, S. 240, Springer, Heidelberg, 1971.

3. Bland, J. H.: Störungen des Wasser- und Elektrolythaushaltes, Thieme, Stuttgart, 1959.

4. McCance, R. A.: Water and electrolyte metabolism of the fetus
   and the newborn. Nutricia symposium. H. E. Stenfert Kroese,
   Leiden, 1964.

5. Ewerbeck, H.: Der Säugling. Springer, Heidelberg, 1962.

6. Igo, R. P., R. O. Hickman: Fluid Therapy. In: Brennemann's
   Practice of Pediatrics, I, Chapter 16.

7. Kaplan, S. A.: Fluid therapy in Pediatrics in current
   Pediatric therapy 4. W. B. Saunders Comp., Philadelphia,
   197o.

8. Polacek, E.: Parenterale Flüssigkeitstherapie im Kindesalter. S. Karger, Basel, 195o.

9. Rickham, P. P.: The metabolic response to the neonatal
   surgery. Harvard University Press, Cambridge, Mass., 1957.

1o. Smith, C. A.: The physiology of the newborn infant.
    Ch. C. Thomas, Springfield Ill., 1959.

b) Einzelarbeiten

11. Bennett, E. J., M. J. Daughety, M. T. Jenkins: Fluid
    requirements for neonatal anesthesia and operation.
    Anesthesiology 32 (197o) 343.

12. Ewerbeck, H.: Die parenterale und enterale Ernährung des
    Säuglings und Kleinkindes bei chirurgischen Erkrankungen.
    Chirurg 43 (1972) 393-397.

13. Finberg, L.: The management of the critically ill child
    with dehydration secondary to diarrhoe. Pediatrics 45
    (197o) 1o29.

14. Gautier, E.: Neonatal hyperosmolality and instance of
    unresponsiveness to antidiuretic hormon. Nutricia symposium.
    H. Stenfert Kroese, Leiden, 1964.

15. Hansen, I. D. L., C. A. Smith: The effect of with holding
    fluid in the immediate postnatalperiod. Pediatrics 12,
    (1953) 99.

16. Hungerland, H., M. Janovsky: Wasser- und Elektrolytaus-
    scheidung nach Wasserzufuhr bei Säuglingen und Kindern in
    verschiedenem Hydrationszustand. Arch. Kinderheilk. 174,,
    (1966) 121.

17. Janovsky, M., J. Martinek, V. Stanincova, R. Slechtowa:
    The excretion of total solutes, sodium, potassium and
    chlorides in newborn infants after a water load.
    Biol. Neonat. 11 (1967)176.

18. Koch, H.: Medikamentöse und Flüssigkeitstherapie während
    und nach Reanimation im Kindesalter. Z. Kinderchir. 9
    (197o) 1.

19. Weissenbacher: Prä- und postoperative Betreuung Neuge-
    borener. Päd. Prax. 9 (1970) 433.

2o. Young, W. F.: Practical management of the newborn in regard
    to their water and electrolyte needs. Nutricia symposium.
    H. Stenfert Kroese, Leiden, 1964.

21. Ziegler, E. E., S. J. Fomon: Fluid intake, renal asolute
    load and water balance in infancy. J. Pediat. 78 (1971) 561.

Verlust an Kör- pergewicht % kg KG	Dehydrierungs- grad	Zusatzbedarf in 24 Std. % kg KG
5	leicht	2,5
1o	mittel	5
2o	schwer (moribund)	1o

Tabelle 1: Flüssigkeitsersatzbedarf

1. moribund	2o - 3o ml/kg in 15 - 6o Minuten (Plasma-Expander), Rest in 24 Std.
2. schwere Exsikkose:	1/3 Infusionsmenge in 3 - 4 Std. Rest bis zur 24. Stunde
3. leichte Exsikkose:	Gesamtmenge in 24 Stunden
4. Exsikkose mit Hy-: pernatriämie (2o-25 % d. Fälle)	Gesamtmenge in 48 Stunden

Tabelle 2: Infusionsgeschwindigkeit

1. praeop.	ausgeglichene Flüssigkeitsbilanz
2. intraop.	8 ml/kg/i.v. Ringer-Lactat-Lösung + 5 % Glukose (13o mval Natrium, 5 mval Kalium)
3. postop.	1oo ml/kg/Tag 1/5 Ringer-Lactat-Lösung 4/5 Glukose 5 % nach komplizierten Operationen (Darmverschluß, abdominelle Ein- griffe, Peritonitis) 2/5 Ringer-Lactat-Lösung 3/5 Glukose 5 %

Tabelle 3: Infusionsbehandlung für Neugeborene und Säuglinge
         intra- und postop. (nach E.J. BENETT, Anaesthesist
         32, 343 (197o)

Tropfgeschwindigkeit bei Verbrennungen in den ersten 8 Stunden				
		% verbrannte Oberfläche		
Alter	Gewicht	1o % Tr./Min.	2o % Tr./Min.	4o % u. mehr Tr./Min.
Neugeb.	3,5 kg	12	15	18
1 - 3 Mon.	4 - 6 kg	15	2o	25
4 - 6 Mon.	6 - 8 kg	15 - 2o	2o - 25	25 - 3o
7 -12 Mon.	8 -1o kg	2o - 25	25 - 3o	3o - 35
1 - 3 Jahre	1o -15 kg	25 - 3o	3o - 4o	35 - 45
4 - 6 Jahre	15 -2o kg	3o - 4o	4o - 5o	45 - 65
7 -1o Jahre	2o -3o kg	4o - 55	5o - 7o	65 - 9o
11 -14 Jahre	3o -45 kg	55 - 75	7o - 9o	9o - 11o

Die angegebenen Tropfgeschwindigkeiten sind Anhaltszahlen, die unter der Voraussetzung errechnet sind, daß unmittelbar nach dem Verbrennungsunfall mit der intravenösen Infusion begonnen wird. Sie müssen im Bedarfsfall überschritten werden, etwa wenn bereits Schocksymptome bestehen oder vom Unfall bis zur Versorgung längere Zeit vergangen ist.

Tabelle 4

Zusammenfassung der Diskussion zum Thema:
"Basisbedarf und Störungen im Wasser-Elektrolyt- und Säure-
Basen-Haushalt bei Säuglingen und Kleinkindern".

Frage: Aufgrund welcher Bezugsgrößen - kg KG, qm Oberfläche
           oder metabolisierter Kalorien - sollte für die Praxis
           der tägliche Flüssigkeitsbedarf im Kindesalter kalku-
           liert werden?

Antwort: Grundsätzlich muß bei jeder Kalkulation des Flüssig-
           keitsbedarfes nach der Bezugsgröße kg KG berücksichtigt
           werden, daß die Relation kg zu Körperoberfläche in den
           verschiedenen Altersstufen - insbesondere beim Säugling -
           eine andere ist. In der täglichen Praxis eignet sich
           die Bezugsgröße kg KG zur provisorischen Abschätzung
           des Flüssigkeitsbedarfes. Das anhand dieser Bezugs-
           größe aufgestellte Infusionsscheme muß jedoch zumindest
           stichprobenartig immer wieder anhand der anderen Bezugs-
           größe Körperoberfläche kontrolliert und gegebenenfalls
           korrigiert werden. Bei jeder differenzierten Berechnung,
           z.B. von Korrekturlösungen, Dosierung von Medikamenten
           (Kardiaka usw.) sollte jedoch in zunehmendem Maße auf
           die Körperoberfläche als Bezugsgröße zurückgegriffen
           werden.

Frage: Wie sollte eine Basislösung bezüglich ihrer Elektro-
           lytkonstellation und ihres Kohlenhydratanteils in den
           verschiedenen Altersstufen zusammengesetzt sein?

Antwort: Wenn man davon ausgeht, daß eine Basislösung niemals
           eine Optimallösung sein wird, so könnte die bereits
           definierte Basislösung für Erwachsene der Grundbau-
           stein einer Reihe industriell vorgefertigter Lösungen
           für das Kindesalter sein. Eine Basislösung für Früh-
           geborene würde etwa 3o mval Natrium/1 (= 1/5 normo-
           tone Lösung) enthalten. Die Lösung sollte kein Kalium
           enthalten.

Eine Basislösung für reife Neugeborene, Säuglinge
und Kleinkinder bis zum 3. Lebensjahr könnte rund
5o mval Natrium/1 (= 1/3 normotone Lösung) enthalten.
Auch diese Lösung sollte zur Verwendung während der
ersten lo Lebenstage kaliumfrei sein, jenseits dieses
Zeitraumes kann sie 7,5 mg Kalium/1 enthalten.

Als Basislösung für ältere Kinder (jenseits des 3. Lebensjahres) kann die obengenannte Basislösung für Erwachsene ohne Verdünnung verwendet werden. Bei dieser
schematischen Festlegung der Basislösungen für die verschiedenen Altersstufen muß jedoch betont werden, daß
die Basislösungen grundsätzlich für die initiale Verwendung beim akuten Notfall während der ersten 6 Stunden bestimmt sind und eine fortlaufende Kontrolle und
Bilanzierung in kurzen Abständen (1 Stunde) notwendig
macht. Erhöhte Vorsicht ist insbesondere bei internist-
isch erkrankten Kindern bezüglich der Kaliumsubstitution geboten.

Die übrigen Elektrolyte der Erwachsenen-Basislösung
(Kalzium, Magnesium und Chlorid) können entsprechend
dem oben angegebenen Verdünnungsverhältnis für die
Natriumkonzentration zugesetzt werden.

Der Kohlenhadratanteil der Basislösung sollte bis zum
Ende des 3. Lebensjahres aus Glukose (5%ig) bestehen.
Das Neugeborene ist infolge seiner geringen Glykogen-
reserven im Gegensatz zum älteren Kind und zum Erwachsenen in erster Linie auf Glukose angewiesen. Neugeborene
verwerten und tolerieren die Zufuhr von Glukosemengen,
die beim Erwachsenen nicht anwendbar wären. Neugeborene und Säuglinge weisen offenbar nicht wie der Erwachsene eine streßbedingte Glukoseverwertungsstörung
auf. Als Kohlenhydratanteil der Basislösung eignen
sich für diesen Altersbereich also nicht Zuckeraus-
tauschstoffe wie Xylit oder Sorbit.

Zumindest bis zur definitven Klärung der Zusammenhänge im frühen Kindesalter sollte daher, wie schon
erwähnt, das Kohlenhydrat in der Basislösung 5%ige
Glukose sein.

Jenseits des 3. Lebensjahres kann die Basislösung ähnlich wie die Basislösung für Erwachsene als Kohlenhydrat, z.B. Xylit in 5%iger Lösung enthalten.

Frage: Wie sollte die Elektrolytkonstellation von Lösungen
           sein, die
           a) für die präoperative Phase
           b) für die intraoperative Phase und
           c) für die unmittelbare postoperative Phase
           geeignet sind?

Antwort: Basislösungen für die präoperative Phase entsprechen
           in den verschiedenen Altersstufen den oben definierten
           Kriterien. Aus Untersuchungen zum Einfluß der präopera-
           tiven Nahrungskarenz auf die Homöostase des Wasser-
           Elektrolyt- und Säure-Basen-Haushaltes ist bekannt,
           daß während einer 11stündigen Nahrungskarenz beim Säug-
           ling Kalium in Mengen verloren geht, die einer Kalium-
           konzentration in der Substitutionslösung von 5o mval/1
           entspricht, beim Kleinkind und beim älteren Kind von
           etwa 45 - 48 mval/1. Trotz dieser Befunde ist es nicht
           empfehlenswert, Basislösungen für die präoperative
           Phase mit einem erhöhten Kaliumanteil zu versehen. In
           Kenntnis dieser Befunde sollte vielmehr der Kaliumhaus-
           halt in kurzen Abständen wiederholt überprüft werden,
           nicht zuletzt im Hinblick auf die anschließende intra-
           operative Phase, während der unter Umständen erheb-
           liche Kaliummengen freigesetzt werden. Zudem ist nicht
           bekannt, ob die quantitative Substitution der gemes-
           senen Kaliumverluste zur effektiven Verwertung des zu-
           geführten Kaliums führt.

Für die intraoperative Substitution auch im Neugebore-
nenalter sollte die Basislösung mindestens 1oo mval
Natrium/l enthalten und Kaliumfrei sein und könnte
somit mit Ausnahme des Kaliumanteils der Erwachsenen-
Basislösung in vollem Umfang entsprechen. Selbstverständlich gelten bezüglich des Kohlenhydrats die vorher
aufgestellten Differenzierungen. Gerade während der
intraoperativen Phase ist auf eine exakte Bilanzierung
der gesamten Flüssigkeits- und Volumenmenge zu achten.
In der postoperativen Phase sollte die Basislösung den
Kriterien entsprechen,die für die präoperative Substitution definiert worden sind.

	Basislösung I Früh-u.Neugeb. bis 1o.Lebens- tag	Basislösung II 1o.Tag bis 6.Monat	Basislösung III 6.Monat bis 3.Lebensjahr	Basislösung IV ab 3.Lebens- jahr	Basislösung V Operation für alle Alters- stufen
Na^+ mval/l	33,o	5o,o	66,o	1oo	1oo,o
K^+ mval/l	-	5,o - (7,5)	12,o	18	-
Ca^{++} mval/l	1,3	2,o	2,6	4	4,o
Mg^{++} mval/l	2,o	3,o	4,o	6	6,o
Summe Kationen	36,3	6o,o-(62,5)	84,6	128	11o,o
Cl^- mval/l	3o,o	45,o	6o,o	9o	9o,o
Rest Anionen	6,3	15,o-(17,5)	24,6	38	2o,o
Summe Anionen	36,3	6o,o-(62,5)	84,6	128	11o,o
Kohlenhydrat	Glukose 5 %	Glukose 5 %	Glukose 5 %	Xylit 5 %	Glukose 5 % bzw. Xylit ab 3.Le- bensjahr

Tabelle: Zusammensetzung der Basislösungen für die prä- intra- und postoperative Infusionstherapie im Kindesalter.

Frage: Sollte im Kindesalter die präoperativ erforderliche
            Nahrungs- und Flüssigkeitskarenz durch parenterale
            Substitution ausgeglichen werden?

Antwort: In der Kinderchirurgie muß davon ausgegangen werden,
            daß eine Nahrungs- und Flüssigkeitskarenz von mindes-
            tens 6 Stunden erforderlich ist, um das Aspirations-
            risiko während der Narkoseeinleitung so niedrig wie
            möglich zu halten. Das bedeutet, daß z.B. beim Säug-
            ling zwei Flaschenmahlzeiten ausfallen. Um die da-
            raus gegebenenfalls resultierenden Flüssigkeits- und
            Elektrolytverluste zu kompensieren, sollte bei jeder
            Nahrungs- und Flüssigkeitskarenz über 3 bis 4 Stunden
            Dauer parenteral mit den für die präoperative Phase
            definierten Basislösungen substituiert werden. Die an-
            gegebene präoperative Mindestnahrungs- und Flüssigkeits-
            karenz ist schon deshalb erforderlich, weil unter
            physiologischen Bedingungen die Magenentleerungszeit
            nach einer Flasche Milch mindestens 4 bis 6 Stunden
            beträgt.

Frage: Welche Technik der parenteralen Infusion ist für
            die verschiedenen Altersstufen des Kindesalters ge-
            eignet?

Antwort: Wird im Rahmen der primären Neugeborenenreanimation
            die akute Zufuhr von Puffersubstanzen, Volumen oder
            Ähnlichem notwendig, so muß in dieser Notsituation
            die Nabelvene (nicht die Nabelarterie) zur Injektion
            oder Infusion verwendet werden. Grundsätzlich ist
            davon auszugehen, daß mindestens 1/3 der in die Nabel-
            vene eingeführten Katheter nicht die Vena cava inferior
            erreichen, sondern in der Leberpforte oder einem der
            Lebervenenäste liegen und später zu schwerwiegenden
            Schädigungen nach der Infusion, insbesondere hoch-
            prozentiger Lösungen,führen.

In allen Fällen einer über die primäre Reanimation hinausgehenden oder aus anderen Ursachen erforderlichen Infusionstherapie sollte zunächst auf periphere Venen übergegangen werden.

Im Rahmen der Langzeitinfusionstherapie gegebenenfalls mit parenteraler Ernährung wurden von den Diskussionsteilnehmern divergierende Meinungen vertreten. Als Alternativen ergaben sich

a) die Langzeitinfusionstherapie über periphere Venen,
b) die Langzeitinfusionstherapie in jedem Falle über einen Kava-Katheter nach vorheriger röntgenologischer Kontrolle der Katheterlage und obligater prophylaktischer Antibiotikabehandlung. Dieser Kava-Katheter sollte auf keinen Fall über eine Nabelvene eingeführt werden.

Im übrigen bleibt zu bedenken, daß auch der Kava-Katheter nicht frei von Komplikationen ist. Im Rahmen der parenteralen Ernährung verändern sich die Bedingungen gegebenenfalls insofern, als Aminosäurelösungen, zumindest aber Fettlösungen kaum über periphere Venen auf Dauer infundiert werden können. Hier bleibt der Kava-Katheter letztlich die einzige Alternative. Conditio sine qua non für jeden Kava-Katheter zumindestens beim Frühgeborenen und Neugeborenen ist die Antibiotikaprophylyxe (Ampicillin, Oxacillin). Bei Anzeichen einer Infektion muß gegebenenfalls auf Antibiotika mit einem breiteren Spektrum (z.B. Gentamycin) übergegangen werden.

Frage: Mit welchen technischen Hilfsmittel sollte im Säuglings- und Kindesalter während der Infusionstherapie die Urinausscheidung und damit die Nierenfunktion kontrolliert werden?

Antwort: Wenn schon beim Erwachsenen die Katheterisierung der
          Blase strengen Indikationen unterworfen ist, so sollte
          im Kindesalter die Indikationsstellung wegen des hohen
          Infektionsrisikos noch wesentlich strenger gehandhabt
          werden. Beim Säugling empfiehlt sich speziell die Ver-
          wendung von Urinauffangbeuteln. Die in Amerika disku-
          tierte suprapubische Blasenpunktion ist keinesfalls
          indiziert. Der Dauerkatheter muß im Kindesalter Aus-
          nahmefällen vorbehalten bleiben, etwa dann, wenn in
          akuten und kritischen Fällen eine exakte stündliche
          Bilanzierung unumgänglich ist. In allen anderen Fällen
          sollte versucht werden, ohne Kontrolle der Urinaus-
          scheidung mit Hilfe anderer zur Verfügung stehender
          Parameter die Therapie durchzuführen.

Frage: In welcher Größenordnung sollte beim kindlichen Schä-
          delhirntrauma die - von neurochirurgischer Seite er-
          wünschte - negative Flüssigkeitsbilanz in den ersten
          Tagen liegen?

Antwort: Kinder reagieren auf Überwässerung wesentlich empfind-
          licher als Erwachsene, insbesondere bei traumatischer
          Vorschädigung des Gehirns. Dabei sind insbesondere
          akute Osmolaritätsverschiebungen in kurzer Zeit im Be-
          reich von bereits $\pm$ 35 mosml/l bedeutsam und können zu
          einer akuten Gefährdung führen. Diese Befunde lassen
          auch die Folgerung zu, daß nach einem Schädel-Hirntrauma
          im Kindesalter die Flüssigkeitsrestriktion nicht exzessiv
          und abrupt gehandhabt werden sollte, um nicht plötzlich
          abrupte Osmolaritätsänderungen nach oben zu verursachen.
          Die Flüssigkeitsrestriktion sollte nur soweit gehen,
          als sie noch mit physiologischen Osmolaritätswerten
          (an der oberen Grenze der Norm) zu vereinbaren ist.
          Häufige Kontrollen der Laborwerte sind hier besonders
          dringend indiziert. Die Größenordnung des Bilanzdefi-
          zits könnte im Alter zwischen 2 und 5 Jahren ca. 5oo ml

betragen. Die negative Bilanz sollte am besten durch
Bilanzierung, nicht aber durch Applikation von Diuretika
oder hypertonischen Lösungen erreicht werden. Hypertonische Lösungen führen einmal zu abrupten Osmolaritäts-
änderungen, zum anderen zu erheblichen Kaliumverlusten,
die beim Kind wesentlich rascher als beim Erwachsenen
schwerwiegende Hypokaliämien auslösen können.

Das im Gefolge der leicht negativen Flüssigkeitsbilanz
gegebenenfalls auftretende intravasale Volumendefizit
sollte unbedingt korrigiert werden.

Frage: Können Flüssigkeitsverluste aus dem Magen-Darm-Kanal
           (z.B. durch Fisteln oder Drainage) mit Hilfe vorge-
           fertigter standardisierter Ersatzlösungen substituiert
           werden oder ist der Ersatz dieser Verluste von Fall zu
           Fall durch eigens zusammengesetzte Korrekturlösungen
           vorzuziehen?

Antwort: Wenn bekannt ist, aus welchem Bereich des Magen-Darm-
           Kanals die Verluste stammen, kann ihr Ausmaß durch
           Messung der 12- oder 24-Stundenmenge bestimmt und ihre
           Zusammensetzung aus Tabellen kalkuliert werden. Der
           jeweils verwendeten Basislösung wird dann eine Korrektur-
           lösung zugesetzt, die nach Menge und Zusammensetzung
           etwa den speziellen Verlusten entspricht. Da jedoch
           auch bekannte Fistel- oder Drainageflüssigkeiten viel-
           fach eine wechselnde Ionenzusammensetzung aufweisen,
           empfiehlt sich eine stichprobenartige Kontrolle ihrer
           Elektrolytzusammensetzung. Sobald abzusehen ist, daß
           die Verluste annähernd konstant bleiben, sollte ihre
           Substitution bereits im voraus oder parallel zu den
           Verlusten durchgeführt werden. Die Verwendung vorge-
           fertigter standardisierter Lösungen ist nicht ratsam.

Frage: Welche Korrekturlösungen sollten zur Behandlung einer
metabolischen Alkalose verwendet werden, Lysinhydrochlo-
rid,Argininhydrochlorid oder Ammoniumchlorid?

Antwort: In der Pädiatrie treten metabolische Alkalosen überwie-
gend bei der hypertrophischen Pylorusstenose auf.
Diese metabolischen Alkalosen lassen sich in der Regel
durch Natriumchlorid korrigieren. In den seltenen Fällen, in denen schwerste metabolische Alkalosen vorliegen oder eine rasche Korrektur indiziert ist, könnte
Ammoniumchlorid verwendet werden unter der Voraussetzung,
daß Leber- und Nierenfunktion im Bereich der Norm liegen. Sollten Leber- oder Nierenfunktion beeinträchtigt
sein, muß in schweren Fällen doch auf Lysinhydrochlo-
rid zurückgegriffen werden, obwohl bekannt ist, daß
größere Mengen von Lysin- und Argininhydrochlorid zu
Störungen im Aminosäuregefüge führen können. Gegebenenfalls kann auch auf die Korrektur mit Salzsäure ausge-
wichen werden.

Durch Flüssigkeits- und Elektrolytverluste aus dem
Magen-Darm-Kanal bzw. Flüssigkeits- und Elektrolyt-
sequestration in den Magen-Darm-Kanal zusammen mit alkalischen Valenzen können in kurzer Zeit schwerste
metabolische Azidosen entstehen (z.B. bei der Invagi-
nation), die respiratorisch noch teilweise kompensiert
sind. Werden Hypovolämie und metabolische Azidose korrigiert, ohne unmittelbar präoperativ eine erneute
Bestimmung des Säure-Basen-Status durchzuführen, so
kann - entweder als Folge einer bestehenden Rest-
azidose oder als Folge einer wash out-Azidose (Folge
der verbesserten Zirkulation und Einschwemmung von
sauren Metaboliten in den Kreislauf) - ein plötz-
licher Kreislaufzusammenbruch auftreten. Dieser Kreislaufzusammenbruch ist letztlich dadurch bedingt, daß
mit der Narkoseeinleitung die respiratorische Fein-
kompensation der noch bestehenden metabolischen

Azidose durch Normo- oder Hypoventilation entfällt.
Wash out-Azidosen scheinen im Kindesalter häufiger
aufzutreten als beim Erwachsenen. Derartige Komplikationen können allein durch die erneut unmittelbar
präoperativ durchgeführte Untersuchung des Säure-
Basen-Status verhindert werden.

Mit jeweils umgekehrten Vorzeichen können die gleichen Komplikationen auch bei der metabolischen Alkalose auftreten, wenn während der Anästhesie hyper-
ventiliert wird.

Frage: Für welchen Zeitraum reicht die ausschließliche Infusionstherapie mit den im einzelnen definierten Basislösungen in der postoperativen Phase aus, wann sollten
zusätzlich andere Energieträger (stickstoffhaltige Substanzen) zugeführt werden?

Antwort: Die ausschließliche Infusion von Basislösungen trägt
in der postoperativen Phase den Erfordernissen allenfalls für 24 bis höchstens 48 Stunden Rechnung. Spätestes
nach 48 Stunden muß bei weiter notwendiger Infusionstherapie auf die parenterale Ernährung übergegangen
werden. Je jünger das Kind, desto früher ist eine postoperative parenterale Ernährung indiziert.

Frage: Wie ist die Reihenfolge der therapeutischen Maßnahmen
zur Behandlung der Hyperkaliämie im Kindesalter?

Antowrt: Als erste Maßnahme bietet sich die Injektion von Kalziumglukonat an.

Als zweite Maßnahme sollte die Infusion von Glukose/
Insulin im Kindesalter nur zurückhaltend verwendet
werden, weil der Blutzuckerspiegel durch den Zusatz
von Insulin leicht in kritische Bereiche absinken kann.

Erst im Anschluß an diese Maßnahmen sind die weiteren
therapeutischen Möglichkeiten zu setzen.

Teilnehmerverzeichnis

Prof. Dr. F. W. Ahnefeld
Dept. f. Anästhesiologie
der Universität Ulm
79 Ulm (Donau)
Steinhövelstraße 9

Dr. F. Brost
Institut für Anästhesiologie
der Universität Mainz
65 Mainz (Rhein)
Langenbeckstraße 1

Prof. Dr. C. Burri
Leiter der Abt.Chirurgie III
der Universität Ulm
79 Ulm (Donau)
Steinhövelstraße 9

Prof. Dr. W. Dick
Dept. f. Anästhesiologie
der Universität Ulm
79 Ulm (Donau)
Prittwitzstraße 43

Dr. R. Dölp
Dept. f. Anästhesiologie
der Universität Ulm
79 Ulm (Donau)
Prittwitzstraße 43

Priv.-Doz. Dr. J. Eigler
Oberarzt der II. Med. Klnik
der Universität München
8 München 15
Ziemssenstraße 1

Prof. Dr. H. Ewerbeck
Ärztlicher Direktor des
Kinderkrankenhauses der
Stadt Köln
5 Köln 6o (Riehl)
Amsterdamer Straße 59

Prof. Dr. M. Halmágyi
Institut für Anästhesiologie
der Universität Mainz
65 Mainz (Rhein)
Langenbeckstraße 1

Priv.-Doz. Dr. H. Helwig
Kinderkrankenhaus St. Hedwig
78 Freiburg
Stadtstraße 3

Prof. Dr. F. Krück
Direktor der Med. Klinik und
Poliklinik der Universität
des Saarlandes
665 Homburg (Saar)

Dr. B. May
6082 Mörfelden
Westendstraße 5o

Dr. B. Pfarr
Dept. für Chirurgie der
Universität Ulm
79 Ulm (Donau)
Steinhövelstraße 9

Prof. Dr. H. J. Reulen
Oberarzt der Neurochirurgischen
Klinik der Universität Mainz
65 Mainz (Rhein)
Langenbeckstraße 1

Prof. Dr. W. Siegenthaler
Kantonsspital Zürich
Departement für Innere Medizin
der Universität
CH-8oo6 Zürich
Rämistraße 1oo

Prof. Dr. B. Truniger
Kantonsspital Luzern
Medizinische Klinik
CH-6ooo Luzern

Dr. D. Würsten
Kantonsspital Zürich
Departement für Innere Medizin
der Universität
CH-8oo6 Zürich
Rämistraße 1oo

Prof. Dr. E. Zweymüller
Universitäts-Kinderklinik Wien
A-1o97 Wien IX.
Lazarettgasse 14